Langenbecks Archiv für Chirurgie

vereinigt mit Bruns' Beiträge für Klinische Chirurgie

Supplement 1984

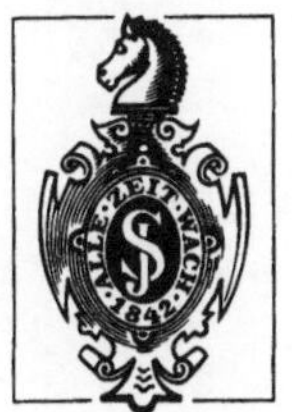

Chirurgisches Forum '84

für experimentelle und klinische Forschung

101. Kongreß der Deutschen Gesellschaft für Chirurgie,
München, 25.–28. April 1984

Wissenschaftlicher Beirat

Ch. Herfarth (Vorsitzender) H. Meisner, München
W. Brendel, München M. Reifferscheid, Aachen
H. Ecke, Gießen G. Uhlschmid, Zürich
H.-D. Röher, Marburg F. Unger, Innsbruck

Schriftleitung
Ch. Herfarth U.B. Brückner P. Merkle

Herausgeber

L. Koslowki
Präsident des 101. Kongresses der Deutschen
Gesellschaft für Chirurgie

Springer-Verlag
Berlin Heidelberg New York Tokyo 1984

Schriftleitung:

Professor Dr. Christian Herfarth, Chirurgische Universitätsklinik,
Im Neuenheimer Feld 110, D-6900 Heidelberg

Professor Dr. Uwe B. Brückner, Chirurgisches Universitätsklinik,
Abt. Experimentelle Chirurgie, Im Neuenheimer Feld 347,
D-6900 Heidelberg

Professor Dr. Peter Merkle, Chirurgische Universitätsklinik,
Im Neuenheimer Feld 110, D-6900 Heidelberg

Herausgeber:

Professor Dr. L. Koslowski
Chirurgische Universitätsklinik
Calwer Straße 7, D-7400 Tübingen

Mit 63 Abbildungen

ISBN 978-3-540-13274-5   ISBN 978-3-642-82242-1   (eBook)
DOI 10.1007/ 978-3-642-82242-1

CIP-Kurztitelaufnahme der Deutschen Bibliothek. Chirurgisches Forum für Experimentelle und Klinische
Forschung: Chirurgisches Forum... für Experimentelle und Klinische Forschung. – Berlin ; Heidelberg ;
New York ; Tokyo: Springer
ISSN 0303-6227. 1984. München, 25. bis 28. April. (... Kongress der Deutschen Gesellschaft für Chirur-
gie ; 101) (Langenbecks Archiv für Chirurgie: Suppl. ; 1984)

NE: Deutsche Gesellschaft für Chirurgie:... Kongress der Deutschen..., Langenbecks Archiv für
Chirurgie / Supplement

Vorwort

Immer mehr können klinisch-wissenschaftliche Beiträge im Forum
berücksichtigt werden. Die Erfahrungen des letzten Kongresses
haben gezeigt, daß sich während der Sitzungen des Chirurgischen
Forums besonders dann ausgesprochen fruchtbare Diskussionen entwickeln, wenn kliniknahe Themen behandelt wurden.

Nach wie vor ist das Forum ein Gradmesser für Originalität und
wissenschaftliche Produktivität an unseren Kliniken. Die Zahl
der Anmeldungen für das chirurgische Forum liegt weiterhin bei
über 200. Der wissenschaftliche Beirat wählte anonym 60 Beiträge
für den Forumsband und die Sitzungen des Chirurgen-Kongresses
aus. Die Annahmerate von wiederum knapp unter 30 % zeigt an, wie
schwer dem wissenschaftlichen Beirat wieder die Auswahl gefallen
ist. Wie auch in früheren Sitzungen der wissenschaftlichen Forumskommission, hat auch dieses Mal der Präsident der Deutschen
Gesellschaft für Chirurgie durch ganz besonderes Engagement und
Einsatz die Arbeit des Beirates gefördert. Es sei Herrn Prof.
KOSLOWSKI ganz besonders hierfür gedankt.

Um den Belangen der Intensivmedizin und der wichtigen Beiträge
zu diesem Thema mehr gerecht zu werden, hat die Forumskommission
das Thema der "Prä- und postoperativen Pathophysiologie" um den
Begriff der Intensivmedizin erweitert, so daß jetzt unter der
Überschrift "Perioperative Pathophysiologie und Intensivmedizin"
die entsprechenden Arbeiten gesammelt werden. Es ist zu hoffen,
daß für zukünftige Kongresse gerade auch zu diesem Themenkreis
viele Beiträge eingesandt werden. Ordnet man die Anmeldungsten-
denzen, so zeichnet sich weiter ein Anstieg der Aktivitäten in
der Onkologischen Chirurgie ab. Erstaunlich ist immer noch die
relativ geringe Zahl von Anmeldungen auf dem Gebiet der Endokri-
nen Chirurgie.

Prof. E. KERN sei besonders gedankt, daß er die Leistung von
Theodor BILLROTH auf dem Gebiet der Experimentellen Chirurgie
würdigte. Th. BILLROTH ist nicht nur ein großer Kliniker mit
kritischer Einstellung gegenüber seinem Tun sondern auch ein
glänzender chirurgischer Experimentator gewesen.

Den Mitarbeitern des Springer-Verlages sowie den beteiligten
Sekretärinnen, Frau Harms, Frau Jebram und Frau Glasbrenner sei
für ihren tatkräftigen Einsatz gedankt. Es ist so möglich, daß
der Forumsband wieder pünktlich vor Kongressbeginn erscheint.

Heidelberg, März 1984

<table>
<tr><td>Für die wissenschaftliche
Forumskommission:</td><td>Für die Schriftleitung:</td></tr>
<tr><td>Ch. HERFARTH</td><td>U.B. BRÜCKNER
P. MERKLE</td></tr>
</table>

Theodor Billroth als Pionier der experimentellen Chirurgie

Während der Studentenzeit Theodor BILLROTHs, der 1829 in Bergen
auf Rügen als Pfarrerssohn geboren wurde, wurde die Aethernarko-
se entdeckt und für den klinischen Gebrauch nutzbar gemacht. Sie
bedeutete eine bis dahin ungewohnte Erweiterung der operativen
Möglichkeiten; wohl die meisten Chirurgen der damaligen Zeit
sahen dies ganz vorwiegend pragmatisch. Für BILLROTH dagegen war
das Operieren stets nur als Ergebnis von Grundlagenforschungen
akzeptabel, und seine Forschungen haben weitgehend das begründet,
was wir heute als "experimentelle Chirurgie" bezeichnen.

Fast regelmäßig sind die Freude am Experimentieren, eine scharfe
Beobachtungsgabe und der Drang zum Erforschen von Naturerschei-
nungen schon im frühen Jugendalter ausgeprägt, wenn sie das spä-
tere Arbeitsleben bestimmen werden. "Eine Gehirnerweichung in
Folge einer Carotisunterbindung, die im letzten Semester in Langenbecks Klinik vorkam, hat mich veranlaßt, bei mehreren Kaninchen
sowohl einerseits als doppelt die Carotiden zu unterbinden. Die
Bestien haben aber gar nicht darauf reagiert, es müssen dort vielleicht sehr ausgebreitete Anastomosen mit der A. vertebralis vorhanden sein ..." schrieb BILLROTH als Student an seinen Freund
Georg Meißner (den nachmaligen Entdecker des Meißnerschen Plexus).
Auch seine Dissertation "Ursache und Natur der Lungenveränderun-
gen, die nach doppelseitiger Vagusunterbindung auftreten" zeigt
diese Lust am Experimentieren, und noch der junge Arzt und Privat-
dozent schwankt, ob er sich nicht ausschließlich der Forschung
zuwenden solle. 1856 wurde er neben Virchow für den Berliner und
1858 für den Greifswalder Lehrstuhl für pathologische Anatomie
nominiert. Erst die Berufung des 30-Jährigen auf den Zürcher
Lehrstuhl für Chirurgie 1859 brachte die endgültige Entscheidung
für Krankenbett und Klinik. 1867 wurde BILLROTH nach Wien beru-
fen, wo er den Rest seines Lebens blieb.

Zeitlebens aber blieb BILLROTH neben dem klinischen Alltag wis-
senschaftlich tätig, und seine Gedanken und Ideen haben bis in die
Gegenwart ihre Aktualität nicht eingebüßt. So stellte sich BILL-
ROTH in Wien mit einer Artikelserie "Aus klinischen Vorträgen"
vor, von denen zwei die "Impfung mit Geschwulstelementen" behandelten, wo er nach der Schilderung negativ verlaufener Impfver-
suche mit Tumorbrei menschlicher Tumoren an Hunden die korrekte
Feststellung trifft: "Die negativen Erfolge beweisen für die
Impfbarkeit von Geschwulstelementen des Menschen auf einen Menschen nichts". Noch heute bemühen wir uns, die Tumorimmunologie
besser zu verstehen.

Zum einen war die Wissenschaft BILLROTHs das, was wir heute "klinische Forschung" nennen. Seine Beobachtung über das Wundfieber,
das damals mehr als die Hälfte aller Operierten hinwegraffte,
war bahnbrechend; so war er es, der um 1860 die regelmäßige Tem-
peraturmessung in den Klinikalltag einführte.

Zum anderen fand seine Forschung im Labor, am Mikroskop und im
Tierexperiment statt. Sein fundamentales Werk "Über die Vegeta-

tionsformen von Coccobacteria septica und den Anteil, den sie an
der Entstehung und Verbreitung der akzidentellen Wundkrankheiten
haben", 1874 erschienen und "DER DEUTSCHEN GESELLSCHAFT FÜR CHIR-
URGIE GEWIDMET", enthält eine Fülle bleibender Erkenntnisse, so
etwa die Beschreibung und Benennung der Streptokokken. Vor allem
aber erkannte er, ein halbes Jahrhundert vor Alexander Fleming,
die bakterizide Wirkung von Penicillium, wobei er sogar den Einfluß der Außentemperatur auf die Antibioticawirkung erkannte
("auch wird man im Winter weit weniger durch Penicillium ge-
stört ..."). Die Bedeutung dieser bakteriologischen Grundlagen-
forschung hat kein Geringerer als ROBERT KOCH 1890 in einem Brief
an BILLROTH gewürdigt: "Als ich meine ersten Untersuchungen
machte, stand ich ganz unter dem Eindruck Ihrer Studien, welche
damals veröffentlicht waren, und diesen Eindruck habe ich bis
zum heutigen Tage nicht verloren ...".

Im Tierexperiment hat BILLROTH die Exstirpation des Oesophagus,
des Magens und des Kehlkopfes vorbereitet. Er resezierte zunächst
am Hund ein 1 1/2 Zoll langes Stück des Halsoesophagus und bewies
durch langfristige regelmäßige Bougierung, daß eine Strikturbildung an der Anastomose zu verhindern war. Ebenso wurde tierexperimentell die Kehlkopfexstirpation untersucht, beide Operationen
fanden am Menschen 1871 bzw. 1877 erfolgreich statt. Die bekann-
teste "Neulandoperation" BILLROTHs waren indessen die Magenresektionen, die heute noch seinen Namen als Billroth I und II tragen. Viele Jahre lang wurden vorher alle Phasen der Magenresektion im Tierexperiment geklärt und vorbereitet, die Gefäßversorgung des Magens, seine Neigung zur Strikturbildung, zur Metastasierung wurden eingehend untersucht, ehe 1881 die erste erfolg-
reiche Resektion des carcinomatösen Magens am Menschen erfolgen
konnte. Viele weitere Gebiete der Chirurgie, die Knochen- und
Strumachirurgie, die gynäkologische Chirurgie, wurden durch BILL-
ROTH in gleicher Weise gefördert und ausgebaut, wobei er es vor
allem auch verstand, seine zahlreichen Schüler anzuspornen und
anzuleiten.

Alle diese Leistungen, mögen sie zu ihrer Zeit noch so herausra-
gende Pioniertaten gewesen sein, würden heute, mehr als ein Jahrhundert später, es noch nicht rechtfertigen, von einer Gegen-
wartswirkung der Ideen dieses Mannes zu sprechen und ihn als einen der Größten unseres Faches zu bezeichnen. "Es gibt nichts,
was mehr vor Überhebung unserer Leistungen schützt als wenn man
sich immer nur im Rahmen des Ganzen denkt. Es gibt jetzt so viele,
auch unter unseren Besten, die glauben, sie haben die ganze Chirurgie erfunden, und mit denen sich nur verkehren läßt, wenn man
ihnen dies a priori zugibt ... Wenn Einer sich einbildet, er habe
einen großen Sprung getan, so muß er ihn gewiß zu dreiviertel
wieder zurück tun. Eine solche kritische Zersetzung zerstört
freilich unsere schönsten Illusionen, doch bewahrt sie uns auch
vor Selbstüberschätzung und Stagnation" schrieb BILLROTH 1879 in
einem Brief, und in einem Aufsatz in der ZÜRCHER ZEITUNG 1865:
"Es ist so schwer, die volle Wahrheit überall zu sagen, und doch
tut allem menschlichen Wirken die Wahrheit in erster Linie not,
wenn etwas Gutes gefördert werden soll. Es ist bequemer zu schwei-
gen oder scheinbar zustimmend zu nicken, aber es ist ehrenwerter
und ersprießlicher zu reden, wenn es Zeit ist ...". Der berühmte
russische Chirurg Pirogoff schrieb 1890 an BILLROTH: "Sie haben

als erster die Wahrheit gesagt ...", und diese Kritik und vor
allem seine Selbstkritik haben mehr noch als seine eigentlichen
chirurgischen Pioniertaten den unvergleichlichen Ruf BILLROTHs
schon unter seinen Zeitgenossen begründet. Seine ungeschminkten
Erfahrungsberichte aus den sechziger und siebziger Jahren des
vorigen Jahrhunderts, aus Zürich und Wien, können heute noch in
ihrer Diktion und Arbeitsweise als mustergültig und beispielhaft
für die Einschätzung statistischer Zahlen und klinischer Erfolge
gelten.

Zum 100. Geburtstag BILLROTHs 1929 schrieb Ferdinand Sauerbruch:
"BILLROTHs große Tat war die Vereinigung der Klinik mit der pathologischen Anatomie. Aus ihr heraus wuchs etwas Neues, bisher
Unbekanntes: Die wissenschaftliche Chirurgie, oder anders und
besser ausgedrückt, die Chirurgie, die mit naturwissenschaftlichen
Methoden arbeitet und mit naturwissenschaftlicher Kritik den Er-
folg bewertet. BILLROTH steht am Anfang einer Geistesrichtung,
die in der Folge die ganze Chirurgie beherrschen sollte".

BILLROTHs Weitblick, sein Einsatz für humanitäre Probleme wie das
Rettungswesen in Wien, seine geistige Beweglichkeit und Vielsei-
tigkeit, seine hohe Musikalität und die daraus erwachsende enge
Freundschaft mit Johannes Brahms - der Briefwechsel dieser beiden
Männer gehört zu den schönsten, die die Geistesgeschichte kennt -
seien hier nur am Rande erwähnt. Sie runden aber das Bild dieses
Mannes ab, der ein homo universalis war und als solcher bis in
die Gegenwart wirkt. Es mag nachdenklich stimmen, daß weder Theodor BILLROTH noch sein chirurgischer Enkel Ferdinand Sauerbruch
aufgrund ihrer schulischen Leistungen und Abiturbenotungen unter
heutigen Bedingungen an ein Medizinstudium hätten denken können.
Dabei sind gerade die Arbeiten BILLROTHs, die sich auf das "Lehren
und Lernen der Medizin" beziehen, von ungeminderter Aktualität,
sie sollten zur Pflichtlektüre eines jeden gehören, der sich mit
Studienreformen, medizinischem Unterricht und dergl. beschäftigt,
auch wenn sie vor mehr als einem Jahrhundert erschienen sind.

Eingangs schien sich die Frage zu stellen: Was kann ein Mann, der
vor mehr als 150 Jahren geboren und schon zu Ende des 19. Jahrhunderts gestorben ist, noch für uns heutige Ärzte, für die experimentelle Forschung bedeuten? In Wahrheit hat Theodor BILLROTH
wie kein anderer Chirurg vor und nach ihm die Grundlagen dessen
gelegt, was wir heute "experimentelle Chirurgie" und "klinische
Forschung" nennen, und wir wenden seine Prinzipien und Erkenntnisse unverändert an (oder wir sollten es jedenfalls tun!), wenn
auch die Fragestellungen und Probleme heute andere sind als damals.

Würzburg, 1984   E. Kern

Inhaltsverzeichnis

Table of Contents

1. Das akute Leberversagen – Therapieversuch mit Leberzellkulturen
Acute Hepatic Failure: Treatment Trial with Hepatocyte Suspensions

O. Bertermann[1] und M. F. Brennan[2]

[1]Chirurgische Klinik und Poliklinik der Technischen Universität München, Klinikum rechts der Isar (Direktor: Prof. Dr. J.R. Siewert)
[2]Memorial Sloan-Kettering Cancer Center, New York, USA

Die heute üblichen Therapieformen für das akute Leberversagen sind unbefriedigend. Eine Verbesserung der Überlebenszeit ist möglich, wenn durch unterstützende Maßnahmen während des Ausfalls Leberfunktion und Regeneration verbessert werden können (1). MAKOWKA (2) und SUTHERLAND (3) zeigten, daß durch die intraperitoneale Injektion von allogenen und syngenen Hepatocyten die Überlebensrate bei akutem Leberversagen der Ratte signifikant verbessert werden konnte. Ein ähnlicher Effekt konnte auch nach Injektion mit Lebercytosol beobachtet werden (4). Darüber hinaus demonstrierte O'NEIL (5) die Wirksamkeit des Überstandes von kultivierten Hepatocyten in *nicht serumfreiem* Kulturmedium. Ziel der vorliegenden Untersuchung ist es, ein neues Verfahren nach chemisch letaler Schädigung der Leber zu entwickeln, das den Überstand von serumfrei incubierten Hepatocyten benutzt.

Material und Methodik

77 männlichen Fisher 344 Ratten, 2 - 4 Monate alt, 190 - 250 g schwer, wurde einmal 0,75 g/kg des selektiven Hepatotoxins D-Galaktosamin i.p. injiziert. D-Galaktosamin Hydrochlorid wurde in bakteriostatischem Wasser aufgelöst und kurz vor der Injektion mit 1 molarer Natronlauge auf einen pH von 7.4 eingestellt. Die Konzentration der Lösung betrug 0,1 g/ml. Die LD 90 in Fisher 344 Ratten betrug 0,5 g/kg. Es wurden folgende Versuchsgruppen gebildet:

Tabelle 1. Versuchsgruppen (Fisher 344) Ratten

1. Galaktosamin (n = 23)
2. Galaktosamin + Hanks-Lösung (n = 5)
3. Galaktosamin + Kulturmedium (WAYMOUTH, n = 13)
4. Galaktosamin + Überstand (n = 36)

Chirurgisches Forum '84
f. experim. u. klinische Forschung
Hrsg.: L. Koslowski
© Springer, Berlin Heidelberg 1984

Die für die Untersuchung benötigten Hepatocyten wurden durch
Perfusion mit Kollagenase erhalten. Es wurde in situ 7 min eine
calciumfreie und 10 min eine 0,05%ige Kollagenase (Sigma Type 1;
200 units/mg) enthaltende Lösung + Hanks bei 37° durch die Pfort-
ader einer Ratte perfundiert. Jeweils 2 x 10^5 Hepatocyten pro
Platte wurden für 24 h in 4 ml serumfreien Kulturmediums incubiert. Als Kulturmedium wurde Waymouth (705 - 1 Gibco, Grand
Island, New York) benutzt. Das Kulturmedium wurde mit 0,04 µg
Dexamethason/ml, 0,5 µg Insulin, 25 U Penicillin/ml und 0,25 µg
Streptomycin/ml angereichert. Als Puffer wurde 1 molare Hepes-
lösung benutzt. Die Kulturplatten wurden in einem feuchten, 95%
Sauerstoff und 5% CO_2 enthaltenden Milieu incubiert. Das Kulturmedium wurde nach 4 h gewechselt. Nach 28 h wurde der Überstand
abpipettiert und die Zellen von den Platten entfernt. Ihre Vi-
talität wurde durch Trypan blau (70 - 90% Ausschluß) bestimmt.
Der Überstand wurde durch einen 0,22 µm betragenden Filter
filtriert. 0,1 ml dieses Überstandes wurde den Tieren der Expe-
rimentalgruppe 20 - 24 h nach letaler Schädigung intraperitoneal
injiziert. Bewertungsparameter war die Anzahl der Überlebenden
(%) vom Zeitpunkt der Schädigung an.

Ergebnis

Tabelle 2 zeigt das Verhältnis permanent (> 2 Wochen) überlebender
Ratten.

Tabelle 2. Überlebensrate (%) nach chemisch induzierter letaler
Leberschädigung; Gruppe 1-4 (n=77)

1	17	(4/23)
2	20	(1/ 5)
3	31	(4/13)
4	50	(18/36)

Die Überlebensrate der mit dem Überstand behandelten Gruppe war
am höchsten (4 vs. 1, p < 0.06; 1 vs. 2,3 ns).

In einer zweiten Serie wurden 9 männliche Fisher 344 Ratten nach
der Gabe von 1 x 0,75 g/kg D-Galaktosamin i.p. im Finalstadium
getötet. Die aus der Leber entnommenen Gewebsproben zeigten
lichtmikroskopische massive Leberzellnekrosen mit leukocytärer
Infiltration der Periportalfelder. Parallel dazu durchgeführte
elektronenmikroskopische Untersuchungen erhärteten diesen Befund (Chromatinverklumpungen des Zellkerns, Zerstörung der Mitochondrien sowie des rauhen und glatten endoplasmatischen Reti-
culums).

In einer dritten Serie (Galaktosamin + 0,1 ml Überstand) wurden
9 überlebende Fisher 344 Ratten nach 14 Tagen getötet. Es zeigte
sich bei den aus der Leber entnommenen Gewebsproben sowohl licht-
als auch elektronenmikroskopisch eine nahezu normale Leberstruk-
tur (reduzierte Rosettenbildung des Glykogens, geringes Vorkommen von Lipiden).

Diskussion

Die vorliegende Untersuchung zeigt, daß sowohl durch die Gabe
von Lebercytosol als auch durch den Überstand incubierter Hepatocyten bei Ratten die Überlebensrate nach chemisch letaler Leberschädigung deutlich verbessert werden konnte. Im Gegensatz
zu den Arbeiten von O'NEIL (5) wurde in unseren Versuchen der
Überstand von *serumfreien* incubierten Leberzellen gewonnen. Damit scheiden Hormone und Wachstumsfaktoren, die sich in nicht
serumfreien incubierten Leberzellen befinden können, als Erklärung für den von uns beobachteten Effekt aus.

Wie die Verbesserung der Überlebenszeit zu erklären ist, kann
aufgrund der vorliegenden Untersuchung nicht beantwortet werden.
Eine Reihe von Hypothesen bieten sich an. Durch Cytosol wird
die DNS-Synthese verbliebener funktionsfähiger Hepatocyten erhöht (4). LEFFERT (6) diskutiert mehrere Wachstumsfaktoren, die
insulinähnlich sind und die Leberregeneration stimulierten. KOCH
(7) kommt in seinen Untersuchungen zu dem Ergebnis, daß ein ge-
steigerter Natrium-Influx für die Regeneration verantwortlich
sei. STARZL (8) zeigte, daß ein Extrakt aus regenerierender Hun-
deleber eine vermehrte DNS-Synthese bei Hunden mit einer Eck-
Fistel bewirkte. LA PREQUE (9) fand im Cytosol von hepatektomier-
ten Ratten eine Substanz, die die DNS-Synthese um das 4-fache
in vivo steigerte. WITKOWSKI (10) isolierte Glycoproteine sowohl
von Cytosol als auch vom Überstand incubierter Leberzellen, die
die DNS-Synthese von Fibroblasten, Epithelzellen und Lymphoblasten in vitro steigerten.

Unsere Ergebnisse ergänzen die vorliegenden Untersuchungen. Sie
zeigen, daß es jetzt auch möglich ist, mit dem Überstand von
serumfrei incubierten Leberzellen die Überlebensrate nach letal
chemischer Schädigung der Leber zu verbessern. Ob dieser Effekt
species-spezifisch ist oder ob er von dem verwendeten Toxin abhängig ist, wird zur Zeit untersucht. Eine mögliche klinische
Anwendung ist vielversprechend.

Zusammenfassung

77 männlichen Fisher 344 Ratten wurde 1 x 0,75 g/kg des selektiven Hepatotoxins D-Galaktosamin i.p. injiziert. Die für die
Untersuchung benötigten Hepatocyten wurden durch Perfusion mit
Kollagenase erhalten. Es wurde in situ sieben Minuten eine calciumfreie Lösung und 10 min eine 0,05% Kollagenase enthaltende
Lösung (Hanks) durch die Pfortader perfundiert. Jeweils 2 x 10^5
Hepatocyten/Platte wurden für 24 h in serumfreiem Kulturmedium
incubiert; 0,1 ml dieses Überstandes wurde den Tieren der Expe-
rimentalgruppe i.p. injiziert. Bewertungsparameter war die Anzahl
der Überlebenden (%) vom Zeitpunkt der Schädigung an. Die Versuchsgruppen waren 1. Galaktosamin (n = 23); 2. Galaktosamin +
Hanks (n = 5); 3. Galaktosamin + Kulturmedium (n = 13); 4. Galaktosamin + Überstand (n = 36). Die Überlebensrate in Gruppe 1 betrug 17% (4/23); in 2: 20% (1/5); in 3: 31% (4/13) und in 4: 50%
(18/36). Die Überlebensrate in der mit dem Überstand behandelten
Gruppe war am höchsten. Gruppe 1 vs. 4 p < 0.06; Gruppe 1 vs.
2,3 ns.

4

Die Ergebnisse zeigen, daß nach chemisch induzierter letaler
Leberschädigung durch die Gabe des Überstandes von incubierten
Leberzellen die Anzahl der überlebenden Fisher 344 Ratten deutlich
erhöht wird.

Summary

Seventy-seven male Fisher 344 rats were injected with D-galac-
tosamine hydrochloride, 0,75 g/kg i.p. Hepatocyte suspensions
were prepared with the collagenase perfusion technique. The portal
vein was cannulated and the liver perfused in situ for 7 min with
calcium-free solution and for 10 min at 37°C with 0.05% collagenase in Hanks' solution. The set-up was as follows: 1) Galactosamine (n = 23); 2) galactosamine + Hanks' solution (n = 5);
3) galactosamine + culture medium (Waymouth; n = 13); 4) galactosamine + supernatant (N = 36). 2 x 10^5 hepatocytes/plate were
cultured for 24 h in 4 ml serum-free culture medium. At 28 h the
supernatant was pipetted off and 0.1 ml of it was injected intra-
peritoneally. All treatment was administered 20 to 24 h after
poisoning. Survival rate in group 1 was 17% (4/23); in group 2,
20% (1/5); in group 3, 31% (4/13); in group 4, 50% (18/36). Pro-
bability: 1 vs 4 $p < 0.06$; 1 vs 2,3 ns. These studies demonstrate
that survival after lethal, chemically-induced liver damage can
be improved by giving the supernatant from incubated liver cells.

Literatur

1 STARZL TE (1978) Liver transplantation. Johns Hopkins Med J
   143: 73
2 MAKOWKA L, FALK RE, ROTSTEIN LE, FALK JA, NOSSAL N, LANGER B,
   BLENDIS LM, PHILLIPS MJ (1980) Cellular transplantation in the
   treatment of experimental hepatic failure. Science 210: 901
3 SUTHERLAND DER, SOMMER BG, HONG C, NUMATA M, NAJARIAN JS
   (1980) Liver cell transplantation. In: Najarian JS, Delaney JP
   (eds) Hepatic, Biliary and Pancreatic Surgery. Year Book Medical Publishers, p 357
4 MIYAZAHI M et al (1984) Reversal of lethal, chemo-therapeutical
   induced acute hepatic necrosis in the rat by regenerating liver
   cytosol. Cancer (in press)
5 O'NEIL P et al (1982) Cell-free supernatant from hepatocyte
   cultures improve survival of rats with chemical induced acute
   liver failure. J Surg Res 32: 347-359
6 LEFFERT HL, KOCH KS, MORAN T, RUBALCAVA B (1979) Hormonal control of rat liver regeneration. Gastroenterol 76: 1470
7 LEFFERT HL, KOCH KS, MORAN T, WILLIAMS M (1979) Liver cells.
   Methods Enzymol 58: 536
8 STARZL TE, PORTER KA, HAJASHIDA N, SCHLECHTER P, TERBLANCHE J
   (1980) Further studies on hepatic stimulatory substance (SS)
   after partial hepatectomy. J Surg Res 29: 471
9 LaBREQUE DR (1979) The role of hepatotropic factors in liver
   regeneration: A brief review including a preliminary report
   of the in vitro effects of hepatic regenerative stimulator
   substance (SS). The Yale J Biol Med 52: 49

10 WITKOWSKI E, SCHULER M, FELDHOFF R, JACOB S, JEFFERSON L,
   LIPTON A (1979) A liver as a source of transformed cell growth
   factor. Exp Cell Res 124: 261

Dr. O.H. Bertermann, Chirurgische Klinik und Poliklinik, Technische Universität München, Klinikum rechts der Isar, Ismaningerstr. 22, D-8000 München 80

2. Beschleunigte Erholung vom postischämischen Nierenversagen beim wachen Hund nach ATP-MgCl$_2$-Infusion

Accelerated Recovery from Postischemic Renal Failure in Conscious Dogs After ATP-MgCl$_2$-Infusion

H. Dienemann[1], U. Hesse[2], H. Brechtelsbauer[2], J. Mason[2] und K. Thurau[2]

[1]Chirurgische Klinik und Poliklinik der Universität München, Klinikum Großhadern
[2]Physiologisches Institut der Universität München.

Trotz ständiger Verbesserung der intensivmedizinischen Betreuung ist die Letalität von Patienten mit akutem Nierenversagen (ANV) mit 55 bis 60% noch immer sehr hoch. Eine wesentliche Ursache dafür ist das Fehlen einer kausalen Behandlung, die auf die Erholung der renalen Zellfunktion gerichtet ist. Tierexperimentelle Studien zeigen, daß für ischämisch geschädigte Tubuluszellen das Ausmaß des Verlustes an Adenin-Nucleotiden im Verlauf einer Ischämie und die Resyntheserate dieser Verbindungen nach Wiederherstellen der Zirkulation hinsichtlich der Erholungsfähigkeit prognostische Bedeutung besitzen (2). Tatsächlich konnte durch Zufuhr energiereicher Phosphate im Anschluß an eine ischämische Nierenschädigung in verschiedenen tierexperimentellen Untersuchungen ein protektiver Effekt auf die Nierenfunktion beobachtet werden (1, 4). Um diese Studien auf ein klinisch relevantes Modell auszudehnen, wurde an chronisch instrumentierten wachen Hunden die Wirkung von Adenosintriphosphat-Magnesiumchlorid (ATP-MgCl$_2$) auf den post-ischämischen Verlauf der Nierenfunktion über 7 Tage beobachtet.

Methode

Weibliche Bastardhunde zwischen 11 und 17 kg wurden 3 Wochen nach rechtsseitiger Nephrektomie und 1 Woche nach Instrumentierung für die Versuche verwendet. Ein extern aufblasbarer Occludor wurde an der linken Nierenarterie angebracht und proximal davon ein elektromagnetischer Flußkopf zur Kontrolle der vollständigen Flußunterbrechung während der Betätigung des Occludors und zur Flußmessung nach Freigabe der Zirkulation. Ein über einen Seitenast der A. carotis in die Aorta thoracica eingebrachter Katheter wurde für die Infusion der Testsubstanz bzw. eines entsprechenden Volumens des Lösungsmittels verwendet. Ein zweiter Katheter wurde über die V. jugularis interna in den rechten Vorhof vorgeschoben und diente zur Blutentnahme und zur Infusion von Inulin. Nach Injektion von Heparin (120 I.E./kg i.v.) wurde an

Chirurgisches Forum '84
f. experim. u. klinische Forschung
Hrsg.: L. Koslowski
© Springer, Berlin Heidelberg 1984

wachen Hunden eine komplette Ischämie der linken Niere über 90
min erzeugt. Unmittelbar nach Wiederherstellen der Zirkulation
durch Entlüften des Occludors erhielten 6 Tiere ATP-MgCl$_2$ (50
µg/kg in NaCl 0,9% 0,6 ml/kg über 30-45 min i.a.), während 5 Tieren NaCl 0,9% (0,6 ml/kg über 30-45 min i.a.) infundiert wurde.
Zur Beurteilung der Nierenfunktion wurden täglich das Serum-
Kreatinin, die Inulin-Clearance, die Natrium-Ausscheidung und die
Urin-Osmolalität gemessen.

Berechnungen: Angaben als Mittelwert + SEM; der statistische Vergleich von Mittelwerten erfolgte mit Hilfe des Wilcoxon-Test für
unabhängige Stichproben.

Ergebnisse

Sämtliche ATP-MgCl$_2$-behandelten Tiere überlebten die 7 Tage der
Nachbeobachtung, während 3 der 5 Kontrolltiere vorzeitig in der
Urämie verstarben. Das Serum-Kreatinin (Abb. 1a) war in der behandelten Gruppe vom 2. Tag an signifikant niedriger als in der
Kontrollgruppe. Die glomeruläre Filtrationsrate und die frak-
tionelle Natrium-Exkretion (Abb. 1b und c) deuteten schon 24 h
nach Ischämie auf eine signifikant verbesserte Nierenfunktion nach
ATP-MgCl$_2$ gegenüber den Kontrolltieren hin. Das Harnkonzentrierungsvermögen, ausgedrückt durch den Quotienten aus Urin- zu
Plasma-Osmolalität, war dagegen nach ATP-MgCl$_2$ nur am 1. Tag
mit 2,0 + 0,4 gegenüber 1,1 + 0,2 nach NaCl signifikant höher
(p < 0,05), an den folgenden Tagen war der Unterschied nicht
signifikant.

Diskussion

Verschiedene Maßnahmen wie Kochsalzbelastung, Mannitolinfusion
oder die Gabe von Vasodilatantien vor einer ischämischen Nierenschädigung haben prophylaktischen Charakter und können im Experiment die Erholung der Nierenfunktion günstig beeinflussen. Der
Kliniker sieht sich jedoch in aller Regel dem manifesten ANV
gegenüber, für das heute noch keine kausale Therapie bekannt ist.
Unsere Versuche zeigen, daß die einmalige Gabe von ATP-MgCl$_2$
im Anschluß an eine 90-minütige Abklemmung der Nierenarterie den
Wiederanstieg der glomerulären Filtration, der Natrium-Reabsorption und teilweise auch der Harnkonzentrierung signifikant beeinflussen kann. Die vorliegenden Resultate ergänzen die Beobachtungen, die an narkotisierten Ratten (3) und Hunden (5) gemacht wurden. Der Wirkungsmechanismus von ATP-MgCl$_2$ kann mit
Hilfe der vorliegenden Untersuchungen nicht dargestellt werden.
Eine vermehrte Aufnahme von ATP durch geschädigte Tubuluszellen
wird diskutiert (1). Möglicherweise kann durch exogene Zufuhr
energiereicher Phosphate die ATP-Resynthese beschleunigt werden.
ATP-MgCl$_2$ könnte für die klinische Anwendung bei der Behandlung
eines ANV Bedeutung erlangen.

Zusammenfassung

An wachen Hunden wurde eine 90-minütige Ischämie der linken
Niere erzeugt. Durch Infusion von ATP-MgCl$_2$ im Anschluß an die

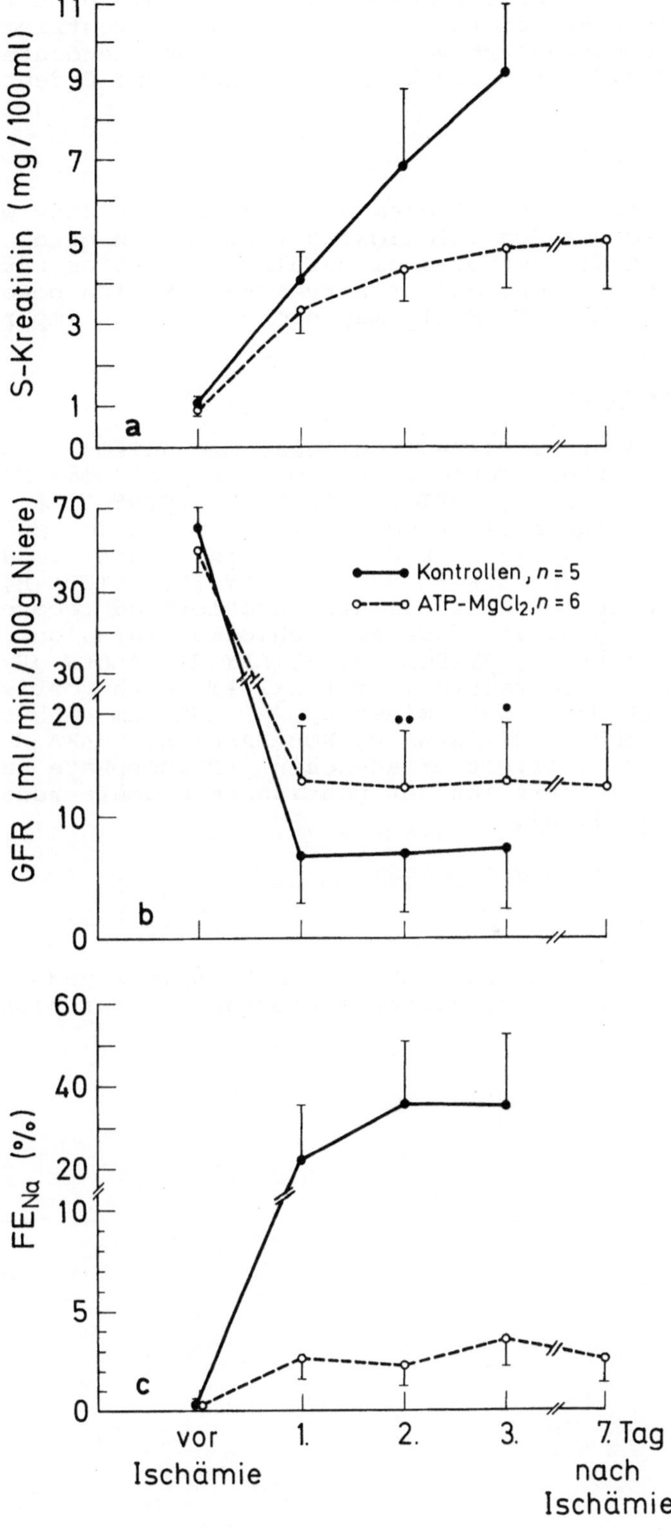

Abb. 1a–c. Verhalten von Serum-Kreatinin (a), glomerulärer Filtrationsrate (b) und fraktioneller Natrium-Exkretion (c) vor und innerhalb von 3 Tagen (= Kontrollen) bzw. 7 Tagen (= ATP-MgCl₂) nach Ischämie der linken Niere über 90 min. * = p < 0,05, ** = p < 0,01

Freigabe der Durchblutung konnten die glomeruläre Filtration, die Natrium-Reabsorption und das Harnkonzentrierungsvermögen signifikant verbessert werden. Die Ergebnisse deuten darauf hin, daß ATP-MgCl$_2$ für die klinische Anwendung Bedeutung erlangen könnte.

Summary

Ninety minutes ischemia of the left kidney was produced in conscious dogs. Following restoration of blood flow, infusion of ATP-MgCl$_2$ improved glomerular filtration rate, fractional sodium reabsorption, and urinary concentration power. The results indicate that ATP-MgCl$_2$ may prove to be an important therapeutic tool.

Literatur

1 CHAUDRY IH (1983) Cellular mechanisms in shock and ischemia and their correction. Am J Physiol 245: R117
2 COLLINS GM, TAFT P, GREEN RD, RUPRECHT R, HALASZ NA (1977) Adenine nucleotide levels in preserved and ischemically injured canine kidneys. World J Surg 1: 237
3 OSIAS MB, SIEGEL NJ, CHAUDRY IH, LYTTON B, BAUE A (1977) Postischemic renal failure. Accelerated recovery with adenosine triphosphate-magnesium chloride infusion. Arch Surg 112: 729
4 SIEGEL NJ, AVISON MJ, REILLY HF, ALGER JR, SHULMAN RG (1983) Enhanced recovery of renal ATP with postischemic infusion of ATP-MgCl$_2$ determined by ^{31}P-NMR. Am J Physiol 245: F530
5 SOEDA K, HIRASAWA H, KOBAYASHI H, ODAKA M, SATO H (1980) Beneficial effect of adenosine triphosphate magnesium-chloride administration for postischemic acute renal failure. Crit Care Med 8: 248

Dr. H. Dienemann, Chirurgische Klinik und Poliklinik der Universität München, Klinikum Großhadern, Marchioninistr. 15, D-8000 München 70

3. Funktionelle und morphologische Veränderungen des Myokards während akuter Druckbelastung des rechten Ventrikels

Functional and Ultrastructural Myocardial Alterations During Acute Right Ventricular Overloading

W. Stenzl[1], G. Walter[2], P. Rehak[1], K. H. Tscheliessnigg[1], H. Metzler[3] und D. Dacar[1]

[1]Univ. Klinik für Chirurgie Graz (Vorstand: Univ. Prof. Dr. J. Kraft-Kinz)
[2]Patholog. Anatom. Institut Graz (Vorstand: Univ. Prof. Dr. H. Denk)
[3]Institut für Anästhesiologie Graz (Vorstand: Univ. Prof. Dr. W. List)

Bei massiver Pulmonalarterienembolie kommt es zur akuten Druckbelastung des rechten Ventrikels. Gegenstand unserer Untersuchungen war die Erfassung von in der Frühphase der rechtsventriculären Belastung auftretenden Veränderungen von Funktion und Ultrastruktur des Myokards der rechten Herzkammer.

Material und Methodik

23 Hausschweine (17 – 22,5 kg) wurden zunächst in Maskennarkose (40 % O_2, 60 % N_2O, 2,5 vol.% Halothan) tracheotomiert und anschließend beatmet. Nach dem Legen venöser Leitungen erfolgte die Narkose in Neuroleptanästhesie mit Fentanyl, Droperidol und Pancuronium als Dauer-Infusion in 5 %iger Glucose. Druckmeßkatheter zur kontinuierlichen Messung des zentralen Venendruckes, des links-atrialen Druckes, des Pulmonalarteriendruckes und des Aortendruckes (AoP) wurden gelegt. Nach parasternaler Thoracotomie und Eröffnung des Herzbeutels wurde der rechtsventriculäre Druck (RVP) kontinuierlich durch ein direkt in den rechten Ventrikel (RV) eingeführtes Kathetertip-Manometer gemessen, die Messung der Flußrate in der Aorta ascendens erfolgte mittels elektromagnetischem Strömungsaufnehmer. Der Sauerstoffpartialdruck wurde intermittierend durch Blutgasanalyse aus der Aorta ascendens kontrolliert. Die Arteria pulmonalis wurde 1,5 cm distal der Pulmonalklappe mit einer Tourniquet-Schlinge angeschlungen. Nach Erreichen stabiler Kreislaufverhältnisse wurde der Durchmesser der Arteria pulmonalis bei 18 Tieren auf die Hälfte des ursprünglichen Durchmessers eingeengt. Die pulmonalarterielle Obstruktion (PAO) wurde 60 min belassen, nach weiteren 20 min wurden Proben zur licht- und elektronenmikroskopischen Untersuchung vom schlagenden Herzen aus beiden Ventrikeln entnommen. Bei einer Kontrollgruppe (n = 5) wurde dasselbe experi-

Chirurgisches Forum '84
f. experim. u. klinische Forschung
Hrsg.: L. Koslowski
© Springer, Berlin Heidelberg 1984

mentelle Protokoll ohne PAO angewendet. Zur kontinuierlichen
Messung der rechtsventriculären Durchmesser (RVD) mit Hilfe des
Ultraschall-Laufzeitverfahrens wurden bei 6 Tieren piezoelektri-
sche Kristalle an das Epicard der Vorder- und Hinterwand des RV
fixiert. Bei weiteren 6 Tieren wurden Segmentlängen an der Vor-
derwand des RV mit Hilfe des Ultraschall-Laufzeitverfahrens
kontinuierlich gemessen, wobei die piezoelektrischen Kristalle
in Form eines gleichschenkeligen Dreieckes im subendokardialen
Myokard der freien Wand des rechten Ventrikels fixiert wurden.
Dabei zeigte die Spitze des Dreieckes zur A. pulmonalis, die
Basis (Distanz B) verlief parallel zur Circumferenz des RV. Aus
Veränderungen der Fläche (F) des Dreieckes wurden Veränderungen
des Volumens (V_{RV}) des RV ermittelt ($V_{RV} = F^{3/2}$).

Ergebnisse

Die PAO bewirkte einen Anstieg des systolischen RVP auf das
Zweifache. Gleichzeitig fiel der systolische AoP um 10 %. Der enddiastolische RVP stieg von 1,5 $\pm$ 0,8 mm Hg auf 3,2 $\pm$ 0,9 mm Hg
(p < 0,0001)*, die systolischen und diastolischen $\overline{RVD}$ und V_{RV}
vergrößerten sich (p < 0,05). Bei den einzelnen Segmentlängen war
die größte Zunahme bei Distanz B zu beobachten.

Während der Dauer der PAO stieg der enddiastolische RVP und das
enddiastolische V_{RV} kontinuierlich an, der enddiastolische RVP
lag nach 60 min bei 5,2 $\pm$ 1,4 mm Hg (p < 0,005). Bei den end-
systolischen und diastolischen V_{RV} war eine Zunahme erst nach
10 - 20 min zu beobachten. Die systolischen und diastolischen RVD
begannen nach 20 - 30 min erneut kontinuierlich anzusteigen.
Nach 60 min PAO waren enddiastolische und endsystolische V_{RV} und
RVD signifikant vergrößert (p < 0,05). Die rechtsventriculären
Kontraktilitätsparameter dp/dt max und dp/dt max/IP zeigten während
PAO ebenso wie der systolische RVP keine signifikanten Veränderungen. Die Flußrate in der Aorta ascendens nahm kontinuierlich
ab und war nach 60 min um 35 % vermindert (p < 0,005), der periphere Gefäßwiderstand nahm zu (n.s.). Nach Beendigung der PAO
waren V_{RV} und RVD gegenüber den Werten vor PAO vergrößert (p <
0,05), dp/dt max und dp/dt max/IP für den RV vermindert (p <
0,05), der pulmonale Gefäßwiderstand war gegenüber den Werten vor
PAO erhöht (p < 0,05) und der periphere Gefäßwiderstand vergrößert (n.s.).

Morphologische Veränderungen

Im Elektronenmikroskop zeigte sich eine Vermehrung und Schwellung der Mitochondrien, deren in der kleinen Achse gemessene
Durchmesser gegenüber dem RV der Kontrollgruppe von 0,4 $\pm$ 0,17
μm auf 0,45 $\pm$ 0,12 μm (p < 0,05) vergrößert waren. Darüberhinaus
waren disseminiert Areale mit extrem kontrahierten Sarkomeren
(Kontraktionsbänder, Sarkomerenkontrakturen) zu beobachten. Diese
betrafen in der freien Wand des RV 17 $\pm$ 8 % der quergeschnittenen
Myofibrillen. Im Septum waren die Veränderungen weniger ausge-

---

* gepaarter t-Test

prägt und nahmen von RV zum linken Ventrikel hin ab. Die Kontrakturzonen waren vereinzelt aus der übrigen Sarkomerenstruktur herausgelöst, Zeichen beginnenden lokalen Gewebsunterganges waren erkennbar.
Im Myokard des linken Ventrikels und in beiden Ventrikeln der Kontrollgruppe wurden keine auffälligen Veränderungen gefunden.

Diskussion

Bei rechtsventriculärer Druckbelastung (entsprechend beginnendem Rechtsherzversagen) konnte eine zunehmende Verschlechterung der rechtsventriculären Funktionsparameter gefunden werden, deren Intensität bei fortwährender Dauer der PAO zunahm. Die im Elektronenmikroskop gefundenen Sarkomerenkontrakturen entsprechen den bei unzulänglicher Myokardprotektion nach Operationen am offenen Herzen gefundenen ischämischen Veränderungen (1). Sie bedeuten einen Verlust an kontraktiler Substanz und sind nach Wegfall der Belastung reversibel (2). Als Ursache der Kontraktionsbänder wird ein Mangel an myofibrillärem ATP angenommen (3), der auf den bei verminderter Perfusion erhöhten Energiebedarf des RV zurückzuführen ist (4, 5).

Bei akuter Druckbelastung des RV ist daher eine rasche Senkung des pulmonalen Gefäßwiderstandes geeignet, eine Schädigung des rechtsventriculären Myokards zu vermeiden.

Zusammenfassung

Akute Druckbelastung des rechten Ventrikels (RV) wurde durch temporäre (60 min) Bändelung der Pulmonalarterie bei offenem Thorax und Perikard erzielt. Während der pulmonal-arteriellen Obstruktion (PAO) wurde eine kontinuierliche Zunahme der systolischen und diastolischen Durchmesser und Volumina des RV und eine Abnahme der Flußrate in der Aorta ascendens beobachtet. Im Elektronenmikroskop wurden Areale mit ischämischer Sarkomerenkontraktur (Kontraktionsbänder) und Schwellung der Mitochondrien gefunden. Während experimenteller PAO wurden Veränderungen von Funktion und Ultrastruktur des RV beobachtet, deren Intensität in Relation zur Dauer der PAO stand.

Summary

Acute right ventricular (RV) overload was produced by temporary (60 min) banding of the main pulmonary artery in open chest, open pericardium experiments. During the pulmonary artery obstruction (PAO) period a continuous increase of RV diameters and volume and a decrease of aortic root flow were observed. Electron microscopy revealed a dissemination of areas with ischemic sarcomere contracture (contraction bands). During acute RV overload, alterations of RV function and ultrastructure were observed, which could be related to the duration of PAO.

Literatur

1 REICHENBACH DD, BENDITT EP (1968) Myofibrillar degeneration.
  Arch Path 85: 189
2 STENZL W (1983) Myokardveränderungen bei akuter Pulmonalarterienembolie. Acta Chir Austriaca Suppl 54
3 HEARSE DJ, GARLICK PB, HUMPHREY SM (1977) Ischemic contracture
  of the myocardium: Mechanism and prevention. Am J Cardiol 39:
  986
4 FIXLER DE, ARCHIE JP, ULLYOT DJ, BUCKBERG GD, HOFFMAN JIE
  (1973) Effects of acute right ventricular systolic hypertension on regional myocardial blood flow in anesthetized dogs.
  Am Heart J 85: 491
5 VLAHAKES GJ, TURLEY K, HOFFMAN JIE (1981) The pathophysiology
  of failure in acute right ventricular hypertension: Hemodynamic
  and biochemical correlation. Circulation 63: 87

Dr. W. Stenzl, Univ.-Klinik für Chirurgie Graz, Auenbruggerplatz,
A-8036 Graz

4. Aussagewert laborchemischer Parameter beim Multiorganversagen nach Polytrauma

Changes in Laboratory Profile in Patients with Multiple Organ Failure After Major Trauma

H. P. Lobenhoffer, H. J. Oestern, J. Sturm und M. Maghsudi

Medizinische Hochschule Hannover, Unfallchirurgische Klinik
(Direktor: Prof. Dr. H. Tscherne)

Der Tod nach Polytrauma tritt meist nach einer längeren Latenzperiode unter sukzessivem Funktionsverlust mehrerer Organsysteme ein. Die rechtzeitige Erkennung einer derartigen Entwicklung, die "Multiorganversagen" genannt wird, ist für die Therapie des Patienten von großer Bedeutung. Zwar wurden verschiedene prognostische Parameter angegeben (1) doch ist deren Bestimmung sehr aufwendig. Daher war Ziel unserer Studie, den Wert der *klinisch verfügbaren* Parameter hinsichtlich Definition, Zeitablauf und frühzeitiger Erkennung des Multiorganversagens nach Polytrauma zu überprüfen.

Material und Methoden

Wir untersuchten retrospektiv 696 polytraumatisierte Patienten der Jahre 1972 - 1981, deren morphometrische Daten andernorts dargestellt wurden (2). Dokumentation und Auswertung erfolgten EDV-unterstützt mittels der SIR- und SPSS-Programm-Pakete. Alle Laboruntersuchungen konnten mit den patientenbezogenen Daten korreliert werden. Insgesamt wurden 41.000 Laborwerte verarbeitet. 472 überlebende Patienten (ÜL, mittleres Alter 31,4 $\pm$ 16 Jahre, mittlerer ISS 22,3 $\pm$ 10) wurden 183 Verstorbenen (VS, mittleres Alter 41,9 $\pm$ 20, mittlerer ISS 33,1 $\pm$ 13) gegenübergestellt. Ausgeschlossen wurden 41 Patienten, die die ersten 48 h nicht überlebten. Die mittlere Behandlungszeit auf der Intensivstation betrug für ÜL 12 Tage, für VS 14 Tage. Die parenterale Ernährung erfolgte mit geringen Abweichungen über die Jahre mit 1,5 g Aminosäuren und 30 kcal Kohlehydraten pro 24 h und kg Körpergewicht. Zur statistischen Auswertung wurde die univariate Varianzanalyse sowie der ungepaarte T-Test verwendet (Signifikanzgrenze p $\leq$ 0,05).

Chirurgisches Forum '84
f. experim. u. klinische Forschung
Hrsg.: L. Koslowski
© Springer, Berlin Heidelberg 1984

Ergebnisse

1. Lungenfunktion

Ab dem 1. Tag nach Trauma zeigte die VS-Gruppe einen signifikant
erniedrigten PaO_2 und Horovitz-Quotienten (PaO_2/FiO_2). Die Be-
atmungsdrucke (PIN) und inspiratorischen Sauerstoffkonzentra-
tionen (FiO_2) waren ab dem 2. Tage signifikant erhöht. Diese
Differenzen blieben über den gesamten Verlauf bestehen, während
PEEP-Werte, PCO_2, pH und BE-Bestimmungen nur an einzelnen Tagen
der 2. Woche divergierten. Am Tag des Todes zeigten die Mittelwerte eine schwere Einschränkung der Lungenfunktion (Horovitz-Q.
170, PaO_2 84 mm Hg, PIN 38 cm H_2O, FiO_2 0,65).

2. Nierenfunktion

Die Kreatinin-Clearance war ab dem 1. Tag für VS konstant signifikant niedriger als für ÜL. Die Harnstoff- und Kreatinin-Werte
waren ab dem 2. Tag im VS-Kollektiv signifikant erhöht und stiegen im Verlauf kontinuierlich an, wobei beide Parameter eine enge
Korrelation (r = 0,8) zeigten. Die Serum-Natrium-Konzentration
nahm bei verstorbenen Patienten stetig zu, während die Natrium-
Urin-Konzentration zu gleicher Zeit abfiel (beides signifikant
ab Tag 4). Ebenso war die Urin-Natrium-Tagesausscheidung in der
VS-Gruppe ab dem 7. Tag signifikant vermindert. Am Todestag waren
sämtliche Nierenfunktionsparameter deutlich verschlechtert
(Kreatinin-Clearance 75 ml/min, Kreatinin 257 mmol/l, Harnstoff
25 mmol/l).

3. Leberfunktion/Metabolismus

Vom 5. Tag an fiel die Serum-Proteinkonzentration der VS-Gruppe
trotz Eiweißsubstitution ab. Bereits am 6. Tag kam es zu einem
signifikanten kontinuierlichen Bilirubin-Anstieg in diesem Kollektiv. Die Serum-Glucosewerte waren vom 4. Tag in der VS-Gruppe
signifikant gegen ÜL erhöht. Ab dem 11. Tag fand sich die CHE für
VS konstant erniedrigt.

GOT, GPT, GLDH und Gamma-GT zeigten in beiden Gruppen Anstiege
ohne systematische Differenzen. Die LDH war ab dem 9. Tag für
verstorbene Patienten signifikant höher als für Überlebende.
Auch hier waren die Werte am Todestag hochgradig pathologisch
verändert (Bilirubin 104 mmol/l, CHE 382 U/l, Glucose 11,4
mmol/l, Protein 52 g/l).
Tabelle 1, Abb. 1

Diskussion

Die Lungenfunktionsparameter ermöglichten bereits am 1. Verlaufstag eine Trennung der Kollektive. Bei vergleichbaren PEEP- und
PCO_2-Werten muß eine primäre schwerere Schädigung der Lunge in
der VS-Gruppe angenommen werden. Von Bedeutung dürfte die größere
Verletzungsschwere, insbesondere ein höherer Anteil von Thorax-
traumen sein. Die bereits initial eingeschränkte Kreatinin-

Tabelle 1. Beatmungs- und Laborparameter am jeweils ersten Relativtag mit signifikanten Differenzen (472 überlebende, 183 verstorbene Patienten, Tag = Relativtag nach Trauma, p = Signifikanzniveau T-Test)

	Tag	Verstorbene	Überlebende	P
Horovitz-Q.	1	250 ± 14	307 ± 10	$\leq 0,01$
PO_2 (mm Hg)	1	97 ± 6	114 ± 3	$\leq 0,05$
FiO_2	2	$0,46 \pm 0,02$	$0,38 \pm 0,01$	$\leq 0,01$
PIN (cm H_2O)	2	$33 \pm 0,8$	$28 \pm 0,7$	$\leq 0,01$
Kreatinin-Clearance (ml/min)	1	94 ± 21	142 ± 10	$\leq 0,05$
Harnstoff (mmol/l)	2	$9,8 \pm 1,1$	$6,4 \pm 0,6$	$\leq 0,05$
Kreatinin (μmol/l)	2	157 ± 25	91 ± 4	$\leq 0,05$
Natrium-Serum (mmol/l)	4	145 ± 1	$141 \pm 0,9$	$\leq 0,01$
Natrium-Urin (mmol/l)	4	$74,8 \pm 8$	$94,6 \pm 5$	$\leq 0,05$
Natrium-Urin Tagesausscheidung (mmol/l/d)	7	230 ± 120	380 ± 50	$\leq 0,05$
Protein (g/l)	5	$56,6 \pm 1,3$	$61,4 \pm 0,9$	$\leq 0,01$
Bilirubin (μmol/l)	6	$71 \pm 9,7$	$46 \pm 7,1$	$\leq 0,05$
Glucose (mmol/l)	4	$9,3 \pm 0,6$	$7,7 \pm 0,4$	$\leq 0,05$
CHE (U/l)	11	875 ± 60	1314 ± 63	$\leq 0,01$
LDH (U/l)	9	499 ± 42	380 ± 23	$\leq 0,05$

Clearance korreliert mit dem zeitlich gering versetzten Anstieg von Harnstoff und Kreatinin. Die bis 8. Tag nicht differierenden ausreichenden Urinmengen sowie die erhaltene Konzentrationsfähigkeit der Niere lassen eine prärenale Ursache vermuten (erhöhte Catecholaminausscheidung, Renin-Angiotensin-Mechanismus).

Die beeinträchtigte Leberexkretionsleistung resultiert in einer kontinuierlichen Erhöhung des Serum-Bilirubins ab dem 6. Tag. Hämolyse, Hämatomresorption oder Leberverletzung scheiden als Ursache des Anstiegs nach dieser Zeitspanne aus (3).

Die pathologische Stoffwechsellage mit Proteinkatabolie und Inhibition der Glucoseverwertung (4, 5) sowie die reduzierte Syntheseleistung der Leber sind Ursache der erniedrigten CHE- und Proteinwerte sowie der insulinrefraktären Hyperglykämie.

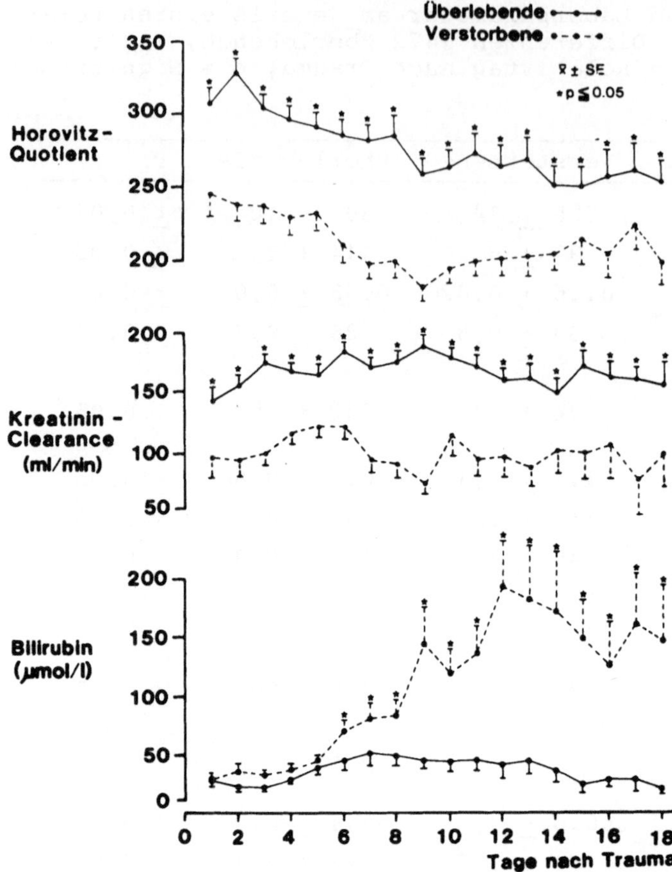

Abb. 1. Verlauf von Horovitz-Quotient, Kreatinin-Clearance und Bilirubin bei 472 überlebenden und 182 verstorbenen Patienten nach Polytrauma

Die vom jeweiligen Todestag vorliegenden Werte reflektieren zwar eine massive Beeinträchtigung der untersuchten Organfunktionen, würden aber vom Absolutwert her zumindestens einem Teil der Patienten das Weiterleben ermöglichen. Der Tod muß daher auf das "Multiorganversagen" zurückgeführt werden, d.h. auf die Summe der sich bereits früh anbahnenden Organschäden, die schließlich unter Entwicklung eines therapierefraktären low-output-Syndroms zum Exitus führen. Die dargestellten elementaren Parameter spiegeln dabei nur einen Ausschnitt des Geschehens wieder, insbesondere muß als weiteres wesentliches Funktionssystem die Immunabwehr in betracht gezogen werden.

Zusammenfassung

Parameter der klinischen Routinediagnostik zeigten früh posttraumatisch pathologische Veränderungen bei protrahiert nach Polytrauma verstorbenen Patienten.

Einschränkungen von Lungen- und Nierenfunktion bestanden ab dem
1. Verlaufstag, Störungen der Leberexkretions- und Synthesefunk-
tion sowie der Stoffwechsellage ab dem 4.-6. Tag. Horovitz-
Quotient und Kreatinin-Clearance erscheinen für die Verlaufsbe-
urteilung von besonderem Interesse. Die präfinalen Werte lassen
als Todesursache die Kombination der Organfunktionsstörungen vermuten.

Summary

Patients not surviving severe trauma had pathologic laboratory
profiles at an early stage. Pulmonary and renal function were
impaired in contrast to survivors from day 1 on. Metabolic
alterations and decreased liver function were found from day 4
on. Horovitz quotient and creatinine clearance seem to be the
most significant parameters in predicting outcome. The laboratory values ante mortem suggest that death is caused by the combination of multiple organ failures.

Literatur

1 FREUND H, ATAMIAN S, HOLROYDE J, FISCHER JE (1979) Plasma amino
  acids as predictors of the severity and outcome of sepsis.
  Ann Surg 190 (5): 571-576
2 LOBENHOFFER HP, OESTERN HJ, STURM JA, TSCHERNE H (im Druck)
  Dokumentation und deskriptive Statistik von 696 Polytraumen
  1972-1981. In: Hefte Unfallheilkd. Springer, Berlin Heidelberg
  New York
3 KÜNZI W, GLINZ W, AMMANN R (1981) Bedeutung der massiven Hyper-
  bilirubinämie nach Trauma. Helv Chir Acta 48: 57-63
4 McMENAMY RH, BIRKHAHN R. OSWALD G, REED R, RUMPH C, VAIDYNANATH
  N, YU L, CERRA FB, SORKNESS R, BORDER JR (1981) Multiple
  systems organ failure: I. The basal state. J Trauma 21 (2):
  99-114
5 CLOWES GH jr, O'DONNELL TF, BLACKBURN GL, MAKI TN (1976)
  Energy metabolism and proteolysis in traumatized and septic
  man. Surg Clin North Am 56 (5): 1169-1184

Dr. H.P. Lobenhoffer, Med. Hochschule, Unfallchirurgische Klinik,
Konstanty Gutschow Str. 8, D-3000 Hannover 61

5. Grundmechanismen der transcapillären Protein- und Flüssigkeitsverschiebungen in der Lunge im traumatisch-hämorrhagischen Schock beim Schaf

Mechanism of Transcapillary Protein and Fluid Shift in Traumatic-Hemorrhagic Shock in the Sheep Lung

C.-J. Kant[1], J. A. Sturm[1], M. L. Nerlich[1], C. Neumann[1], H.-J. Oestern[1] und M. Schiemann[2]

[1]Unfallchirurgische Klinik der Medizinischen Hochschule Hannover (Direktor: Prof. Dr. H. Tscherne)
[2]Zentrum Biometrie und Medizinische Informatik, Abt. I Biometrie der Medizinischen Hochschule Hannover (Direktor: Prof. Dr. B. Schneider)

Einleitung

Die Ursache für den Abfall der Plasmaproteinkonzentration im Schock ist umstritten. Einige Autoren sind der Ansicht, daß es sich dabei um einen Proteinaustritt aus dem Gefäßsystem handelt (1). Nach Untersuchungen u.a. von STURM (5) könnte ein Flüssigkeitseinstrom aus dem Interstitium in das Gefäßsystem verantwortlich sein (Verdünnungseffekt). Mit Hilfe des STAUBschen Schafmodelles (direkte Analyse interstitieller Flüssigkeit) gingen wir der Frage nach, ob der Plasmaproteinabfall im Schock durch einen Proteinverlust in das Interstitium, oder einen Flüssigkeitseinstrom in das Gefäßsystem hervorgerufen wird.

Material und Methodik

Wir kanülierten bei 25 weiblichen Merino-Schafen (KG: 38,3 $\pm$ 4,1 kg) nach den Angaben von STAUB (4) den afferenten mediastinalen Lymphgang. Die Lymphe entspricht in ihrer Zusammensetzung der interstitiellen Flüssigkeit (2). Plasma- und Lymphproteinkonzentration (PPROT, LPROT) wurden mit der Standard-Biuret-Methode bestimmt. Alle 15 min protokollierten wir den Lungenlymphfluß (QLY). Rechengrößen aus Laborparametern: Verhältnis des Proteingehaltes von Lymphe zu Plasma (PROTRA) und Proteinclearance (PROTCL = PROTRA x QLY). Folgende hämodynamische Parameter wurden registriert: Mittlerer arterieller Druck (PARTM), Pulmonalarterienmitteldruck (PAPM) und der linksatriale Druck (PLA) (direkt im linken Vorhof gemessen). Das extravaskuläre Lungenwasser (EVLW) wurde mit der Doppelthermodilutionsmethode nach LEWIS und ELINGS bestimmt. Nach zweistündiger Baselinemessung wurden die Tiere einem dreistündigen standardisierten hämorrhagisch-traumatischen Schock (Blutentzug bzw. Retransfusion) mit einem PARTM

Chirurgisches Forum '84
f. experim. u. klinische Forschung
Hrsg.: L. Koslowski
© Springer, Berlin Heidelberg 1984

von $\bar{x}$ 42,9 $\pm$ 0,8 mm Hg unterzogen (5). Wir führten Varianz- und Zeitreihenanalysen für alle Parameter durch. Signifikanzniveau P < 0,05.

Ergebnisse

1. Der PLA reagierte sehr rasch mit einem 29,4%igen Abfall von $\bar{x}$ 3,84 auf 2,71 mm Hg nach Schockbeginn (Tabelle 1). Trotz anhaltender Hypovolämie stieg der Druck nach 1 h wieder an, um erneut abzufallen. Diese wellenförmige Bewegung mit Maximal- und Minimalwert zeigte eine Frequenz von 60 min.

Tabelle 1. Linksatrialer Druck (PLA), Lymphfluß (QLY), Plasma- und Lymphproteinkonzentration (PPROT, LPROT) und Proteinclearance (PROTCL) im Verlauf ($\bar{x}$ $\pm$ SE)

	Basis	Schock	60 min	120 min	180 min
PLA mm Hg	3.84+0.89	2.71+0.98	3.00+1.14	2.74+1.14	3.31+1.03
QLY ml/15'	2.56+0.40	2.09+0.37	2.02+0.33	2.25+0.39	2.39+0.47
PPROT g/l	65.0+3.0	52.9+3.1	52.4+3.9	50.1+3.5	47.8+3.4
LPROT g/l	42.5+2.7	39.6+2.8	37.3+2.5	34.3+2.8	33.1+3.4
PROTCL ml/30'	1.57+0.27	1.58+0.32	1.46+0.27	1.64+0.34	1.77+0.35

2. Der QLY verminderte sich nach Beginn der Entblutung von $\bar{x}$ 2,56 um 18,4% auf 2,09 ml/15 min (Tabelle 1). Dieser Parameter zeigte einen ähnlichen wellenförmigen Verlauf, der allerdings zeitversetzt um 30 min vor den Druckveränderungen ablief.

3. Innerhalb von 90 min war die PPROT von $\bar{x}$ 65 um 22,3% auf 50,5 g/l signifikant zum Ausgangswert abgefallen (Abb. 1). Auch bei diesem Parameter war ein wellenförmiger Verlauf analysierbar.

4. Die LPROT fiel signifikant von $\bar{x}$ 42,5 um 22,1% auf 33,1 g/l über die gesamte Schockphase ab (Tabelle 1, Abb. 1).

5. Ähnlich wie bei den Untersuchungen von STURM (5) fiel das EVLW im Schock ab. Die Veränderung war jedoch nur gering. Gegen Ende des Schocks stieg das EVLW wieder an.

Diskussion

Da im STAUBschen Schafmodell die interstitielle Flüssigkeit direkt analysierbar ist, sind die Ergebnisse aussagekräftiger als die in früheren Untersuchungen mit indirekten Meßmethoden ge-

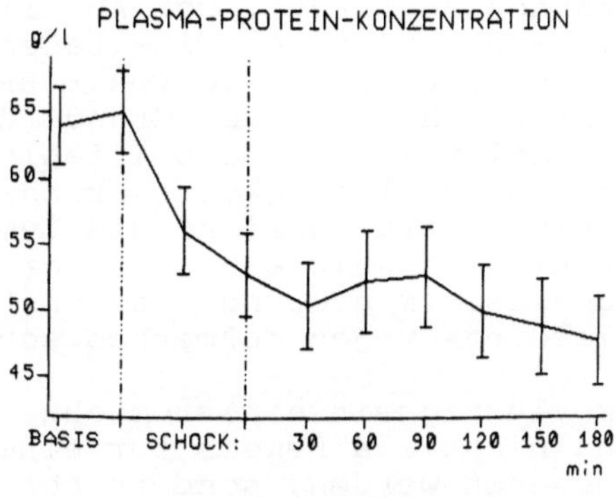

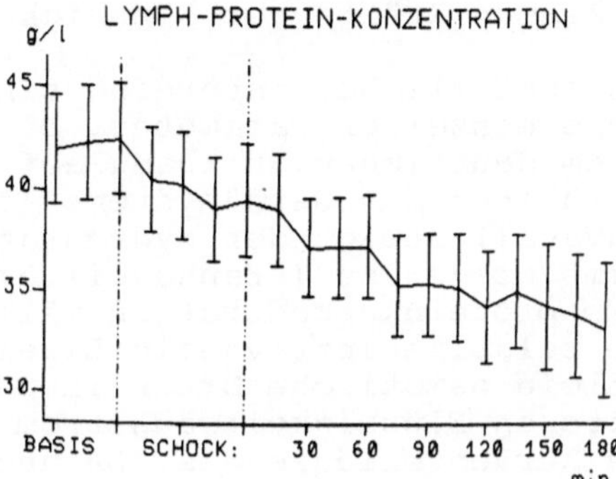

Abb. 1. Plasma- und Lymphproteinkonzentration im Verlauf ($\bar{x} \pm SE$)

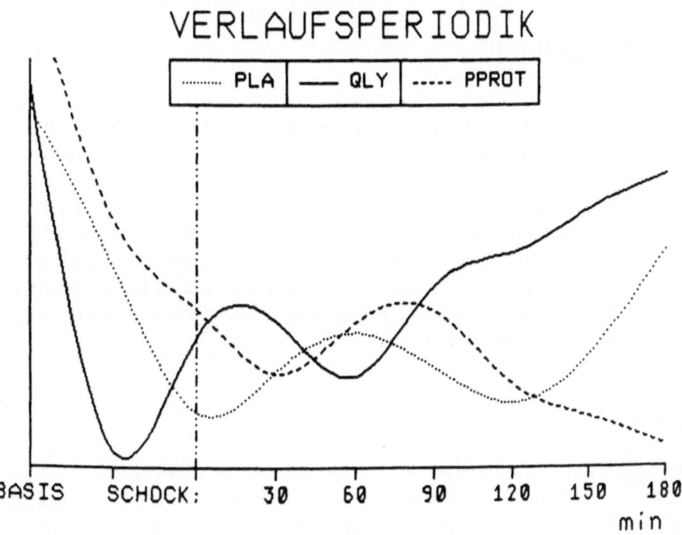

Abb. 2. Periodischer Verlauf von linksatrialem Druck, Lymphfluß und Plasmaproteinkonzentration in der Schockphase

wonnenen Resultate. Der Abfall von LPROT über die gesamte Schock-
zeit schließt einen Eiweißausstrom aus. Einen Proteinverlust in
das Interstitium, wie von BUHR (1) beschrieben, konnten wir
nicht bestätigen. Der Grund für die abfallende Gesamteiweißkon-
zentration im Plasma bei fehlendem Proteinverlust ist die trans-
membranöse Flüssigkeitsverschiebung nach intravasal (Verdünnungseffekt). Dafür spricht die Lymphflußreduktion. Darüberhinaus ist
die EVLW-Abnahme ein weiterer Hinweis für die interstitielle Flüs-
sigkeitsverminderung. Das bestätigt Befunde von SHIRES (3), die
allerdings wegen meßmethodischer Probleme angreifbar sind.

Der Flüssigkeitseinstrom ohne Proteinaustritt in der Schockphase
kann nicht als Beweis für einen fehlenden Permeabilitätsschaden
angesehen werden, sondern beruht lediglich auf der Umkehr der
wirksamen Kräfte zur Flüssigkeitsfiltration.

Von zusätzlichem Interesse sind die beobachteten phasischen Ver-
läufe einzelner Parameter. Der QLY reagierte sehr sensibel mit
einem deutlichen Rückgang auf den Abfall des PLA. Nach relativer
Auffüllung des Gefäßsystems (transcapilläre Filtration nach intravasal) steigt der hydrostatische intravasale Druck. Der QLY
nimmt wieder zu (transcapilläre Filtration nach extravasal). Die
Lymphproteinkonzentration fällt ab (Verdünnung der Lymphproteine),
die relative intravasale Eiweißkonzentration steigt an. Der
kolloid-osmotische Druck im Gefäßsystem nimmt zu und wirkt einem
weiteren Flüssigkeitsausstrom entgegen. Der QLY fällt wieder ab.
Die Kurvenverläufe des PLA und der PPROT verhalten sich spiegel-
bildlich. Mit Zeitreihenanalysen war ein Verlauf im Sinne eines
Markow-Prozesses analysierbar (zeitunabhängiger Regelprozeß).
Die phasischen Veränderungen deuten wir im Sinne eines Regel-
kreises als Selbstregulationsversuch zur Erhaltung des intravasalen Volumens.

Zusammenfassung

25 Schafe wurden einem traumatisch-hämorrhagischen Schock unterzogen. Plasma- und Lymphproteinkonzentration, Lymphfluß und der
linksatriale Druck wurden im Verlauf gemessen. Ein Eiweißausstrom in das Interstitium konnte in der Schockphase nicht nachgewiesen werden. Durch transcapilläre Filtrationsumkehr kommt
es zum Einstrom interstitieller Flüssigkeit. Dies verursacht den
Abfall der intravasalen Proteinkonzentration (Verdünnungseffekt).
Sämtliche gemessenen Parameter zeigten einen wellenförmigen Verlauf im Sinne eines Regelmechanismus zur Erhaltung des zirkulierenden Volumens.

Summary

Twenty-five sheep underwent standardized traumatic-hemorrhagic
shock. Periodic measurements of plasma and lymph protein concentrations, lymph flow, and left atrial pressure were obtained.
There was no protein leakage in the interstitial space during
the shock. The decrease in intravascular protein concentration
was caused by reversed transcapillary movement from the interstitium (dilution). All parameters showed wave-like behavior and
demonstrated a self-regulatory mechanism to restore the intravascular volume.

Literatur

1 BUHR HJ et al (1980) Verlauf des pulmonalen Wasser- und Eiweißaustritts im protrahierten, traumatisch-hämorrhagischen Schock. Langenbecks Arch Chir (Suppl Chir Forum), 101-105
2 DEMLING RH et al (1982) Effect of diaphragmatic lymphatic contamination on caudal mediastinal node lymph flow in unanesthetized sheep. Lymphology 15 (4): 163
3 SHIRES T (1965) The role of sodium-containing solutions in the treatment of oligemic shock. Surg Clin North Am 45: 365
4 STAUB NC et al (1975) Preparation of chronic lymph fistulas in sheep. J Surg Res 19: 318
5 STURM JA et al (1980) Das extravasculäre Lungenwasser im traumatischen Schock beim Hund. Langenbecks Arch Chir (Suppl Chir Forum), 95-99

Dr. C.-J. Kant, Unfallchirurgische Klinik, Medizinische Hochschule Hannover, Konstanty-Gutschow-Str. 8, D-3000 Hannover 61

6. Ein neues biochemisches Prinzip zur Erhöhung des Sauerstoffpartialdruckes im Blut

A New Biochemical Principle for the Augmentation of Oxygen Tension of Blood

F. W. Kühne[2], D. Schröder[1], A. Thiede[1], H. Kühne[2] und J. Seifert[1]

[1] Abteilung für Allgemeine Chirurgie und Experimentelle Chirurgie, Chirurgische Universitätsklinik Kiel (Direktor: Prof. Dr. H. Hamelmann)
[2] Oxo-Chemie, Paulinenstraße 56, Neckarsulm

Einleitung und Zielsetzung

Die für die Gewebsatmung zur Verfügung stehende Sauerstoffmenge wird von der Größe des Sauerstofftransportes im Blut und vom Ausmaß der O_2-Differenz zwischen den Capillaren und dem Gewebe bestimmt.

Die Verminderung des Sauerstoffpartialdruckes wird im Gewebe durch gefäßbedingte und auch lokale traumatische Veränderungen hervorgerufen. Da nur kurz dauernder Sauerstoffmangel ohne morphologische Veränderungen vereinbar ist und besonders die Infektanfälligkeit durch die Gewebshypoxie erhöht wird, stellt sich die Frage, wie die O_2-Mangelversorgung unter diesen Bedingungen verbessert werden kann.

Unter den möglichen Ursachen einer O_2-Mangelversorgung des Gewebes stehen drei im Vordergrund. Die Herabsetzung des arteriellen PO_2, die Minderdurchblutung und die Herabsetzung der O_2-Kapazität.

Bei der Minderdurchblutung in traumatisiertem, entzündlichem Gewebe kommt es zu einer Einschränkung der O_2-Nachlieferung und zu einer Verminderung des oxidativen Stoffwechsels. Eine Ausnahme bildet kurzzeitig das Muskelgewebe, da der Farbstoff Myoglobin Sauerstoff ebenfalls reversibel binden kann und als O_2-Speicher dient. Bei Minderdurchblutung ist aber auch diese Reserve erschöpfbar.

Da die Mehrzahl der Gewebe neben dem physikalisch gelösten Sauerstoff keine weiteren O_2-Vorräte besitzen, wurde ein neuer therapeutischer Ansatz zur Verbesserung der Sauerstoffversorgung peripherer ischämischer Gewebe durch Verwendung von biokatalytisch aktivierbaren Sauerstoffträgern erprobt.

Chirurgisches Forum '84
f. experim. u. klinische Forschung
Hrsg.: L. Koslowski
© Springer, Berlin Heidelberg 1984

Material

Ein biokatalytisch aktivierbarer Sauerstoffträger unter dem
Namen "Oxoferin" ist seit kurzem für die lokale Anwendung von
schwer heilenden infizierten Wunden zugelassen. Es handelt sich
um eine wässrige Lösung, die einen aktivierbaren Sauerstoffkomplex in Form eines Tetrachlordecaoxidhydrates TCDO (Cl_4O_{10}) enthält.

Das TCDO wird bei äußerlicher Anwendung auf infizierte Ulcera
oder Wunden aufgebracht und durch körpereigene, gewebsständige
Enzyme (Myoglobin, Peroxidasen und Hämoglobin) wird Sauerstoff
aus dem Komplex freigesetzt. Es entstehen die physiologischen
Metabolite Sauerstoff und Chlorid.

Oxoferin führt bei der äußerlichen Anwendung durch die Erhöhung
des Sauerstoffpartialdruckes im Wundgebiet und die Stimulation
der Phagocytose der Granulocyten zur verbesserten Wundheilung.

Es handelt sich hierbei nicht um die Reaktion eines Peroxides
wie z.B. bei der Spaltung von H_2O_2, das toxisch wirkt, aber auch
kurzzeitig zu einer Erhöhung des pO_2 bei lokaler Anwendung
führt. Hingegen kann der molekulare Sauerstoff, wie er bei der
lokalen Anwendung von Oxoferin in der Wunde entsteht, zu einer
länger andauernden Erhöhung des Gewebs-pO_2 bei Menschen und
Kaninchen führen. Dieser Effekt ist dosisabhängig.

Wegen des sauerstoffbildenden Effektes dieser Substanz wurde die
Wirkung von TCDO in vitro im Blut untersucht, um zu klären, ob
eine intravenöse Anwendung zu einer Erhöhung des Sauerstoffpartialdruckes im Blut führt. Es sollte ebenfalls geprüft werden,
welche Veränderungen des Blutes durch TCDO, das als Sauerstoff-
bildner oxidativ wirkt, entstehen.

Methodik

Für die in vitro Untersuchungen lag eine weitere Zubereitung des
Präparates TCDO zur Verfügung, das im Gegensatz zum lokal anwend-
baren Oxoferin (1,2 mg/ml) die fünffache Konzentration (6 mg/ml)
TCDO in wässriger Lösung enthält. Der Stabilisator Glycerol ist
im Gegensatz zum Oxoferin nicht vorhanden. Diese Substanz ist
unter dem Prüfnamen WF 10 bezogen worden und noch nicht im
Handel.

Unterschiedliche Volumina von venösem körperwarmen frischem Patientenblut wurden mit verschiedenen Mengen WF 10 versetzt. Dabei
wurde zwischen 120 µg - 360 µg/ml TCDO variiert. Darüberhinaus
wurde die zeitabhängige Reaktion berücksichtigt, dadurch daß in
regelmäßigen Abständen der pO_2-Wert über 30 min lang überprüft
wurde. Die Partialdruckveränderungen des Sauerstoffs wurden mit
dem Blutgasanalysengerät (Fa. Corning, Nr. 178) nach 2, 5, 10,
20 und 30 min gemessen.

Ergebnisse

Bei den in vitro Anwendungen konnte eine Dosis-Wirkungsbeziehung
und die Abhängigkeit vom Blutvolumen aufgestellt werden. Als geringste Dosis in vitro zeigte sich bei einem Mischungsverhältnis
von 0,1 ml Substanz WF 10 auf 5 ml Blut, entsprechend 120 µg
TCDO/ml Blut schon eine Erhöhung des Sauerstoffpartialdruckes um
56% nach 20 min. Bei einem Verhältnis von 0,6 ml WF 10 auf 10 ml
Blut, entsprechend 360 µg/ml TCDO, konnte dagegen in den ersten
zwei Minuten ein pO_2-Anstieg um das 23-fache gemessen werden
(Tabelle 1).

Tabelle 1. Dosisabhängige Zunahme des Sauerstoffpartialdruckes
in vitro durch WF 10 (6 mg TCDO/ml)

pO_2/Nullwert	WF 10/ml Blut	µg/ml TCDO	pO_2 nach 2	5	10	20	30	min
33,1	0,1/5ml	120	34,1	56,1	56,7	56,9	52,9	
38,5	0,1/20ml	120	45,6	46,0	46,8	46,9	45,6	
39,0	0,4/10ml	240	450	656	608	489	535	
35,1	0,8/20ml	240	393	390	395	320	270	
39,0	0,6/10ml	360	906	899	850	620	660	
35,1	1,2/20ml	360	855	797	784	750	610	

Bei einer Dosis von 240 µg/ml konnte ein reproduzierbarer Effekt
der Steigerung des Sauerstoffpartialdruckes in den ersten drei
Minuten auf 450 mm Hg erreicht werden, und es zeigte sich nach
30 min noch ein Wert von 500 mm Hg.
In den in vitro Untersuchungen konnte bei insgesamt 10 unterschiedlichen Zubereitungen von Patientenblut eine Erhöhung des
Sauerstoffpartialdruckes gemessen werden, die mit 600 µg/ml
einen O_2-Anstieg über 1000 mm Hg zeigten.
Dabei wurde bei einer Dosierung über 500 µg/ml Blut in vitro eine
Methämoglobinbildung bis zu 19% gemessen, die auf die rein oxi-
dative Wirkung des TCDO zurückzuführen ist.

Bei den in vitro Anwendungen mit Oxoferin, das eine fünffache
geringere Konzentration aufzeigt als das WF 10, konnte bei einem
Mischungsverhältnis von 1 µl/ml Blut bereits ebenfalls ein Meß-
anstieg des pO_2 bis zu 30% gemessen werden. Dieser Anstieg ist
zeitabhängig und erreichte erst nach 30 bis 60 min sein Maximum.

Schlußfolgerung

Bei der Anwendung im Blut mit WF 10 konnte bei den in vitro Untersuchungen eine Volumen- und Dosisbeziehung und Zeitabhängig-
keit in der Erhöhung des Sauerstoffpartialdruckes belegt werden,
die bei einer Dosierung über 500 µg/ml TCDO in vitro eine Methämoglobinbildung bis 19% ergibt, die auf die rein oxidative
Wirkung des Substratkomplexes zurückzuführen ist.

Mit Oxoferin und WF 10 steht ein aktivierbarer Sauerstoffkomplex
in Form des Tetrachlordecaoxidhydrates zur Verfügung, wobei durch
biokatalytische Aktivierung der Sauerstoff freigesetzt wird.
Dies führt beim Oxoferin in der lokalen Anwendung zu einer Erhöhung des Sauerstoffpartialdruckes im Gewebe.

Damit ergibt sich eine zusätzliche Behandlung, den Sauerstoffpartialdruck in zerstörtem und minderdurchblutetem Gewebe zu erhöhen, wodurch besonders Gasbrandinfektionen therapeutisch beeinflußt werden könnten.

Summary

It is found that augmentation of oxygen tension in blood in
vitro is possible with tetrachlordecaoxide hydrate (TCDO). The
oxygen tension was monitored by adding different doses of TCDO
to blood in vitro. It could be demonstrated that there is a
dose-related increase of pO_2 by monitoring venous oxygen tension.
This principle might offer a new possibility for therapy of
hypoxic malperfused tissue, especially in clostridial infection.

Zusammenfassung

Es konnte festgestellt werden, daß durch Tetrachlordecaoxidhydrat
(TCDO) der Sauerstoffpartialdruck im Blut in vitro erhöht wird.
Die Partialdruckveränderung wurde in vitro bei unterschiedlichen
Mengen von TCDO zu unterschiedlichen Blutvolumina gemessen.
Dabei konnte eine Dosis-Wirkungsbeziehung und Volumenabhängig-
keit der Partialdruckerhöhung gemessen werden.
Dieses Prinzip des biokatalytisch aktivierbaren Sauerstoffträgers
könnte in der Behandlung von schlecht durchblutetem, hypoxischen
Gewebe und insbesondere bei der Gasbrandinfektion eine Rolle
spielen.

Literatur

1 HUNT, THOMAS K (1980) Disorders of Wound Healing. World J Surg
  4: 271-277
2 HUNT, THOMAS K, LINSEY M, GRISTLIS G (1975) The effect of
  differing ambient oxygen tensions on wound infections. Ann
  Surg 181:35
3 WAN JEE LAN, SHU HONG WONG (1981) Randomised, prospective trial
  of hydrogen peroxide in appendectomy wound infection. Am J
  Surg 142: 393-397

Dr. F.W. Kühne, Abteilung für Allgemeine Chirurgie und Experimentelle Chirurgie, Chirurgische Univ.-Klinik, Hospitalstr. 40,
D-2300 Kiel 1

7. Effektivitätsmessungen antialkalotischer Substanzen: Ammoniumchlorid – Arginin-HCl

Efficacy of Anti-alkalotic Drugs: Ammonium Chloride and Arginine-HCl

K. F. Rothe und R. Schorer

Zentralinstitut für Anaesthesiologie der Universität Tübingen
(Direktor: Prof. Dr. R. Schorer)

Einleitung und Zielsetzung

Nach großen allgemein- und thoraxchirurgischen Eingriffen kann
es bereits in der frühen postoperativen Phase zu lebensbedrohlichen Entgleisungen des Säuren-Basen Haushaltes kommen, die ein
schnelles und routiniertes Eingreifen erfordern. Neben den Aci-
dosen sollten hierbei die metabolischen Alkalosen besonders ge-
fürchtet werden. Für dieses Krankheitsbild konnte bereits nachgewiesen werden, daß die Mortalität chirurgischer Intensivpa-
tienten mit Anstieg des arteriellen Plasma pH Wertes auf über
7,55 progressiv zunimmt und bei Werten von über 7,65 sogar auf
80% ansteigt ($\underline{1}$).

Erstaunlich ist, daß sich die klinischen Methoden für Diagnostik
und Therapie von Störungen des Säuren-Basen Haushaltes in den
letzten Jahren nicht mehr wesentlich verändert haben, obwohl
neuere experimentelle Untersuchungen zeigen konnten, daß die
sogenannte Blutgasanalyse, mit deren Hilfe in der Klinik Diagnostik und Therapiekontrolle dieser Störungen erfolgen, nicht die
Gesamt-Säuren-Basen Verhältnisse schwer erkrankter Patienten an-
zeigen kann ($\underline{1}$, $\underline{2}$). Mit deren Meßdaten können lediglich sichere
Aussagen über die Verhältnisse im Extracellulärraum unserer Pa-
tienten gemacht werden, während der wesentlich wichtigere Intracellulärraum, der das eigentliche Erfolgsorgan unserer therapeutischen Bemühungen darstellt und der immerhin etwa 80% des Ge-
samtkörpergewichtes ausmacht, mit den uns heute in der Klinik
zur Kontrolle des Säuren-Basen Haushaltes zur Verfügung stehenden Meßmethoden nicht erreicht wird.

Grundsätzliche Überlegungen und entsprechende experimentelle
Untersuchungen haben gezeigt, daß die intracelluläre Wasser-
stoffionenkonzentration nicht der des extracellulären Kompartimentes entspricht und daß bei der klinischen Therapie schwerer
Störungen in Zukunft dem intracellulären Kompartiment mehr Bedeutung geschenkt werden muß. Wir haben das in der vorliegenden
Untersuchung versucht. An der Ratte in vivo wurde der Einfluß
von Ammoniumchlorid und Arginin-HCl, zweier Therapeutika, die

Chirurgisches Forum '84
f. experim. u. klinische Forschung
Hrsg.: L. Koslowski
© Springer, Berlin Heidelberg 1984

in der Klinik zur Behandlung metabolischer Alkalosen eingesetzt werden, auf den intra- und extracellulären Säuren-Basen Haushalt bestimmt.

Methodik

Männliche Sprague-Dawley Ratten wurden mit Halothan narkotisiert, intubiert und mit einer Starling Pumpe beatmet. Es wurden je ein arterieller und venöser Dauerkatheter implantiert und die Tiere nach Erwachen aus der Narkose frei beweglich in Drahtkäfigen gehalten. Sie erhielten 3 mmol pro kg Körpergewicht Ammoniumchlorid oder Arginin-HCl über 20 min infundiert. Über einen Versuchszeitraum von 6 h wurden in vorherbestimmten Abständen der arterielle Plasma pH Wert (pHe), PCO_2 und mit der DMO-Methode, einer Indikatorverteilungsmethode, der "mean whole body pHi", ein mittlerer pH Wert des gesamten intracellulären Kompartimentes bestimmt. Als Maß für die Effektivität des Puffereffektes wurden die extra- und intracellulären Bicarbonatkonzentrationen mit Hilfe der aktuellen Meßwerte aus der Henderson-Hasselbalch Gleichung berechnet.

Jedes Tier diente als eigene Kontrolle. Zu Beginn des Versuchs wurden pHe, PCO_2 und pHi für jede Ratte einzeln bestimmt und mit den Meßwerten nach Infusion verglichen.

Ergebnisse

Für beide Substanzen zeigte der arterielle Plasma pH Wert bereits 3 min nach Infusionsende eine Veränderung in Richtung Acidose, die sich über den Versuchszeitraum langsam wieder zurückbildete. Der PCO_2 sank in den ersten 60 min um 6 mm Hg ab und blieb dann über den restlichen Untersuchungszeitraum konstant. Im Gegensatz zum pHe kam es für den pH Wert des intracellulären Kompartimentes zu einem kontinuierlichen pH Anstieg, der am Ende der Untersuchung immerhin 0,085 pH Einheiten über dem Ausgangswert lag. Während es im Extracellulärraum zu einer annähernd konstanten aber deutlichen Verminderung der Bicarbonatkonzentration kam, blieb das Bicarbonat im Intracellulärraum nahezu unbeeinflußt.

Diskussion und Schlußfolgerungen

Von einem Therapeutikum, das zur Behandlung metabolischer Alkalosen eingesetzt wird, muß gefordert werden, daß es den pH Wert und die Bicarbonatkonzentration im extra- und intracellulären Kompartiment vermindert. Der iatrogene Anstieg des pHi bei einem unter metabolisch alkalotischen Bedingungen ohnehin über der Norm liegenden pHi, ist bei der Behandlung einer metabolischen Alkalose kontraindiziert und kann als komplikationsträchtige Nebenwirkung angesehen werden. Da beide Substanzen die intracelluläre Bicarbonatkonzentration nicht vermindern und somit keinen intracellulären Puffereffekt aufweisen, entspricht ihre Wirkung nicht den zur Behandlung einer metabolischen Alkalose erforderlichen Anforderungen.

Ein Anstieg des intracellulären bei gleichzeitigem Abfall des extracellulären pH Wertes, so wie er hier auftritt, vermindert

die pH Differenz zwischen intra- und extracellulärem Kompartiment, die auch bei unkomplizierten Säuren-Basen Störungen in der
Regel je nach Meßbereich zwischen 0,4 bis 0,6 pH Einheiten beträgt. Da die Verteilung und Wirkung aller dissoziierenden Pharmaka weitgehend von den pH Werten in den verschiedenen Körper-
kompartimenten abhängig ist, wären unter atypischen pH Verhält-
nissen zwischen EZR und IZR auch atypisch veränderte Verteilungsmuster dieser Pharmaka zu erwarten. Gerade in der Intensivmedizin,
wo so häufig mit mehreren Medikamenten gleichzeitig behandelt
wird, könnte es für den Kliniker wegen der durch Ammoniumchlorid
und Arginin-HCl hervorgerufenen atypischen Korrelation pHe und
pHi zu vollkommen unkalkulierbaren Wirkungen der applizierten
Pharmaka kommen.

Wir glauben, daß sich aus den hier experimentell erarbeiteten
Ergebnissen eine gewisse Problematik für die weitere Anwendung
beider Substanzen bei der klinischen Behandlung der metabolischen
Alkalose ergibt, die nicht übersehen werden darf und unbedingt
diskutiert werden sollte. Vielleicht wird sich in Zukunft als
brauchbare Alternative der Einsatz geeigneter Salzsäurelösungen
herauskristallisieren, so wie es bereits verschiedentlich empfohlen und auch praktiziert wurde (4, 5).

Zusammenfassung

Die Behandlung therapiebedürftiger metabolischer Alkalosen wird
heute vor allem mit der Infusion von Arginin-HCl oder Ammoniumchlorid behandelt. Um den Einfluß dieser Therapeutika auf den
Gesamt-Säuren-Basen Haushalt zu ermitteln, wurde in einer experimentellen Untersuchung am Modell der Ratte in vivo mit Hilfe
blutgasanalytischer Messungen der extracelluläre und mit der
DMO-Methode, einer Indikatorverteilungsmethode, der intracelluläre Säuren-Basen Status bestimmt. Es konnte gezeigt werden, daß
beide Substanzen lediglich die Bicarbonatkonzentration im
Extracellulärraum vermindern und im intracellulären Kompartiment
kein Effekt besteht. Dagegen kam es nach Infusion beider Therapeutika zu einem erheblichen Anstieg des intracellulären pH Wertes, der als komplikationsträchtige Nebenwirkung dieser Therapie
angesehen werden muß. Aus den Ergebnissen läßt sich der Schluß
ableiten, daß die Anwendung von Arginin-HCl und Ammoniumchlorid
bei der Behandlung metabolischer Alkalosen in Zukunft noch einmal
überdacht werden sollte.

Abstract

A well-known complication following surgical intervention is
metabolic alkalosis. In general this acid-base disturbance is
treated in our intensive care units by infusion of ammonium
chloride or arginine-HCl. In an experimental study in rats in
vivo we determined the influence of these substances on the
acid-base status of the extra- and intracellular body compart-
ments.

It was found that extracellular bicarbonate decreases but that
there is nearly no influence on intracellular buffering. The

"mean whole body pHi," an overall estimate of intracellular pH
complementary to in vivo-determined arterial plasma pH, was
determined with the DMO method and shown to increase significantly following application of the agents. From these results it
is concluded that arginine-HCl and ammonium chloride should no
longer be used for clinical therapy of metabolic alkalosis.

Literatur

1 WILSON RF, GIBSON D, PERCINEL AK, ALI MA, BAKER G, LE BLANC
  LPH, LUCAS C (1972) Severe alkalosis in critically ill surgical
  patients. Arch Surg 105: 197-203
2 SCHÖNLEBEN K, KESSLER M, BÜNTE H (1979) Lokale Sauerstoffversorgung des Gewebes bei pulmonalen und peripheren Verteilungs-
  störungen der Durchblutung. Anästh Intensivmed 20: 241-248
3 ROTHE KF (1982) Sind die Parameter der Blutgasanalyse noch von
  uneingeschränkter Bedeutung? Anästh Intensivmed 23: 152-155
4 FRICK PG, SENNING A (1963) Behandlung schwerer metabolischer
  Alkalosen mit 1/5-1/10 n Salzsäure. Dtsch Med Wschr 88: 1924-
  1929
5 ABOUNA GM, VEAZY PR, TERRY DB (1974) Intravenous infusion of
  hydrochloric acid for treatment of severe metabolic alkalosis.
  Surgery 75: 194-202

Priv.-Doz. Dr. med. habil. K.F. Rothe, Zentralinstitut für
Anaesthesiologie der Universität Tübingen, Calwer Str. 7,
D-7400 Tübingen

8. Intragastrales pH-Profil bei polytraumatisierten Patienten unter Gabe von H₂-Antagonisten Cimetidin und Ranitidin

Intragastric pH Profile in Polytraumatized Patients After Administration of H₂-Receptor Antagonists, Cimetidine and Ranitidine

T. Degenhardt, R. Nustede und H. D. Becker

Klinik und Poliklinik für Allgemeinchirurgie der Universität
Göttingen (Direktor: Prof. Dr. H.-J. Peiper)

Bei der Streßulcusprophylaxe stellt die Blockierung der Säuresekretion des Magens ein wichtiges therapeutisches Prinzip dar,
das im klinischen Alltag eine große Verbreitung gefunden hat (1).
Durch die Einführung von H_2-Antagonisten (Cimetidin, Ranitidin)
stehen sehr potente Säure-blockierende Substanzen zur Verfügung,
die wegen ihrer geringen Nebenwirkungsrate häufig verwandt werden. Die Angaben über die Wirksamkeit von H_2-Antagonisten im
Rahmen der Intensivpflege sind jedoch nicht einheitlich: So
konnte für Cimetidin eine statistisch gesicherte Wirksamkeit
im Rahmen der Streßulcusprophylaxe nur bei polytraumatisierten
Patienten und Patienten mit Schädelhirntraumen nachgewiesen werden. Für Ranitidin liegen diese Daten bisher noch nicht vor.

Material und Methodik

Bei insgesamt 20 polytraumatisierten Patienten wurde im Rahmen
der Streßulcusprophylaxe als kontinuierliche Infusion mittels
Perfusor Cimetidin in einer Dosierung von 2 g/24 h oder Ranitidin
(4 x 50 mg/24 h) verabreicht. Als Aufnahmekriterium in unsere
Studie galten Patienten mit Polytrauma (Schädelhirntrauma 2. bis
3. Grades, mindestens Fraktur von 2 langen Röhrenknochen, mindestens einstündige manifeste Hypovolämie). Bei allen Patienten
wurde eine doppelläufige Magensonde gelegt und der intragastrale
pH-Wert stündlich über mindestens 72 h, in Einzelfällen jedoch
bis zu 7 Tagen registriert. In 6-stündigen Abständen wurden die
Plasma-Cimetidin- bzw. Ranitidinspiegel gemessen. Als Prophylaxe-
versager wurden definitionsgemäß Patienten bezeichnet, bei denen
der intragastrale pH-Wert über einen Zeitraum von 3 konsekutiven
Stunden unter pH 3,5 gemessen wurde.

Ergebnisse

Die Verteilung der Patienten in beiden Behandlungsgruppen war hinsichtlich Alter, Geschlecht, Körpergröße und Gewicht ausgewogen.

Chirurgisches Forum '84
f. experim. u. klinische Forschung
Hrsg.: L. Koslowski
© Springer, Berlin Heidelberg 1984

Auch der Schweregrad der Verletzungen, die Kombination der Verletzungen und die Häufigkeit von septischen Komplikationen unterschied sich in beiden Gruppen nicht.

Ein Therapieversager konnte sowohl nach Cimetidin- als auch Ranitidingabe während der ersten 24 h nicht ermittelt werden. In einer Kontrolluntersuchung konnten wir jedoch zeigen, daß zumindest während der ersten 12 h, meist jedoch während der ersten 18 h nach stattgehabtem Polytrauma nur von sehr wenigen Patienten Säure sezerniert wird. Am 2. bzw.3. Untersuchungstag fanden sich jedoch in beiden Untersuchungsgruppen Therapieversager (Tabelle 1). In der Cimetidingruppe wiesen 3 Patienten am zweiten und 5 Patienten am dritten Untersuchungstag intragastrale pH-Werte unter 3,5 über einen Zeitraum von mindestens 3 konsekutiven Stunden auf. Bei der Gabe von Ranitidin fanden sich 4 Therapieversager bereits am zweiten Tag und 5 Therapieversager am dritten Untersuchungstag. Diese Ergebnisse zeigen, daß eine unterschiedliche Wirksamkeit beider Substanzen aus den hier vorliegenden Zahlen nicht zu errechnen ist.

Tabelle 1. Wirksamkeit der Säureblockade durch H_2-Antagonisten Cimetidin und Ranitidin bei polytraumatisierten Patienten

Patient	Cimetidin			Ranitidin		
	2000 mg/24 h i.v. Untersuchungstag			viermal 50 mg/d Untersuchungstag		
	1	2	3	1	2	3
1	+	+	−	+	+	+
2	+	−	−	+	−	−
3	+	+	+	+	−	−
4	+	+	+	+	+	+
5	+	+	−	+	+	+
6	+	+	+	+	+	−
7	+	+	+	+	+	+
8	+	−	−	+	−	−
9	+	−	−	+	+	+
10	+	+	+	+	−	−
n	0	3	5	0	4	5

Die ermittelten Cimetidin- und Ranitidinspiegel zeigten eine große Variationsbreite. Es ließ sich keine Korrelation zwischen intragastralem Magen-pH und Plasma-Cimetidin bzw. Ranitidin ermitteln. Jedoch lagen sowohl Patienten mit Therapieerfolg als auch Patienten mit Therapieversagen im angenommenen therapeutischen Bereich der Plasma-H_2-Antagonistenspiegel.

Diskussion

Von verschiedenen Gruppen sind teilweise sehr optimistische Angaben über die Wirkung von H_2-Antagonisten auf die intragastralen pH-Werte des Magens mitgeteilt worden (2, 3, 4). So konnten

DAMMANN und Mitarb. (2, 3) zeigen, daß in den von ihnen untersuchten Patienten während der 24-stündigen Testdauer durch Ranitidin bei allen Patienten nahezu neutrale Magen-pH-Werte erzielt
werden konnten. Unsere Daten deuten nun darauf hin, daß zumindest
in dem hier vorgestellten Krankengut Messungen während der ersten
24 h von geringem klinischen Interesse sind, da zu diesem Zeitpunkt die Säuresekretion der polytraumatisierten Patienten, wohl
im Gefolge der stattgehabten Hypovolämie, von untergeordneter
Bedeutung sein dürfte. Zumindest bei polytraumatisierten Patienten findet sich eine Säuresekretion erst nach Stabilisierung des
Kreislaufes, d.h. meist am 2. Tag nach stattgehabtem Trauma.

Beide untersuchten H_2-Antagonisten scheinen in der hier verwandten
Dosis ähnlich effektiv bezüglich der Säureblockade des Magens bei
polytraumatisierten Patienten zu sein. Andererseits muß betont
werden, daß am dritten Untersuchungstag sowohl nach Ranitidin als
auch nach Cimetidin die Hälfte aller untersuchten Probanden keine
ausreichende Pufferung der Säuresekretion durch den verabreichten
H_2-Antagonisten erfuhr. Dieser Befund hat für den klinischen Alltag die Konsequenz, daß eine intragastrale Messung des Magen-pH-
Wertes absolut notwendig ist, um bei fehlender Wirkung der verabreichten H_2-Antagonisten eventuell durch eine Abpufferung mit
Antacida die gewünschte Neutralisation des Magenlumens zu erzielen.

Die Mechanismen, die für die mangelhafte Wirksamkeit von H_2-Anta-
gonisten bei der Säureblockade im Rahmen der Intensivpflege von
chirurgischen Patienten zu ermitteln ist, sind weitgehend unbe-
kannt. In weiterführenden Untersuchungen haben wir zeigen können,
daß bei den sogenannten H_2-Antagonistenversagern durch die gleichzeitige Gabe von Muscarin-Antagonisten (z.B. Pirenzipin) keine
zusätzliche Blockade des Magen-pH-Wertes zu erzielen war. Bei
allen diesen Patienten waren wir gezwungen, intragastrale Säure
durch Verabreichung von Antacida zu blockieren. Zum jetzigen
Zeitpunkt muß also davon ausgegangen werden, daß die hierfür
verantwortlichen Stimuli bisher nicht charakterisiert werden
konnten.

Zusammenfassung

Die Blockade der intragastralen Säuresekretion durch H_2-Antago-
nisten hat weite Verbreitung in der Streßulcusprophylaxe gefunden. Bei 20 polytraumatisierten Patienten wurde der Einfluß von
Cimetidin und Ranitidin auf das intragastrale pH-Profil untersucht. 5 von 10 Patienten waren sowohl nach Cimetidin als auch
nach Ranitidin am 3. Untersuchungstag als Therapieversager zu
bezeichnen. Die Mechanismen für die unzureichende Hemmung der
Säuresekretion durch H_2-Antagonisten sind bisher nicht bekannt.

Summary

Blocking of gastric acid secretion by H_2-receptor antagonists has
been widely used in stress ulcer prophylaxis. In 20 polytraumatized patients the influence of cimetidine and ranitidine on intragastric pH profile was studied. Five of 10 patients had to be

judged as therapeutic failures after cimetidine as well as after ranitidine. The mechanisms responsible for the insufficient inhibition of acid secretion by H_2-receptor antagonists are not known.

Literatur

1 BECKER HD (Hrsg) (1983) Streßulcus. Thieme, Stuttgart
2 DAMMANN HG, MÜLLER P, FLASSHOFF D, SIMON B (1982) Prophylaxe der Streßulcusblutung durch H_2-Rezeptorblockade. Med Klin 77: 126
3 DAMMANN HG, FRIEDL W, MÜLLER P, SIMON B (1983) Gastrales Säure-profil über 24 Stunden. Dtsch Med Wschr 108: 600
4 FRIEDL W, BARTH HO, MÜLLER P, SIMON B, DAMMANN HG (1983) Rani-tidin, Cimetidin und Streßulcus-Prophylaxe. Dtsch Med Wschr 108: 396

Dr. T. Degenhardt, Zentrum Chirurgie I der Universität Göttingen, Robert-Koch-Straße 40, D-3400 Göttingen

9. Prospektiv randomisierte Untersuchung zur Effektivität der enteralen beziehungsweise parenteralen postoperativen Ernährung

Prospective Randomized Study of Efficacy of Enteral and Parenteral Postoperative Nutrition

E. Bauer, R. Gräber, R. Brotke und J. Seifert

Abteilung Allgemeine Chirurgie der Christian-Albrechts-Universität in Kiel

Seit Anfang des Jahres 1983 wird an der Chirurgischen Universitäts-Klinik in Kiel eine Ernährungsstudie durchgeführt. Es sollte die Frage beantwortet werden, ob die enterale Ernährung der parenteralen Ernährung in der postoperativen Phase gleichwertig ist beziehungsweise welche Vor- und Nachteile die beiden Ernährungsformen aufweisen. Die Studie wurde prospektiv randomisiert an 60 Patienten nach elektiven Dickdarmoperationen bei Carcinomerkrankungen durchgeführt. Da man annimmt, daß nicht nur die Art der Erkrankung, sondern auch die chirurgische Therapie einen Einfluß auf die postoperative Ernährung hat, wurden Patienten mit gleicher Grunderkrankung und gleicher chirurgischer Therapie gewählt. Es wurden Patienten mit Dickdarmeingriffen untersucht, um möglichst vergleichbare ungestörte Verhältnisse im oberen Resorptionstrakt zu gewährleisten. Ausgeschlossen wurden Patienten mit einer cardiorespiratorischen Insuffizienz, mit einer dekompensierten Nierenfunktion, mit einem insulinpflichtigen Diabetes und Patienten, bei denen intraoperativ ein bereits ausgedehntes Tumorstadium festgestellt wurde.

Nach erfolgter Randomisierung am 3. postoperativen Tag wurden die Patienten entsprechend einem der beiden Ernährungsregime zugeteilt. Bis zum 10. postoperativen Tag wurden die Patienten mit 30 kcal pro kg Körpergewicht ernährt. Die Patienten der enteralen Gruppe erhielten über eine dünnlumige nasogastrale Sonde eine hochmolekulare Formuladiät mit 340 mosmol pro Liter, die aus unverschlüsseltem Eiweiß, Fett und Kohlenhydraten besteht. Bei dem parenteralen Ernährungsregime wurde über einen Vena-jugularis-interna-Katheter eine Nährstofflösung in annähernd gleicher Zusammensetzung zugeführt. Als Zielparameter interessierte einmal die Verträglichkeit der Nährlösungen, wobei nicht nur die objektivierbaren Befunde berücksichtigt wurden, sondern auch die von Patienten subjektiv angegebenen Beschwerden. Als ernährungsphysiologische Kriterien wurden Albumin, Transferin, Präalbumin, Fibronectin, Gewicht und die Stickstoffbilanz verglichen. Bei den immunologischen Parametern waren es IgG, IgA und IgM sowie die cellulären Hautreaktionen auf Recallantigene (Multitest) auf der Haut. Es liegen nur Ergebnisse bei

Chirurgisches Forum '84
f. experim. u. klinische Forschung
Hrsg.: L. Koslowski
© Springer, Berlin Heidelberg 1984

44 von 60 Patienten vor. Es wurden 25 Patienten parenteral und
19 enteral ernährt. Die parenterale Gruppe besteht aus 15
Frauen und 10 Männern, die enterale Gruppe aus 13 Frauen und
6 Männern. Das durchschnittliche Alter beträgt in der parenteralen Gruppe 68 Jahre und in der enteralen Gruppe 67 Jahre. Bei
der Betrachtung der objektivierbaren Parameter der Verträglichkeit zeigten sich bisher keine deutlichen Unterschiede. In diesem Zusammenhang wird darauf hingewiesen, daß die bei enteraler
Ernährung häufig beschriebenen Diarrhoen nicht bestätigt werden
konnten.

Bei den subjektiven Kriterien war auffällig, daß bei 9 der 19
enteral ernährten Patienten eine Aversion gegen die Anwendungstechnik bestand. Diese Patienten entwickelten am 3. bis 4. Tag
der enteralen Ernährung eine Abneigung gegen die Ernährungssonde
und die dazugehörige Pumpe. Es störte dabei die Sonde an sich,
die Pumpe sowie das oftmalige Verstopfen der dünnlumigen Sonde.
Auch waren die Patienten durch die Infusionspumpe in der Mobili-
sation behindert. Auffällig war, daß bei 7 Patienten der parenteralen Gruppe, dagegen nur bei 1 Patienten der enteralen Gruppe
unklare Temperaturen von über 38° über mehrere Tage auftraten.
Die Ursache konnten wir nicht ermitteln. Möglicherweise sind sie
auf eine Infektion durch den liegenden Jugulariskatheter zurückzuführen. Die anderen Komplikationen verteilten sich annähernd
gleichmäßig auf beide Untersuchungsgruppen. Die ernährungsphy-
siologischen Parameter der bisher ausgewerteten 44 Patienten
zeigen folgendes: beim Präalbumin fallen die Werte perioperativ
stark ab, um dann bis zum 10. postoperativen Tag wieder langsam
anzusteigen. Auffällig ist, daß die Werte in der parenteralen
Gruppe unter die Ausgangswerte abfallen, während sie in der
enteralen Gruppe auf Werte über die Ausgangswerte ansteigen.
Beim Transferin und Albumin zeigt sich postoperativ ein vergleich-
bares Absinken der Werte mit nur langsamer Erholung bis zum
10. postoperativen Tag. Die Fibronectinwerte steigen in beiden
Gruppen bis zum 10. postoperativen Tag insgesamt an. Der Gewichtsverlust betrug in der parenteralen Gruppe 3,2 kg, in der enteralen Gruppe 2,7 kg innerhalb des Beobachtungszeitraumes. Bei
den Stickstoffbilanzen zeigt sich in beiden Gruppen ein negatives
Ergebnis. Die immunologischen Daten IgG und IgM sinken in beiden Gruppen bis zum 5. postoperativen Tag ab und steigen dann
teilweise mit überschießender Reaktion wieder auf Normalwerte
an. In der cellulären Hautreaktion auf Recallantigene ergibt
sich kein Unterschied.

Nach den Zwischenauswertungen von 44 der 60 geplanten Patienten
kann festgestellt werden, daß beide Ernährungsformen postoperativ
möglich sind. Anhand der gemessenen Zielparameter konnte zwischen
beiden Ernährungsformen kein deutlicher Unterschied gefunden
werden. Auffällig sind die häufig auftretenden unklaren Temperaturen in der parenteralen Gruppe und andererseits die gehäufte
Aversion gegen die Anwendungstechnik bei den enteral ernährten
Patienten.

Ein signifikanter Unterschied läßt sich jedoch schon vor Abschluß
der Studie nennen: die Kosten für die parenterale Ernährung betragen DM 70,00 und für die enterale Ernährung DM 10,00 pro Tag.

Zusammenfassung

Bei 44 Patienten nach elektiver Dickdarmcarcinomoperation wurden
unter parenteraler beziehungsweise enteraler Ernährung der klinische Verlauf über 10 Tage beobachtet sowie folgende Parameter
untersucht: Präalbumin, Transferin, Fibronectin, Albumin,
Stickstoffbilanz (Ernährungsphysiologische Parameter) sowie IgG,
IgM, IgA, die celluläre Hautreaktion auf Recallantigene (Immunologische Parameter). Besonderer Wert wurde auf die Auswertung
der folgenden klinischen Gesichtspunkte gelegt: Verträglichkeit,
Klagen der Patienten und postoperative Komplikationen.

Dabei konnte kein deutlicher Unterschied zwischen beiden Ernährungsformen festgestellt werden. Auffällig sind die mehrfach
auftretenden unklaren Temperaturen in der parenteralen Gruppe,
andererseits die gehäuften Aversionen gegen die Anwendungstechnik
im enteralen Kollektiv. Ein signifikanter Unterschied ergibt sich
bei den Kosten. Sie betragen für die parenterale Ernährung pro
Tag DM 70,00 und für die enterale Ernährung pro Tag DM 10,00.

Summary

In this study 44 patients underwent surgery for colon carcinoma.
The influence of postoperative parenteral and enteral nutrition
was investigated. The following parameters were registered: prealbumin, transferrin, fibronectin, albumin and N_2 balance (ali-
mentary parameters), IgG, IgM, IgA, cellular skin reaction on
recall antigens (immunologic parameters). Special stress was
laid on the evaluation of the patients' compatibility to both
methods, complaints from the patients, and postoperative complications.

There was no difference between the two forms of nutrition.
Some periods of elevated temperature were noticed in the parenteral nutrition group but no reason was found. In the enteral
nutrition group more patients complained about the alimentation
technique. The cost of enteral nutrition was DM 10.00 per day,
of parenteral nutrition DM 70.00 per day, and this was the only
significant difference.

Priv.-Doz. Dr. med. E. Bauer, Chirurgische Universitäts-Klinik,
Abteilung für Allgemeine Chirurgie, Hospitalstr. 40, D-2300 Kiel 1

10. Beeinflussung der Wundheilung durch Faktor XIII unter normalen und pathophysiologischen Bedingungen

Influence of Factor XIII on Wound Healing Under Normal and Pathophysiologic Conditions

P. Merkle und H. W. Striebel

Abteilung für Allgemeine Chirurgie, Unfallchirurgie und Poliklinik der Chirurgischen Universitätsklinik Heidelberg (Direktor: Prof. Dr. Ch. Herfarth)

Der Blutgerinnungsfaktor XIII induziert in der Endphase der Gerinnung die Stabilisierung von Fibrinmonomeren. Diese Fibrinstabilisierung fördert das Wachstum und Einsprossen von Fibroblasten und somit die Wundheilung. Bereits 1969 wurde darauf hingewiesen, daß es beim Menschen postoperativ zu einem Abfall des Faktor XIII-Spiegels im Plasma kommt; die Zahl der Wundheilungsstörungen nahm parallel zum Abfall der Faktor XIII-Konzentration zu (1, 2). Eine postoperative Substitution mit Faktor XIII-Präparaten ergab eine signifikante Verbesserung der Wundheilung (3). Das untersuchte Krankengut umfaßte Eingriffe bei verschiedenen benignen und malignen Erkrankungen. Unberücksichtigt blieb bei der Untersuchung die Beeinflussung der Heilung von Anastomosen im Magen-Darm-Trakt.

Die vorliegenden Untersuchungen dienten zur Klärung der Frage, ob im standardisierten Tiermodell die Heilung von Haut und Colon durch Gabe von Faktor XIII beeinflußt wird. Ferner sollte überprüft werden, ob evtl. nachweisbare Veränderungen der Wundheilung auch unter pathophysiologischen Bedingungen nachweisbar sind.

Material und Methoden

Ca. 200 g schwere Wistar-Ratten wurden zufällig den verschiedenen Versuchsgruppen zugeordnet. In Nembutalnarkose wurde die Haut paravertebral auf 5 cm Länge inzidiert; die Wundränder wurden danach mit Einzelknopfnähten (unresorbierbares Nahtmaterial 3/0) verschlossen. Nach Laparotomie wurde das Colon descendens auf 10 cm Länge antimesenterial eröffnet. Der Defekt wurde durch 4 Einzelknopfnähte (resorbierbares Nahtmaterial 6/0) adaptiert.

In Vorversuchen wurde das postoperative Verhalten der Faktor XIII-Konzentration bei Kontrolltieren bzw. nach Faktor XIII-Applikation durch Bestimmung der Transglutaminasewirkung (4)

Chirurgisches Forum '84
f. experim. u. klinische Forschung
Hrsg.: L. Koslowski
© Springer, Berlin Heidelberg 1984

des Faktor XIII erfaßt. Faktor XIII (Fibrogammin) wurde in einer Dosierung von 50 E/kg KG/Tag über 5 Tage i.v. verabreicht.*

Versuchsgruppe I: Wundsetzung bzw. Colotomie, danach über 5 Tage jeweils 50 E/kg KG Faktor XIII-Konzentrat i.v.; die Kontrolltiere erhielten Placebo.

Versuchsgruppe II: Über 3 Tage jeweils 25 mg/kg KG 5-FU. Am darauffolgenden Tag Wundsetzung bzw. Colotomie und Beginn der Faktor XIII- bzw. Placebogabe über 5 Tage.

Versuchsgruppe III: 90%ige Dünndarmresektion. 7 Tage später Wundsetzung bzw. Colotomie und Beginn der Faktor XIII- bzw. Placebogabe.

Versuchsgruppe IV: Wundsetzung bzw. Colotomie, zusätzlich Gabe von täglich 10 mg Hydrocortison bis zum 4. postoperativen Tag. Ebenfalls am Operationstag Beginn der Faktor XIII- bzw. Placebogabe.

Messung der Wundheilung am 5. postoperativen Tag

Die Bestimmung der Reißfestigkeit der Hautwunde (g/cm) wurde mit Hilfe einer Universalzugmaschine unter konstanter Distraktionskraft gemessen. Das colotomierte Dickdarmsegment wurde nach Entnahme einseitig verschlossen und das Lumen am anderen Ende mit einer Pumpe connektiert. Unter Wasser wurde kontinuierlich Luft (5 ml/min) insuffliert. Der Berstungsdruck (mm Hg) wurde beim Entweichen von Luftblasen ermittelt.

Die statistischen Auswertungen erfolgten mit Hilfe des t-Tests nach Student.

Ergebnisse

Bestimmung der postoperativen Faktor XIII-Plasmaaktivität mit und ohne Substitution: s. Abb. 1. Postoperativ fiel die Faktor XIII-Konzentration bis auf 30% des Ausgangswerts ab; ab dem 5. Tag kam es zu einem Wiederanstieg. Nach Substitution von Faktor XIII in der angegebenen Dosierung stieg die Plasma-Konzentration bis zum 5. postoperativen Tag auf 170% des Ausgangswerts an.

Versuchsgruppe I und II: Im Vergleich zur Kontrollgruppe fand sich in der Behandlungsgruppe eine signifikant verbesserte Wundheilung bei Haut und Colon (s. Tabelle 1).

Versuchsgruppe III: Nach Resektion von 90% des Dünndarms war die Reißfestigkeit der Haut nach Gabe von Faktor XIII unverändert; der Berstungsdruck des Colons war in der Behandlungsgruppe signifikant erhöht.

---

*Die Untersuchungen der Faktor XIII-Konzentration wurden von Herrn Prof. Dr. R. Egbring (Medizinische Univ.-Klinik Marburg/ Lahn) durchgeführt.

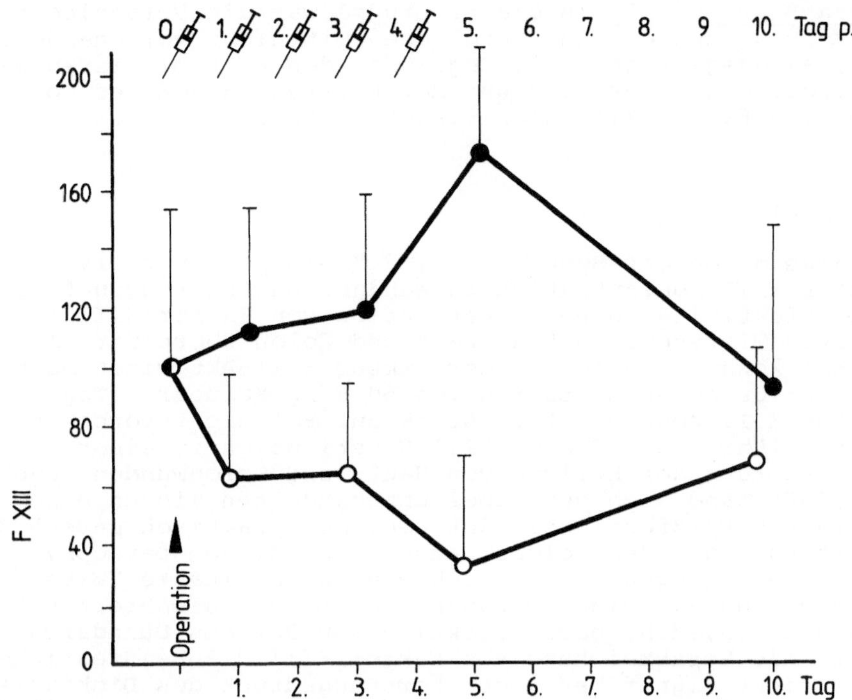

Abb. 1. Postoperativer Verlauf der Faktor XIII-Plasma-Konzentration nach Substitution von Faktor XIII (50 E/kg KG/Tag) bzw. nach Gabe von Placebo

Tabelle 1. Reißfestigkeit der Haut (g/cm) sowie Berstungsdruck des Colons (mm Hg) in den verschiedenen Versuchsgruppen

		Reißfestigkeit der Haut (g/cm)	Berstungsdruck des Colons (mm Hg)	Signifi-kanz
Versuchs-gruppe I	Faktor XIII	143 ± 37	124 ± 15	s./s.
	Kontrolltiere	119 ± 25	102 ± 23	
Versuchs-gruppe II	Faktor XIII	116 ± 28	109 ± 15	s./s.
	Kontrolltiere	92 ± 27	99 ± 16	
Versuchs-gruppe III	Faktor XIII	130 ± 41	113 ± 15	n.s./s.
	Kontrolltiere	111 ± 38	89 ± 19	
Versuchs-gruppe IV	Faktor XIII	70 ± 11	101 ± 15	s,/s.
	Kontrolltiere	52 ± 17	84 ± 21	

Versuchsgruppe IV: In dieser Gruppe war die Verschlechterung der Haut- und Wundheilung, verglichen mit nicht vorbehandelten Tieren, am ausgeprägtesten. Gegenüber den Kontrolltieren waren die Reißfestigkeit der Haut und der Berstungsdruck des Colons nach Gabe von Faktor XIII signifikant erhöht.

Diskussion

Ausgehend von der Beobachtung, daß ein postoperativer Abfall der Faktor XIII-Konzentration zu Wundheilungsstörungen führt, wurde die Effektivität einer Substitution von Faktor XIII im standardisierten Tierexperiment an Haut und Colon überprüft. In Vorversuchen konnte ein Abfall der Faktor XIII-Aktivität bestätigt werden; durch Substitution von 50 E/kg KG über 5 Tage stieg die Faktor XIII-Konzentration stark an. Bei nicht vorbehandelten Tieren führte die Faktor XIII-Substitution zu einer signifikanten Verbesserung der Heilung von Haut- und Colonwunden. Nach Gabe von 5-FU fand sich gegenüber unbehandelten Tieren eine eingeschränkte Reißfestigkeit der Haut bei praktisch unverändertem Berstungsdruck des Colons. Auch unter diesen pathophysiologischen Bedingungen zeigte sich eine signifikante Verbesserung der Wundheilung an beiden Organen. Unter verschlechterten Ernährungsbedingungen, d.h. nach Resektion von 90% des Dünndarms, verbesserte die Verabreichung von Faktor XIII die Reißfestigkeit der Haut nicht signifikant, der Berstungsdruck des Dickdarms war gegenüber Kontrolltieren erhöht. Hydrocortison beeinflußt die Funktion und Proliferation von Fibroblasten und damit die Wundheilung negativ. Dieser Effekt war insbesondere im Bereich der Haut deutlich ausgeprägt. Die Verabreichung von Faktor XIII führte an Haut und Dickdarm zu einer signifikant verbesserten Wundheilung.

Zusammenfassung

Im standardisierten Tiermodell wurde die Wirkung des Faktor XIII auf die Heilung von Haut und Colon bei Normaltieren und unter pathophysiologischen Bedingungen (Gabe von 5-FU, nach 90%iger Dünndarmresektion, unter hohen Hydrocortisondosen) untersucht. Es konnte ein positiver Effekt auf die Wundheilung nachgewiesen werden. Inwieweit diese Ergebnisse auf menschliche Verhältnisse übertragbar sind, kann nur durch prospektiv angelegte klinische Studien entschieden werden.

Summary

In a standardized animal model, the effect of factor XIII on healing of skin and colon was investigated in normal animals and under pathophysiologic conditions (5-FU administration; after a 90% small bowel resection; high-dose hydrocortisone therapy). A positive effect on wound healing could be proven. In how far these results can be transferred into the clinical situation can only be decided in prospective randomized clinical trials.

<u>Literatur</u>

1 BECKER W, GIERHAKE FW, SCHWICK HG (1969) Die immunologische
  Bestimmung des Faktor XIII. Thrombos Diathes Haemorrh (Stuttg)
  Suppl 15
2 GIERHAKE FW, VOLKMANN W, BECKER W, SCHWARZ H, SCHWICK HG (1970)
  Faktor-XIII-Konzentration und Wundheilung. Dtsch Med Wschr 28:
  1472
3 GIERHAKE FW, PAPASTAVROU N, ZIMMERMANN K, BOHN H, SCHWICK HG
  (1974) Prophylaxe postoperativer Wundheilungsstörungen durch
  Faktor XIII-Substitution. Dtsch Med Wschr 99: 1004
4 EGBRING R, SCHMIDT W, HAVEMANN K (1973) Die vereinfachte radio-
  logische Faktor-XIII-Bestimmung und ihre klinische Anwendung
  bei kongenitalem Faktor XIII-Mangel. Blut, Bd XXVII, S 6-19

Prof. Dr. P. Merkle, Klinikum der Universität, Chirurgisches
Zentrum, Im Neuenheimer Feld 110, D-6900 Heidelberg

11. Histamin in Plasma und Wundsekret während und nach verschiedenen Standardoperationen: Seine mögliche Rolle bei akuten Zwischenfällen und frühen Komplikationen

Histamine Concentration in Plasma and Wound Exudates Following Five Standard Operations: Its Possible Role in Adverse Reactions and Earlier Complications

W. Dietz, H. D. Röher, H. Lennartz und W. Lorenz

Zentrum für Operative Medizin I, Chirurgische Klinik (Leiter:
Prof. Dr. H.-D. Röher), Abteilung für theoretische Chirurgie
(Leiter: Prof. Dr. W. Lorenz) und Zentrum für interdisziplinäre
Medizin, Abteilung für Anästhesie und interdisziplinäre Intensiv-
medizin (Leiter: Prof. Dr. H. Lennartz), Universität Marburg

Histaminfreisetzung durch Medikamente in der Anästhesie ist als
ein häufiges und klinisch relevantes Problem erkannt. Epidemiolo-
gische Studien in mehreren Ländern ermittelten eine Incidenz le-
bensbedrohlicher Zwischenfälle von 0,1 - 0,5 % (1). Ungeklärt ist
dagegen die Rolle von Histamin, das durch das chirurgische Trauma
selbst, während und in den ersten Tagen nach der Operation im
Wundgebiet freigesetzt wird. Deshalb wurde eine kontrollierte
klinische Studie an 25 Patienten während und in den ersten drei
Tagen nach fünf Standardoperationen durchgeführt und Histamin im
Plasma und in den Drainageflüssigkeiten zu verschiedenen Zeiten
gemessen.

Patienten und Methoden

An 25 Patienten im Alter von 34 - 81 Jahren (14 männlich/11 weiblich) wurde in der Chirurgischen Klinik Marburg 1981 eine prospektive, kontrollierte, randomisierte Studie über Veränderungen der
Plasmahistaminspiegel während fünf verschiedener Standardoperationen und über die Histaminkonzentrationen im Wundsekret durchgeführt. Jeweils fünf Patienten mußten sich folgenden Operationen
unterziehen: Schilddrüsenresektion wegen euthyreoter Struma,
Lobektomie oder Pneumektomie wegen Bronchial-Ca., elektive Cholecystektomie wegen Cholecystolithiasis, anteriore Resektion wegen
Rectum-Carcinom und aorto-femoraler oder femoro-poplitealer Bypass wegen arterieller Verschlußkrankheit. Alle Maßnahmen wurden
von dem gleichen Team durchgeführt (1 Chirurg, 1 Anästhesist,
1 Beobachter).

Nach Einleitung der Anästhesie wurden zu bestimmten Zeiten und
bei den für die jeweilige Standardoperation typischen operativen
Phasen Blutproben für die Plasmahistaminbestimmung entnommen. In

Chirurgisches Forum '84
f. experim. u. klinische Forschung
Hrsg.: L. Koslowski
© Springer, Berlin Heidelberg 1984

der postoperativen Phase (1-3 Tage) wurden die Proben für die
Histaminbestimmung in Wundsekret aus den Inhalten von Redon-
Flaschen, Thoraxdrainagen und Zieldrainagen entnommen. Histamin
wurde in allen Proben unter den gleichen Bedingungen fluorometrisch bestimmt (2).

Ergebnisse

Im Verlauf der fünf Standardoperationen kam es nach der Narkose-
einleitung und während verschiedener Phasen des operativen Ein-
griffs bei acht von 25 Patienten zu Histaminfreisetzungen über
1 ng/ml (pathologischer Bereich). Während der Thyreoidektomie
wurden keine pathologischen Plasmahistaminspiegel gemessen, obwohl ein Histaminanstieg zum Zeitpunkt der Mobilisierung des
retrosternalen Anteils bei Struma per magna gemessen werden
konnte. Bei den anderen vier Operationen konnten jedoch Plasmahistaminspiegel im Bereich von 1,05 - 1,75 ng/ml gefunden werden.
Pathologische Histaminspiegel wurden beim Lösen von Pleuraver-
wachsungen gesehen, bei einer partiellen Pleurektomie und während
der Gefäß-OP nach Lösen der Gefäßklemme und anschließenden Re-
vascularisation.

Bei drei Patienten wurden nach Einleitung der Narkose ebenfalls
Plasmahistaminspiegel über 1 ng/ml beobachtet. Nach Bluttransfusionen wurden bei zwei Patienten Histaminspiegel von 1,3 und
1,4 ng/ml im Plasma aus dem re. Vorhof gemessen.

Histaminerhöhungen unterhalb des 1 ng-Bereiches konnten mit
einer Clearance-Methode (3) bei zwei Fällen von Schilddrüsenresektion, Lungenoperation, Cholecystektomie und einem Fall bei der
anterioren Resektion gemessen werden.

Im Wundsekret wurde Histamin in unterschiedlicher Konzentration
ausgeschieden (Abb. 1). Die niedrigsten Werte (Median ng/ml)
wurden bei Lungeneingriffen (10,1) und bei Gefäßoperationen
(10,5) gefunden. Bei Strumaoperationen (31) und bei der anterioren Resektion (37,3) lagen die Histaminspiegel deutlich höher.
Die höchsten Werte wurden im Wundsekret nach Cholecystektomie
(49,5) beobachtet.

Diskussion

Bei 32% der Patienten konnten während der Anästhesie und Operation Plasmahistaminspiegel gemessen werden, die in anderen
Studien mit exogenem Histamin und den histaminfreisetzenden
Plasmaexpander Haemacel systemische anaphylaktoide Reaktionen
ausgelöst haben. Bei dieser hohen Incidenz sind wir letztlich
nicht sicher, daß wirklich alle Situationen erfaßt wurden, die
operationsbedingt mit einer Histaminfreisetzung verbunden sind.

Daß chirurgische Manipulationen zu Histaminerhöhungen bis zu
pathologischen Histaminspiegeln führen können, ist auch bei
Eingriffen an Tieren bekannt. So konnten nach Verschluß der A.
mesenterica superior beim Tier in der Revascularisationsphase
hohe Histaminspiegel im peripheren Blut gemessen werden (4).

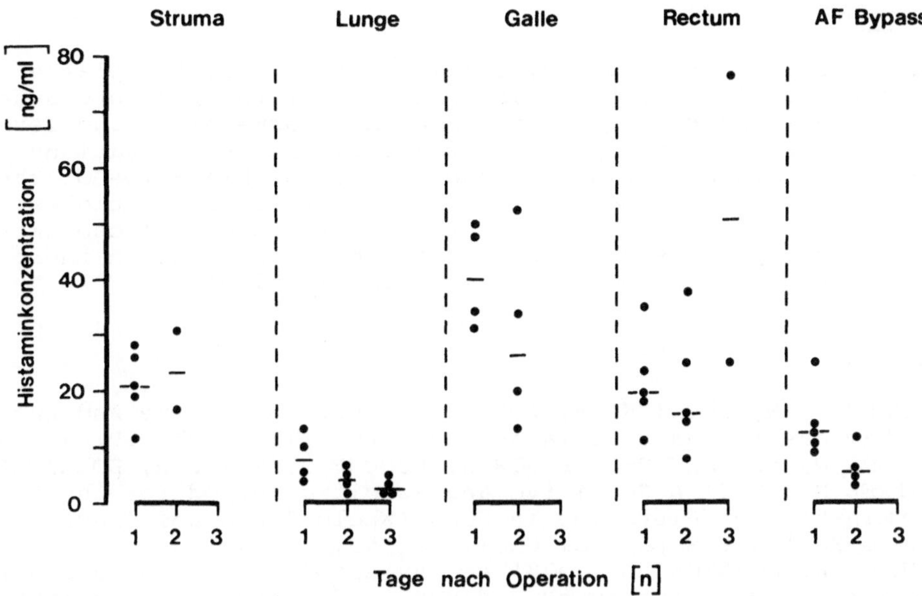

Abb. 1. Histaminkonzentrationen in Wundsekreten nach fünf Standardoperationen. Einzelwerte und Median, weitere Einzelheiten s. Kap. Patienten und Methoden und RÖHER et al. (1982), Klin Wochenschr 60: 926-935

Alle erhöhten und pathologischen Histaminspiegel in unserer Studie führten glücklicherweise zu keiner lebensbedrohlichen Reaktion. Möglicherweise kommt diesen Histaminfreisetzungsreaktionen aber eine Bedeutung bei der Entstehung postoperativer Komplikationen zu, da bekannt ist, daß Histamin auch in kleinen Dosen an der Entstehung von Arrhythmien, coronarer Spasmen, Thrombosen und Lungenkomplikationen wie ARDS beteiligt ist (5).

Die Histamingehalte im Wundsekret zeigten unterschiedlich hohe Werte. Die Blutbeimengungen sind dabei nicht allein verantwortlich, da die mitbestimmten Hämoglobingehalte keine Korrelation zur Höhe der Histaminspiegel zeigten. Die höchsten Werte wurden aus dem intraabdominellen Sekret gewonnen, während bei den übrigen Wundsekreten die Histaminkonzentrationen deutlich niedriger lagen. Möglicherweise kommt den hohen Histaminspiegeln aus den intraperitonealen Wunden als Entzündungsfaktoren eine Bedeutung bei der Entstehung von Nahtinsuffizienzen zu.

Zusammenfassung

In einer kontrollierten, randomisierten Studie wurden nach Standardoperationen bei 32% der Patienten Plasmahistaminspiegel in Bereichen beobachtet, die in Studien mit exogenem Histamin und nach Gabe von Haemacel zu systemischen anaphylaktoiden Reaktionen führten. Im Wundsekret wurden die höchsten Histaminspiegel nach Cholecystektomie gefunden. Diesen Histaminfreisetzungsreaktionen kommt möglicherweise bei der Entstehung peri- und postoperativer Komplikationen eine klinische Bedeutung zu.

<u>Summary</u>

In a controlled, randomized, clinical study elevated plasma
histamine levels were found in up to 32% of the patients under-
going five standard operations. Similar plasma histamine levels
produced systemic anaphylactoid reactions in investigations
after the administration of either exogenous histamine or the
plasma substitute Haemacel. In wound secretions the highest
histamine levels were found after cholecystectomy. These histamine release processes could play an important role in the production of peri- and postoperative complications.

<u>Literatur</u>

1 AHNEFELD FW, DOENICKE A, LORENZ W (1982) Histamine and Anti-
  histamines in Anaesthesia and Surgery. Klin Wschr 60: 1003-1020
2 LORENZ W, REIMANN H-J, BARTH H, KUSCHE J, MEYER R, DOENICKE A,
  HUTZEL M (1972) A Sensitive and Specific Method for the Determination of Histamine in Human Whole Blood and Plasma.
  Hoppe-Seyler's Z Physiol Chem, Bd 353, p 911-920
3 LORENZ W, DOENICKE A (1978) Anaphylactoid reactions and histamine release by intravenous drugs used in surgery and anaesthesia. Adverse Response to Intravenous Drugs. Watkins J, Ward AM
  (eds) Academic Press London; Grune & Stratton, New York, p 83-
  112
4 KUSCHE J, LORENZ W, STAHLKNECHT C-D, RICHTER H, HESTERBERG R,
  SCHMAL A, HINTERLANG E, WEBER D, OHMANN Ch (1981) Intestinal
  Diamine Oxidase and Histamine Release in Rabbit Mesenteric
  Ischemia. Gastroenterol 80: 980-987
5 LORENZ W, RÖHER H-D, DOENICKE A, OHMANN Ch (1984) Histamine
  release in anaesthesia and surgery: a new method to evaluate
  its clinical significance with several types of causal relationship. Clinics in Anaesthesiology. Sounders, New York
  London (in press)

Dr. W. Dietz, Zentrum für Operative Medizin I, Chirurgische Klinik
der Philipps-Universität Marburg, Robert-Koch-Str. 8, D-3550
Marburg/Lahn

12. Immunreaktion vom verzögerten Typ bei chirurgischen Patienten – Erfahrungen mit einem Recall-Antigen-Multitest-System

Delayed Cutaneous Hypersensitivity Reaction in Surgical Patients: Experience with a Recall Antigen Multitest System

H. K. Schackert, M. Betzler, G. H. Geelhaar und R. Decker

Chirurgische Universitätsklinik Heidelberg, Abteilung für Allgemeine Chirurgie, Unfallchirurgie und Poliklinik (Direktor: Prof. Dr. Ch. Herfarth)

Der Hauttest zur Untersuchung der Immunreaktion vom verzögerten Typ ist eine einfache und reproduzierbare Methode zur Überprüfung der cellulären Immunreaktivität (1, 2, 3). Verschiedene Autoren berichten über unterschiedliche und teilweise widersprüchliche Ergebnisse mit dem meist nicht standardisierten Hauttest (1, 2, 3).

Ziel dieser Untersuchung war es, anhand einer zeitlich eng begrenzten Testreihe an einem chirurgischen Krankengut grundlegende Erfahrungen mit einem standardisierten Multitest-System zu gewinnen. Besondere Beachtung sollte dabei dem Zusammenhang zwischen Reaktionslage des Patienten, dem Erkrankungs- und Tumortyp und dem Tumorstadium sowie dem postoperativen Verlauf zukommen.

Patienten und Methode

476 Patienten der Chirurgischen Universitätsklinik Heidelberg wurden im Zeitraum von Februar bis November 1983 einer präoperativen Untersuchung der cellulären Immunreaktion vom verzögerten Typ unterworfen. Das Gesamtkollektiv unterteilte sich in acht Gruppen: Colorectale Carcinome (COL) n=93, Magencarcinome (MA) n=14, Ösophaguscarcinome (OES) n=20, sonstige bösartige Tumoren (NPL) n=93, Morbus Crohn und Colitis ulcerosa (MCCOL) n=49, kurativ operierte Carcinompatienten mehrere Monate nach Operation (CUR) n=19, entzündliche Erkrankungen (INF), z.B. arterielle Verschlußkrankheit Stadium IV, Abscesse, Phlegmone etc. n=77 und Kontrollen (KON), z.B. Hernien, Varicen, Cholelithiasis n=111.

Bei den Malignom-Patienten (COL, NPL) erfolgte eine patho-histologische Einteilung nach der TNM-Klassifikation. Die im postoperativen Verlauf aufgetretenen Komplikationen in Form von Wundinfekt, Absceß, Pneumonie und Sepsis wurden, außer in der Gruppe INF, vollständig erfaßt.

Mit dem Multitest-Hautstempel (Institut Mérieux) werden durch eine simultane Multipunkturtechnik 7 sogenannte Recall-Antigene (Teta-

Chirurgisches Forum '84
f. experim. u. klinische Forschung
Hrsg.: L. Koslowski
© Springer, Berlin Heidelberg 1984

nus, Diphtherie, Streptococcus, Tuberculin, Candida, Trichophyton und Proteus) und als negative Kontrolle Glycerin auf die Unterseite des Unterarms in die gespannte Haut appliziert.

Die Reaktion wird in Form einer Induration 48 h später abgelesen. Die mittleren Durchmesser der "positiven" ($\geq$ 2 mm) Indurationen werden als Score summiert (mm). Eine normerge Reaktionslage besteht definitionsgemäß (5) bei Frauen mit einem Score $\geq$ 5 mm und bei Männern $\geq$ 10 mm. Hypoerge Reaktionen liegen darunter und sind im Gegensatz zu anergen Reaktionen größer als 2 mm. Die biologische Aktivität der einzelnen Antigene ist standardisiert in Bezug auf die Hautreaktion sensibilisierter Meerschweinchen nach intradermaler Applikation.

Statistische Untersuchungen* wurden mit dem Chi-Quadrat-Test, dem Wilxocon-Test, dem linear-trend-test nach Armitage und der linearen Regression durchgeführt. Bei multiplen Vergleichen (sieben Vergleichsgruppen) mit der Kontrollgruppe war eine Veränderung des Signifikanzniveaus von p=0,05 auf p=0,05/7 = 0,007 erforderlich.

Ergebnisse

Wie in der Literatur beschrieben (1, 2, 3) zeigten sich im untersuchten Krankengut geschlechtsabhängige Unterschiede in der Ausprägung der Reaktion (Tabelle 1). Zwischen den Score-Werten und der Anzahl der positiven Reaktionen bestand eine Korrelation mit einem Koeffizienten r = 0,81 bei Männern und r = 0,85 bei Frauen (Tabelle 1). Ein hochsignifikanter Unterschied zur Kontrollgruppe fand sich beim Score (Tabelle 1) und bei der Einteilung in Reaktionslagen (Tabelle 2). Kein signifikanter Unterschied bestand zu der MA- und CUR-Gruppe (Tabelle 2) und zur OES-Gruppe (Tabelle 1).

Die Untersuchungen zum Zusammenhang zwischen Tumorstadium und Reaktionslage waren in der COL-Gruppe und in der NPL-Gruppe durchgeführt worden. Ein statistisch signifikanter Unterschied zwischen Reaktionslage und Tumorausbreitung bestand in der NPL-Gruppe und der COL-Gruppe nicht.

Reaktionslagen bei Fernmetastasen (keine Fernmetastatsen) normerg-hypoerg-anerg:
COL 27,1 (26,0) - 29,7 (37,0) - 43,2 (37,0) χ^2 = 0,52 n.s.
NPL 30,3 (42,9) - 33,3 (30,9) - 36,4 (26,2) χ^2 = 1,4 n.s.

Auch bei 60 Patienten mit primärem colorectalem Carcinom (COL) konnte keine signifikante Korrelation zwischen TNM-Stadium und Reaktionslage festgestellt werden.

---

* Wir danken Herrn Dr. L. Edler und Herrn Prof. Dr. E. Weber (Abt. Biostatistik des Deutschen Krebsforschungszentrums in Heidelberg) für die Durchführung der statistischen Berechnungen

Tabelle 1. Krankheits- und geschlechtsspezifische Immunreaktion vom verzögerten Typ: Altersverteilung, Score und Anzahl der positiven Einzelreaktionen (Mittelwerte mit oberer und unterer Grenze). *p < 0.007; n.s. = nicht signifikant

Patienten	n		Alter (Jahre)		Score (mm)		Anzahl pos. Reaktionen	
	♂	♀	♂	♀	♂	♀	♂	♀
KON	64	47	53,0 ± 4,2	51,6 ± 6,0	13,5 ± 1,6	7,6 ± 1,3	3,0	2,0
INF	52	25	46,6 ± 5,2	60,0 ± 8,8	8,6 ± 2,0*	2,4 ± 1,6*	1,9	0,8
COL	50	43	60,8 ± 2,8	61,9 ± 3,7	6,9 ± 1,9*	3,1 ± 1,4*	1,6	0,7
NPL	50	43	60,0 ± 3,8	59,6 ± 4,9	8,0 ± 2,5*	5,1 ± 1,7*	1,7	1,3
MCCOL	27	22	30,8 ± 3,9	32,5 ± 4,7	6,5 ± 2,4*	3,1 ± 1,3*	1,5	1,0
CUR	12	7	61,4 ± 6,2	54,2 ± 4,9	9,2 ± 4,2n.s.	4,3 ± 1,8n.s.	2,1	1,2
OES	12	8	57,6 ± 9,0	66,1 ± 10,3	8,5 ± 4,4n.s.	3,9 ± 1,6*	2,1	1,0
MA	11	3	60,3 ± 6,5	53,6 ± 18,2	6,5 ± 3,4*	5,6 ± 20,1n.s.	1,7	0,7

Tabelle 2. Prozentuale Verteilung der Immunreaktion vom verzögerten Typ (Reaktionslagen). *p < 0,007; n.s. = nicht signifikant

Gruppe	normerg	hypoerg	anerg	χ^2
KON	70,3	26,1	3,6	
INF	28,6	46,8	24,6	37,0*
COL	26,9	34,4	38,7	51,8*
NPL	38,7	31,2	30,1	32,1*
MCCOL	26,5	55,1	18,4	29,3*
CUR	36,8	57,9	5,3	8,2 n.s.
OES	35,0	35,0	30,0	19,2*
MA	35,7	50,0	14,3	7,7 n.s.

Postoperative Komplikationen traten in 13% von 322 Patienten auf. Mit Verminderung der Reaktionslage nahm die Häufigkeit der Komplikationen zu. 8,5% der normergen, 15,4% der hypoergen und 17,1% der anergen Patienten waren von einer Komplikation betroffen (p=0,06 / p=0,015 ohne Pneumonie). Das Komplikationsrisiko, berechnet nach der "odds ratio" ist für anerge Patienten um den Faktor 3,2 und für hypoerge Patienten um den Faktor 3,0 größer als für normerge Patienten (ohne Pneumonie).

Diskussion

Mit dem standardisierten Multitest-System gelingt es, die einzelnen Tumorgruppen mit Ausnahme der zahlenmäßig gering besetzten Magen- und Oesophaguscarcinomgruppe deutlich von der Kontrollgruppe zu unterscheiden. Die Klassifizierung der Reaktionslage in normerg, hypoerg und anerg bewährt sich im Hinblick auf eine Differenzierung der Immunreaktion.

Tumorpatienten kamen mit stark erniedrigter Reaktionslage zur Aufnahme. Die Beobachtung der fehlenden Stadienabhängigkeit der Immunreaktivität gewinnt durch die Bestätigung in zwei voneinander unabhängigen Tumorgruppen an Gewicht und unterstützt ähnliche Ergebnisse von HUGHES (4). Prognostische Bedeutung kommt dem Multitest-System auch im postoperativen Verlauf zu. Die Zunahme der septischen Komplikationen mit Abnahme der Immunreaktion spiegelt sich in der INF- und in der MCCOL-Gruppe wider. Verminderte Reaktionslagen scheinen die Komplikationen zu begünstigen und ihnen zu folgen.

Zusammenfassung

476 chirurgische Patienten unterzogen sich einer präoperativen Untersuchung der cellulären Immunreaktion mit einem Recall-Antigen-Multitest-System.

Die Reaktionslage von Tumorpatienten und von Patienten mit ent-
zündlichen Erkrankungen war gegenüber der Kontrollgruppe deutlich
vermindert. Eine Korrelation zwischen Reaktionslage und Tumorausbreitung ließ sich in zwei verschiedenen Tumorgruppen nicht
nachweisen. Prognostische Bedeutung kommt dem Multitest-System
im postoperativen Verlauf zu. Mit abnehmender Reaktionslage
stieg die Zahl der Komplikationen.

Summary

A group of 476 surgical patients were preoperatively tested with
a recall antigen multitest system for evaluation of their cell-
mediated immune reaction. Immune reactivity of cancer patients
and patients with inflammatory diseases was decreased. No correlation could be found between immune reactivity and tumor stage
in two different tumor groups. There is a prognostic value of the
multitest-system in the postoperative monitoring of surgical
patients. Decreased immune reactivity correlated closely with an
increased number of complications.

Literatur

1 CHRISTOU NV, MEAKINS JL, MAC LEAN LD (1981) The predictive
  role of delayed hypersensitivity in preoperative patients. Surg
  Gynecol Obstet 152: 297-301
2 BROWN R, BANCEWICZ J, HAMID J, PATEL NJ, WARD CA, FARRAND RJ,
  PUMPHREY RSH, IRVING M (1982) Failure of delayed hypersensitivity skin testing to predict postoperative sepsis and mor-
  tality. Br Med J 284: 851-853
3 DÜRIG M, HEBERER M, HARDER F (1982) Technik und Bedeutung des
  Intracutantestes mit Recall-Antigenen in der Allgemeinchirurgie.
  Chirurg 53: 427-430
4 HUGHES LE, TEASDALE C, FORBES JF, HILLYARD JW, WHITEHEAD RH
  (1979) Correlation between non-specific immune-competence and
  clinical outcome of breast, colon and stomach cancer. In:
  Flad HD, Herfarth Ch, Betzler M (eds) Immunodiagnosis and
  immunotherapy of malignant tumors. Springer, Berlin Heidelberg
  New York
5 HAYAT et coll (1979) Delayed cutaneous hypersensitivity (D.C.H.)
  reactions in normal population by Multitest: effects of sex
  and age. Clin Med Oncology Society 5th Congress Nice

Dr. H.K. Schackert, Chirurgische Universitätsklinik, Abteilung
für Allgemeine Chirurgie, Unfallchirurgie und Poliklinik, Im
Neuenheimer Feld 110, D-6900 Heidelberg

13. Zur Bedeutung der thyreoidalen Adenylat-Cyclase-Aktivität für die Wirksamkeit von Beta-Blockern auf autonomes und normales Schilddrüsengewebe*

The Significance of Thyroid Adenylate Cyclase Activity for the Effectiveness of Beta-Blockers in Human Normal and Adenomatous Thyroid Tissue

P. E. Goretzki, R. A. Wahl, D. Branscheid und H. D. Röhrer

Zentrum für Operative Medizin I der Philipps-Universität Marburg, Chirurgische Klinik (Leiter: Prof. Dr. med. H.D. Röher)

Einleitung

Die Adenylat-Cyclase (AC), welche ATP in cAMP umsetzt, nimmt bei der inkretorischen Aktivität der Schilddrüse eine zentrale Rolle ein. So können die meisten Veränderungen der Schilddrüse nach Stimulation mit TSH durch vermehrte cAMP Produktion erklärt werden. Beim Morbus Basedow erfolgt die Stimulation der AC durch spezifische Antikörper (TSI). Bisher ist jedoch nicht geklärt, ob auch die erhöhte endokrine Aktivität autonomer Adenome der Schilddrüse auf einer vermehrten AC-Aktivität beruht und ob die routinemäßig angewandte Therapie mit Beta-Blockern eine Hemmung dieses Enzyms in der Schilddrüse zur Folge hat.

Methodik

Bei 17 Patienten mit folliculären Adenomen der Schilddrüse (9 autonome Adenome, 8 "kalte Knoten") wurden basale, TSH und NaF stimulierte AC-Aktivität des Adenomgewebes und des umgebenden normalen Schilddrüsengewebes gemessen.

Die 8000xG Membranfraktion der operativ gewonnenen Gewebe wurde für 30 min bei 30°C mit 1 mM $P^{32}ATP$ (30-50 Ci/mMol) incubiert, und das produzierte $P^{32}cAMP$ wurde mittels Säulenchromatographie (Methode nach SALOMON et al.) von $P^{32}ATP$ getrennt.

Versuch A: Vergleich der basalen und der TSH (0,3 IE/ml)- bzw. NaF (2 mM)-stimulierten AC-Aktivität von Normalgewebe und Adenomgewebe derselben Patienten.

---

*Gefördert durch die DFG, Nr. Ro 599/2.

Chirurgisches Forum '84
f. experim. u. klinische Forschung
Hrsg.: L. Koslowski
© Springer, Berlin Heidelberg 1984

Versuch B: Messung der AC-Aktivität nach Incubation mit Isoproterenol (Iso)(10^{-4}M) und Ermitteln der Dosis-Wirkungs-Kurve (Iso:10^{-8}-10^{-2}M) bei zwei herkömmlich getrennten Gewebsproben mit nachgewiesener Stimulation der AC durch Iso. Beeinflussung der Iso und TSH spezifischen Stimulierbarkeit der AC durch GTP (10^{-4}M) und Gpp(NH)p (10^{-4}M) in 4 Adenomgeweben, welche keine Stimulierbarkeit der AC durch Iso alleine aufwiesen.

Versuch C: Dosis abhängige (10^{-8}-10^{-3}M) Hemmung der Iso+GTP (10^{-4}M) stimulierten AC durch verschiedene Beta-Blocker (Propranololhydrochlorid (Pro), Bunitrololhydrochlorid (Bun) und Tolylprololhydrochlorid (Tol)) und den Alpha-Blocker Phenoxybenzamin (Phen). Wirkung von Pro (10^{-8}-10^{-3}M) auf TSH (0,3 IE/ml), GTP (10^{-4}M) und NaF (2mM) stimulierte AC.

Ergebnisse

Versuch A: Die basale, TSH- und NaF-stimulierte AC-Aktivität war in adenomatösen Geweben höher als in normalen Geweben derselben Pat. (p < 0,01; Wilcoxon-Rand-Test für gepaarte Stichproben). Dies galt sowohl für funktionell überaktive, wie funktionell inaktive folliculäre Adenome (Tabelle 1).

Versuch B: Iso (10^{-4}M) führte nur in 2 Adenomgeweben zu einer nachweislichen Steigerung der basalen AC-Aktivität um 24 und 38%. Die maximale Stimulation lag hierbei bei 10^{-4} und 10^{-3}M. GTP und Gpp(NH)p führten zu keiner erhöhten Sensibilität der AC gegenüber Iso (10^{-4}M), steigerten aber die TSH-abhängige AC-Stimulation überadditiv (Abb. 1).

Versuch C: Beta-Blocker mit (Pro,Bun) und ohne (Tol) membranstabilisierende Eigenschaften sowie Phen hemmten die durch Iso stimulierte AC um 30-40%. Propranolol zeigte erst in Konzentrationen von 10^{-4}-10^{-3}M eine Hemmung der TSH induzierten AC-Stimulation um 52 + 2,5 % und hatte in den getesteten Konzentrationen (10^{-8} -10^{-3}M) keine Wirkung auf basale, GTP und NaF stimulierte AC. Propranolol führt somit in hohen Konzentrationen *in vitro* zu einer gestörten Interaktion zwischen TSH-Receptor und GPT abhängigem N-Protein, ohne die basale, GTP und NaF stimulierte AC-Aktivität zu beeinflussen.

Folgerungen

1. Folliculäre Adenome der Schilddrüse haben eine erhöhte basale und TSH stimulierte Adenylat-Cyclase Aktivität (AC) im Vergleich zum Normalgewebe derselben Pat. Dies trifft für funktionell aktive und inaktive Adenome gleichermaßen zu.

2. Propranolol hemmt die TSH stimulierte thyreoidale AC nur in hohen Konzentrationen, welche *in vivo* nicht erreicht werden. Diese *in vitro* Hemmung beruht auf einer gestörten Interaktion zwischen TSH-Receptor und N-Protein.

Tabelle 1

| | "KALTE KNOTEN" | | | | | | AUTONOME ADENOME | | | | | | |
| | Normalgewebe | | | Adenomgewebe | | | | Normalgewebe | | | Adenomgewebe | | |
Pat.Nr.	basal	TSH	NaF	basal	TSH	NaF	Pat.Nr.	basal	TSH	NaF	basal	TSH	NaF
				(pMOL cAMP / 30 min / mg Protein)									
1	4,1	45,1	643	10,8	83,8	935	1'	3,1	32,4	389	3,0	21,1	309
2	30,4	37,9	734	75,5	252,1	2380	2'	7,1	18,1	108	35,0	54,0	415
3	15,5	25,7	58	58,8	80,7	1120	3'	4,3	28,7	137	24,4	65,2	712
4	38,9	74,3	192	41,2	90,1	277	4'	34,7	89,2	766	42,9	116,0	970
5	31,0	67,6	310	50,7	99,0	705	5'	29,6	53,3	312	109,1	213,0	3890
6	7,4	16,0	79	23,8	45,3	1500	6'	4,6	18,5	74	30,6	66,3	622
7	26,4	36,0	168	31,7	47,8	339	7'	38,7	68,9	354	47,2	98,3	1100
8	79,4	121,0	447	128,0	366,0	4000	8'	8,6	15,7	359	27,6	43,6	637
							9'	24,3	49,7	166	31,6	57,0	257
$\bar{x}$	29,1	53,0	329	52,5[+]	133,1[+]	1407[+]		17,2	41,6	296	39,0[+]	47,4[+]	992[+]
SEM	8,4	12,0	90	18,6	40,4	441		4,8	8,5	71	10,4	20,1	374

[+] $p < 0,01$ (Wilcoxon Test für gepaarte Stichproben)

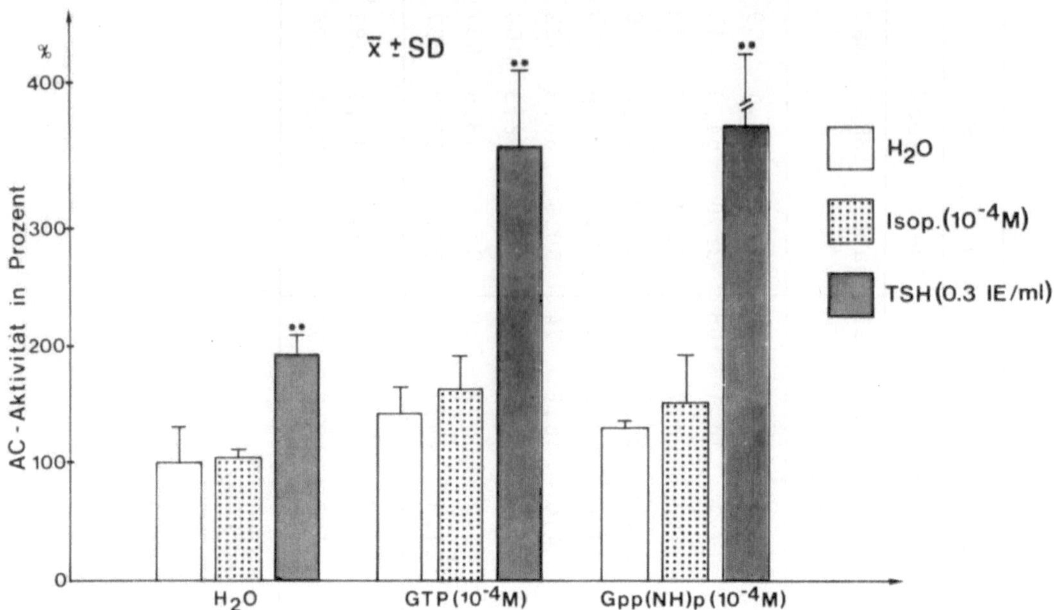

*Abb. 1. 16 von 18 getesteten Schilddrüsengewebe, welche durch TSH stimulier-
bar waren, zeigten keine erhöhte Adenylat-Cyclase-Aktivität (AC) nach Isoproterenol (ISO). Auch nach zusätzlicher Gabe von GTP oder Gpp(NH)p war eine
spezifische Stimulation der AC durch ISO nicht nachweisbar. GTP und Gpp(NH)p,
welche die AC um 42 ± 22 und 30 ± 3 % erhöhten, steigerten dagegen die TSH
spezifische AC-Stimulation von 93 ± 17 auf 223 ± 54 und 246 ± 126 %.
(**p < 0,01 gegenüber basaler AC, Wilcoxon-Rang-Test)*

Zusammenfassung

Untersucht wurde die Bedeutung der Adenylat-Cyclase (AC) in
folliculären Adenomen der Schilddrüse mit unterschiedlicher funktioneller Aktivität, sowie deren mögliche Hemmung durch Beta-
Blocker. Funktionell aktive und inaktive Adenome zeigen gleichermaßen eine erhöhte basale und TSH stimulierte AC gegenüber
Normalgeweben derselben Pat. Nur hohe Konzentrationen des Beta-
Blockers Propranolol, welche *in vivo* nicht erreicht werden,
hemmen die TSH stimulierte thyreoidale AC.

Summary

We investigated the importance of adenylate cyclase (AC) in
follicular thyroid adenomas with different functional activity,
and the possible inhibition by beta-blocking drugs. Both func-
tionally active and inactive adenomas showed increased basal and
TSH-stimulated AC compared to normal tissue from the same patient.
Propranolol inhibits TSH-stimulated thyroid AC only in high concentration, and thus its in vivo effect is not related to
thyroidal AC inhibition, but to the direct action on beta-recep-
tors in extrathyroidal target tissues.

Literatur

1 BRANSCHEID D, GORETZKI P, KLEIN F, PISTOR S, SCHMIDT C,
WAHL RA (1982) Wirkung von Propranolol auf die normale und die
durch TSH stimulierte Rattenschilddrüse in vivo. Langenbecks
Arch Chir 358: 211
2 CLARK OH, GEREND PL, GORETZKI P, NISSENSON RA (1983) Character-
ization of the Thyrotropin Receptor-Adenylate Cyclase System in
Neoplastic Human Thyroid Tissue. J Clin Endocrinol Metab 57:
140
3 KASAGI K, KONISHI J, IIDA Y, IKEKUBO K, MORI T, KUMA K,
TORIZUKA K (1982) A New in Vitro Assay for Human Thyroid
Stimulator Using Cultured Thyroid Cells: Effect of Sodium
Chloride on Adenosine 3',5'-Monophosphate Increase. J Clin
Endocrinol Metab 54: 108
4 LUMHOLTZ IB, FABER J, KIRKEGAARD C, SIEBERSBAEK-NIELSON K,
FRIIS T (1982) The Extrathyroidal Effect of D,L-Propranolol
on 3,3',5'-Triiodothyronine, 3',5'-Diiodothyronine, 3,3'-Di-
iodothyronine, and 3'-Monoiodothyronine Kinetics. J Clin
Endocrinol Metab 54: 1097
5 SALTIEL AR, POWELL-JONES CHJ, THOMAS CG, NAYFEH SN (1981)
Regulation of Thyroid Adenylate Cyclase: Guanyl Nucleotide Mo-
dulation of Thyrotropin Receptor-Adenylate Cyclase Function.
Endocrinology 109: 1578

Dr. med. P.E. Goretzki, Zentrum für Operative Medizin I, Chirurgische Klinik, Robert-Koch-Str. 8, D-3550 Marburg/Lahn

14. Ist die Bestimmung von Parathormon (PTH) im Serum zur Differenzierung von Hyperkalzämien erforderlich?

Is Determination of Serum PTH Necessary for Differentiation of Hypercalcemias?

H. Schmidt-Gayk, P. Merkle, H. Meybier und V. Schwittay

Chirurgische Klinik, Abteilung für Allgemeine Chirurgie, Universität Heidelberg (Direktor: Prof. Dr. Ch. Herfarth)

Der Wert der PTH-Bestimmung im Serum zur Differenzierung von Hypercalcämien (primärer Hyperparathyreoidismus, Tumorhypercalcämie, familiäre hypocalciurische Hypercalcämie, Morbus Addison, Morbus Boeck, Vitamin-D-Intoxikation) ist umstritten (1, 2). Weiterhin ist auch die Berechnung des Chlorid/Phosphat-Quotienten und der tubulären Reabsorption des filtrierten Calciums (TRCa%) umstritten (3). ALMQVIST und Mitarb. fanden 1975 nur bei 2/3 der Patienten mit primärem Hyperparathyreoidismus höhere PTH-Spiegel im Serum als bei Kontrollpersonen (1). GOROG und Mitarb. fanden beim Vergleich von 5 verschiedenen kommerziellen PTH-Testbestecken eine weitgehende Überlappung der PTH-Konzentrationen zwischen den gesunden Kontrollpersonen und Patienten mit primärem Hyperparathyreoidismus (2). Es wird eine Stellungnahme nach eigenen Untersuchungen abgegeben.

Patienten und Methodik

Zur Beurteilung der verschiedenen Parameter erfaßten wir die Meßwerte und abgeleiteten Werte von 121 Patienten mit primärem Hyperparathyreoidismus, die von 1972 bis Juli 1983 an der Chirurgischen Universitätsklinik Heidelberg operiert worden waren; ferner 10 Patienten mit Tumorhypercalcämie (Bronchial-, Mamma-, Ösophagus-Carcinom), je einen Patienten mit familiärer hypocalciurischer Hypercalcämie, Morbus Addison, Morbus Boeck und 10 Patienten (Serumeinsendungen) mit einer Vitamin-D-Intoxikation.

Bis 1980 wurden die PTH-Bestimmungen mit einem heterologen Radioimmunoassay durchgeführt, d.h. es wurde für den Ansatz markiertes Rinder-PTH verwendet. Ab 1981 wurde mit dem homologen Nachweis mit human-PTH (C-terminales Ende, Aminosäuresequenz 53-84) gearbeitet.

Chirurgisches Forum '84
f. experim. u. klinische Forschung
Hrsg.: L. Koslowski
© Springer, Berlin Heidelberg 1984

Resultate

Serum-Calcium und Parathormon

Von den Patienten mit primärem Hyperparathyreoidismus waren 119
hypercalcämisch und nach Korrektur des Calciums auf den Protein-
spiegel wiesen alle 121 eine Hypercalcämie auf. 95 PTH-Werte
standen bei primärem Hyperparathyreoidismus zur Verfügung, 86
lagen über der oberen Norm von 40 pmol/l. 9 nicht erhöhte Werte
wurden vor der Einführung der human-PTH-Struktur gemessen. Bei
Tumorhypercalcämie, familiärer hypocalciurischer Hypercalcämie,
Morbus Addison und Morbus Boeck ebenso wie bei Vitamin-D-Intoxikation wurden niedrige und normale PTH-Werte gefunden. Eine Ausnahme bilden zwei Patienten mit Tumorhypercalcämie und einge-
schränkter Nierenfunktion (Serum-Kreatinin 2,0 und 2,1 mg/dl),
hier war der PTH-Wert falsch hoch (mangelnde Elimination des
inaktiven Fragmentes (53-84) durch die Nieren). Bei einem Teil
der Patienten mit primärem Hyperparathyreoidismus wurden verschiedene Nachweis-Modifikationen zur Messung von PTH im Serum
durchgeführt, diese betrafen die Incubationszeiten und das ein-
gesetzte Standard- bzw. Probevolumen. Die Ergebnisse zeigen,
daß nur unter bestimmten Bedingungen (Incubation über 2 Tage) eine
sichere Trennung der Patienten mit primärem Hyperparathyreoidismus
von den Kontrollpersonen möglich ist.

Diese Bedingungen liegen den hier mitgeteilten Resultaten zu-
grunde.

Chlorid/Phosphat-Quotient

Bei primärem Hyperparathyreoidismus findet man eine Tendenz zu
erhöhten Chlorid-Konzentrationen und erniedrigten Phosphat-Kon-
zentrationen im Serum. Dies führt zu einem Anstieg des Chlorid/
Phosphat Quotienten auf Werte über 105 (z.B. 108 mmol/l Chlorid
und 0,9 mmol/l Phosphat, Chlorid/Phosphat Quotient gleich 120).

Der Chlorid/Phosphat Quotient war bei 70 der 74 Patienten mit
primärem Hyperparathyreoidismus erhöht auf Werte über 105, in
drei der vier restlichen Fälle lag eine eingeschränkte Nierenfunktion vor. Dadurch kommt es zu einem Phosphatstau, so daß
dieser Quotient nicht mehr aussagefähig ist. Die Differenzierung
primärer Hyperparathyreoidismus/Tumorhypercalcämie gelang mit
dem Chlorid/Phosphat Quotienten in drei Fällen von Tumorhypercalcämie nicht, da hier sehr niedrige Phosphatwerte vorlagen,
die an einen primären Hyperparathyreoidismus denken ließen.

Tubuläre Reabsorption des filtrierten Calciums (TRCa%)

Die tubuläre Reabsorption des filtrierten Calciums (TRCa%) erlaubte keine klare Unterscheidung des primären Hyperparathyreoidismus von der Tumorhypercalcämie. 12 Patienten mit primärem Hyperparathyreoidismus wiesen eine normale TRCa% auf (94-96),
19 eine erhöhte (über 96) und 8 eine erniedrigte (unter 94). 5
Patienten mit Tumorhypercalcämie lagen im Normalbereich, 5 Patienten darunter.

Dagegen fielen die familiäre hypocalciurische Hypercalcämie und
der Morbus Addison durch sehr hohe TRCa% (über 99) auf. Die Ergebnisse sind in der folgenden Tabelle zusammenfassend dargestellt.

Tabelle 1. Darstellung der Resultate

	hPTH pmol/l	Cl/PO$_4$	TRCa %
Normalpersonen	10-40	95-105	94-96
primärer Hyperpara- thyreoidismus	(86/95)	(70/74)	(19/39)
Tumorhypercalcämie	(2/10)	(3/10)	(0/10)
fam. Hypercalcämie	(0/1)	(0/1)	extrem erhöht
M. Addison	(0/1)	(0/1)	extrem erhöht
M. Boeck	(0/1)	(0/1)	erniedrigt
Vit.-D-Intoxikation	(0/10)	n.b.	n.b.

(/) = Anzahl erhöhter Werte und Anzahl untersuchter Patienten

Zusammenfassung

Die Messung des Parathormons im Serum ist unter geeigneten Bedingungen in der Lage, Patienten mit primärem Hyperparathyreoidismus
von Patienten mit anderen Ursachen einer Hypercalcämie zu tren-
nen. Die Werte sind jedoch bei einer beginnenden Niereninsuffi-
zienz nicht einfach zu interpretieren. Ein erhöhtes Cl/PO$_4$ Verhältnis ist kein sicheres Zeichen für einen primären Hyperparathyreoidismus, jedoch spricht ein erniedrigter Quotient sehr
für nicht parathyreogene Hypercalcämie. Eine sehr hohe tubuläre
Reabsorption von Calcium (TRCa%) wurde bei familiärer hypocalciurischer Hypercalcämie und bei M. Addison gefunden. Primärer Hyperparathyreoidismus und Tumorhypercalcämie konnten durch
die TRCa% nicht getrennt werden. Wir schließen daher, daß die
Bestimmung von Parathormon im Serum zur Differenzierung von
Hypercalcämien erforderlich ist.

Summary

Measurement of parathyroid hormone concentrations in serum
distinguishes patients with primary hyperparathyroidism from
patients with nonparathyroid hypercalcemia. However, in renal
failure, parathyroid fragments accumulate in serum despite reduced hormone production. An elevated Cl/PO$_4$ ratio is often

found in primary hyperparathyroidism and sometimes found in tumor hypercalcemia. A lowered ratio is observed only in nonparathyroid hypercalcemia. Extremely elevated tubular reabsorption of calcium (TRCa%) is found in familial hypocalciuric hypercalcemia and Addison's disease. Primary hyperparathyroidism and tumor hypercalcemia are not separated by TRCa%. It is concluded that the determination of parathyroid hormone in serum is necessary in hypercalcemia.

Literatur

1 ALMQVIST S, HJERN B, WÄSTHED B (1975) The diagnostic value of a radioimmunoassay for parathyroid hormone in human serum. Acta Endocrinol 78: 493-509
2 GOROG RH, HAKIM MK, THOMPSON NW, RIGG GA, McCANN DS (1982) Radioimmunoassay of serum parathyrin: comparison of five commercial kits. Clin Chemistry 28: 87-91
3 ROTHMUND M (Hrsg) (1980) Hyperparathyreoidismus. Thieme, Stuttgart New York

Priv.-Doz. Dr. H. Schmidt-Gayk, Klinisches Labor der Chirurgischen Universitäts-Klinik Heidelberg, Im Neuenheimer Feld 110, D-6900 Heidelberg

15. Ein experimentelles Modell der venösen Thrombose am Kaninchen; Überprüfung seiner Brauchbarkeit mit Low Dose Heparin

An Experimental Model of Venous Thrombosis in the Rabbit; Test of its Usefulness with Low-Dose Heparin

G. Harbauer, W. Hiller und P. Hellstern

Abteilung für Experimentelle Chirurgie und Abteilung für Haemostaseologie an der Chirurgischen Universitätsklinik Homburg/Saar

Gängige Tiermodelle der venösen Thrombose erfordern häufig grössere chirurgische Eingriffe mit entsprechendem Einfluß auf die Blutgerinnung. Sie setzen oft extreme Gerinnungsstimuli ein und erlauben meist nur diskontinuierliche Beobachtung. Das Modell, das hier zur Diskussion gestellt wird, soll derartige Nachteile vermeiden.

Material und Methodik

An Kaninchen wird in Vollnarkose (Rompun, 1,5 ml i.m.; Nembutal, 100-180 mg i.v.; Chloralhydrat, 3,6%ig in Aqua dest., 0,2 bis 0,4 ml/min i.p.) die rechte V. jugularis externa freigelegt. Unter der Vene wird ein Faden (z.B. Ethibond Nr. 3) durchgezogen. Knapp peripher des Fadens wird ein Abnehmer eines elektromagnetischen Flowmeters (z.B. Carolina Medical Electronics, Model 501 D) angebracht; oder es wird die Sonde eines Dopplergerätes (Parks Electronics, Model 812) auf die Stelle des Fadendurchzuges eingestellt. Das Flowmeter bzw. das Dopplergerät wird mit einem Registriergerät und einem Sichtgerät verbunden. Das Registriergerät soll eine sehr geringe Papiergeschwindigkeit gestatten (z.B. 0,1 mm/s), um thrombosebedingte Flußänderungen übersichtlich aufzuzeichnen; das Sichtgerät erlaubt mit höherer Zeilengeschwindigkeit (z.B. 25 mm/s) die Analyse schnell ablaufender Flußänderungen.

Thromboseprovokation: Der Mandrin einer Venüle #2 (1,2 mm Ø) wird parallel an die rechte V. jugularis externa angelegt. Der untergelegte Faden wird fest um Vene und Mandrin angezogen und geknotet. Der Mandrin wird entfernt. So wird eine ringförmige Stenose von rund 1,2 mm lichter Weite gebildet. An dieser Stelle liegt dann eine schmale zirkuläre Endothelquetschung vor (in Vorversuchen gut sichtbar unter der Lupe). Erfassung thrombosebedingter Vorgänge durch Interpretation von Blutflußänderungen:

a) Elektromagnetisches Flowmeter: Das Flußsignal der V. jugularis externa beträgt nach Anlegen der Stenose etwa 1/3 bis 2/3 des prästenotischen Wertes. Weitere Änderungen des Flußsignales in-

Chirurgisches Forum '84
f. experim. u. klinische Forschung
Hrsg.: L. Koslowski
© Springer, Berlin Heidelberg 1984

terpretieren wir folgendermaßen: langsame weitere Erniedrigung
des Signals entspricht zunehmender Thrombosierung; langsamer
Wiederanstieg des Signals entspricht spontaner Thrombolyse; ein
sprunghafter Signalanstieg entspricht einem embolischen Throm-
busabriß; Rückgang des Flußsignals auf die 0-Linie wird als komplette thrombotische Occlusion gewertet (s. Abb. 1).

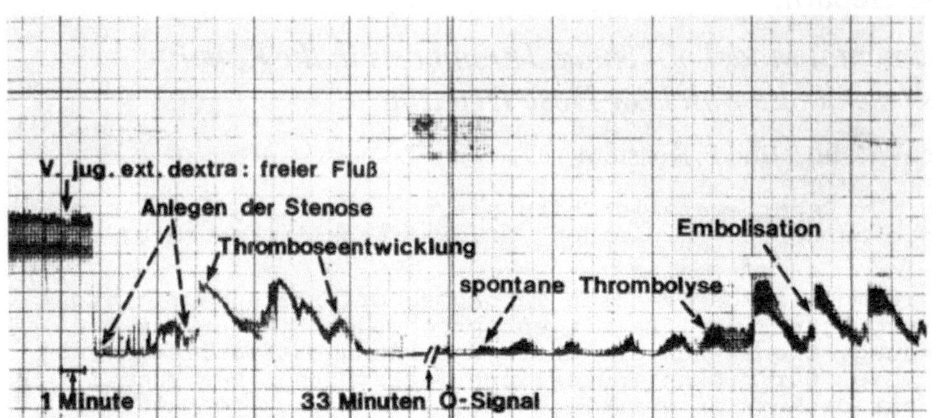

*Abb. 1. Flowmeterregistrierung von der V. jugularis externa eines Kaninchens
nach Thromboseprovokation*

b) Dopplergerät: Es werden ähnliche Signaländerungen beobachtet
wie am Flowmeter. Allerdings folgt unmittelbar nach der Stenosierung nicht immer eine Signalerniedrigung; in Einzelfällen
sieht man sogar eine Erhöhung. Dies erklärt sich daraus, daß das
Dopplersignal die Flußgeschwindigkeit (nicht das Flußvolumen/Zeit)
erfaßt. Die Flußgeschwindigkeit kann an der Engstelle erhöht
sein, obwohl das Flußvolumen verringert ist.

Um die Zuverlässigkeit der Thromboseprovokation zu erfassen, haben
wir 30 Bastardkaninchen beiderlei Geschlechts mit ·Körpergewichten
von 2-4 kg in Akutversuche genommen. Das elektromagnetische Flowmeter wurde in 8, das Dopplergerät in 22 Versuchen eingesetzt.

In weiteren 24 Versuchen wurde geprüft, ob das Modell den Effekt
thromboseprophylaktischer Maßnahmen erfassen kann. 12 zufällig
ausgewählte Tiere erhielten 250 U/kg KG Liquemin subcutan. (Mit
einer solchen Einzeldosis wurde in Vorversuchen nach 30 min für
mindestens 3 h eine Heparin-Plasma-Konzentration von 0,04 bis
0,15 USP/ml erreicht, entsprechend den Plasmakonzentrationen bei
gesunden Probanden nach mehrmaliger subcutaner Applikation von
5000 U Heparin in 8-stündigen Intervallen (1).) 12 Tiere erhielten anstelle von Liquemin 0,9%ig NaCl-Lösung. Die Stenose an
der rechten V. jugularis externa wurde 40 min nach der Subcutan-
injektion angelegt. Mittels des Dopplergerätes wurden die Fluß-
geschwindigkeitsänderungen 2 h lang registriert.

Ausgewertet wurden bei jedem Tier: Die Gesamtzahl der Minuten,
in denen während dieser 2 h ein 0-Signal registriert wurde; das

Vorliegen eines 0-Signals (occludierende Thrombose) oder eines
meßbaren Signals (keine occludierende Thrombose) bei Versuchsende. Anhand dieser Daten wurde die Thromboseneigung der Lique-
min-Gruppe mit der der Kontrollgruppe verglichen.

Alle Versuchstiere wurden nach Versuchsende in Narkose durch
i.v.-Injektion einer Nembutal-Überdosis getötet.

Ergebnisse

Zuverlässigkeit der Thromboseprovokation:

Bei 27 von 30 Tieren kam es innerhalb von 40 min nach Stenosierung zu occludierenden Thrombosen (6 von 8 Flowmeter-, 21 von 22
Dopplerregistrierungen). Innerhalb der ersten 5 min hatten sich
0-Signale bei 9 Tieren entwickelt, innerhalb von 10 min bei insgesamt 21, innerhalb von 20 min bei 23, innerhalb von 30 min bei
26 und dann eben innerhalb von 40 min bei insgesamt 27 Tieren.

Wirkung von Low Dose Heparin (LDH):

In der LDH-Gruppe (n=12) war die Anzahl der 0-Signale, die in
Abständen von 5 min festgehalten wurden, während der gesamten
Versuchsdauer deutlich niedriger als in der Kontrollgruppe (n=12)
(Abb. 2). Das arithmetische Mittel der Dauer der 0-Signale lag
während der Versuchsdauer von 120 min in der LDH-Gruppe bei 12
min, in der Kontrollgruppe bei 79 min. Im Mann-Whitney-U-Test
ist der Unterschied mit $\alpha < 0,005$ signifikant.

Zwei Stunden nach der Stenosierung wurden bei einem von 12 LDH-
Tieren und bei 8 von 12 Kontrolltieren 0-Signale registriert. Im
Fisher-Test ist der Unterschied mit $p < 0,005$ signifikant.

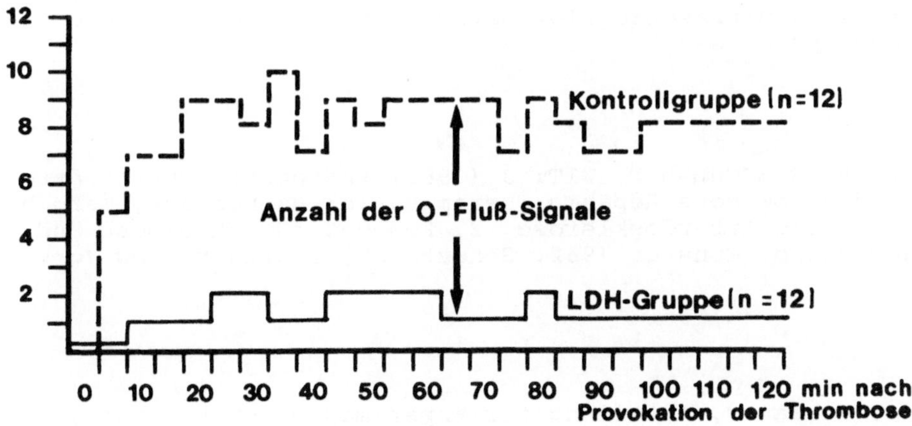

*Abb. 2. Anzahl der 0-Signale (Dopplergerät) 0, 5, 10 ..... 115, 120 min nach
Thromboseprovokation in der LDH- und in der Kontrollgruppe*

Morphologische Beurteilung: Zwei Präparate (Venenstück mit
Thrombus nach 1-stündigem 0-Signal) wurden dem Institut für
Pathologie unseres Klinikums übersandt. Wir danken Prof. Dr. Dhom
für folgende Beurteilung: "Typischer frischer roter Thrombus. Er
besteht hauptsächlich aus dicht gepackten Erythrocyten, die von
einem Netz zarter Fibrinfäden durchzogen sind. Der Thrombus ist
nur an wenigen Stellen an der Gefäßwand adherent. Gelegentlich
sieht man eine Auflösung von Endothelzellkernen. An solchen
Stellen sind Thrombocytenadhäsionen und deutlichere Fibrinablage-
rungen zu beobachten".

Zusammenfassung

Ein Tiermodell der venösen Thrombose wird zur Diskussion ge-
stellt. Es initiiert bei geringem Operationstrauma mit großer
Zuverlässigkeit die Bildung typischer Gerinnungsthromben durch
Einsatz von 2 Komponenten der Virchowschen Trias:
- Änderung der Gefäßwandbeschaffenheit (ringförmige Mikroläsion
  des Endothels)
- Änderung der Blutströmung (Verlangsamung, Wirbelbildung).
Thrombogenese, Thrombolyse und Embolisierung können ohne Störung
dieser Vorgänge mittels eines elektromagnetischen Flowmeters
oder eines Dopplergerätes über Stunden kontinuierlich beobachtet,
registriert und zeitlich genau zugeordnet werden.

Summary

An animal model of venous thrombosis is presented which avoids
major surgical trauma and initiates the formation of typical
venous thrombi with high reliability. It is based on two compo-
nents of Virchow's triad, changes in the vessel wall condition
(circular microlesion of the endothelium) and changes in the
bloodstream pattern (retardation, turbulence). Thrombus formation,
thrombolysis, and embolic dislodgement can be monitored and registered for several hours by means of an electromagnetic flowmeter or an ultrasonic flow detector without disturbance of the
observed processes.

Literatur

1 LILL H, ROESCHLAU P, WITT J (1982) Photometrischer Kontrolltest
  für die Low Dose Heparin Therapie. In: Haemostase, Thrombo-
  philie und Arteriosklerose, 2. Kongreß für Thrombose und
  Haemostase, Münster 1982. Schattauer, Stuttgart New York

Dr. G. Harbauer, Abteilung für Experimentelle Chirurgie, Univer-
sitätsklinikum, D-6650 Homburg/Saar

16. Nieren- und Pankreasallotransplantation beim Hund: Über die Früherkennung der Abstoßungsreaktion und den Einfluß simultaner Organverpflanzung auf die Funktionsdauer

Kidney and Pancreas Allotransplantation in Dogs: Early Detection of Rejection and Impact of Simultaneous Organ Grafting on Functional Survival

G. Florack[1], D. E. R. Sutherland[2], J. S. Najarian[2], J. P. Squifflet[2] und J. R. Siewert[1]

[1]Chirurgische Klinik und Poliklinik der Technischen Universität München (Direktor: Prof. Dr. J.R. Siewert)
[2]Department of Surgery, University of Minnesota Hospitals, Minneapolis, Minnesota (Chairman: Prof. Dr. J.S. Najarian)

Einleitung

Die diabetische Nephropathie ist eine der häufigsten Ursachen der Urämie. Die Resultate der Nierentransplantation bei Diabetikern sind in den vergangenen Jahren verbessert worden, aber sie sind nicht äquivalent denen bei nichtdiabetischen Organempfängern. Die vasculäre Erkrankung schreitet weiter fort und wird selbst in den transplantierten Nieren beobachtet.

Segmentale Pankreastransplantationen werden derzeit in begrenzter Zahl bei Patienten mit juvenilem Diabetes mellitus (Typ I) durchgeführt, um die gestörte Stoffwechselsituation, die auch durch Insulinapplikation nicht ausreichend reguliert werden kann, zu normalisieren und damit Entwicklung oder Fortschreiten sekundärer Läsionen aufzuhalten.

Differierende Ansichten bestehen, ob die Pankreastransplantation vor (Frühphase der Läsionen), simultan mit oder im Anschluß an eine Nierentransplantation bei urämischen Diabetikern erfolgen soll. Ziel unserer Untersuchungen war es, Vor- und Nachteile der simultanen Allotransplantation von Niere und vascularisiertem Pankreassegment zu eruieren.

Material und Methodik

Bei gemischtrassigen Hunden wurde für die Pankreassegmenttransplantation der linksseitige Anteil des Organs (Pankreasschwanz) beim Spendertier exstirpiert und heterotop intraperitoneal an die rechtsseitigen Iliacalgefäße des Empfängers anastomosiert. Entsprechend mußte die rechte Niere an die Empfänger-Iliacalgefäße links angeschlossen werden.

Chirurgisches Forum '84
f. experim. u. klinische Forschung
Hrsg.: L. Koslowski
© Springer, Berlin Heidelberg 1984

Die Ureterocystoneostomie erfolgte in einer modifizierten Technik
nach Politano. Bei simultaner Transplantation erfolgten gleichzeitig totale Nephrektomie und Pankreatektomie der empfängereige-
nen Organe. Nach Nieren- bzw. Pankreastransplantation allein
wurde lediglich das korrespondierende Organ beim Empfängertier
entfernt.

In der Gruppe I (n = 12 Hunde) wurde nach kombinierter Organtransplantation keine immunsuppressive Therapie durchgeführt. In der
Gruppe II (n = 16), ebenfalls Doppelorganverpflanzung, empfingen
die Tiere eine konstante tägliche orale Dosis von 25 mg/kg Cyclosporin, dies um einen möglichen differierenden Einfluß der Im-
muntherapie auf die Funktionsdauer unterschiedlicher Organtrans-
plantate zu demonstrieren. Die Dosierung wurde bei Auftreten der
Abstoßungsreaktion nicht variiert. Alleinige Nieren- (Gruppe III,
n = 13) bzw. Pankreastransplantationen (Gruppe IV, n = 14) erfolgten zur Kontrolle, um die mögliche Auswirkung der Doppelorganverpflanzung auf die Funktionsrate des individuellen Transplantates in der Gruppe I differenzieren zu können.

Postoperativ wurden Serum-Kreatinin, Plasma-Glucose, Serum-Insu-
lin, Serum-Amylase und weißes Blutbild täglich bestimmt. Der intravenöse Glucose-Toleranz-Test (GTT) wurde eine Woche nach der
Operation durchgeführt. Als Organabstoßung wurde die Erhöhung des
Serum-Kreatinins > 2.0 mg% bzw. der Plasma-Glucose > 200 mg% definiert.

Bei jeweils sechs Hunden der Gruppe III und IV wurden Serienbiop-
sien in zweitägigen Abständen, beginnend ab 5. postoperativen Tag,
gewonnen, um eine Korrelation der Serum-Kreatinin- und Plasma-
Glucose-Spiegel mit histologischen Veränderungen in den jeweiligen Organtransplantaten feststellen zu können.

Resultate

Daten über den Zeitpunkt der Abstoßungsreaktion der einzelnen
Organe in Abhängigkeit von Einzel- oder Simultantransplantation
sind in der Tabelle 1 dargestellt. Die Serum-Amylasen zeigten
Spitzenwerte am 4. postoperativen Tag, Gruppe I: 7190 IU/L,
Gruppe II: 8085 IU/L, Gruppe IV: 4968 IU/L, um sich danach wie-
der der Norm zu nähern.

Der IVGTT-k-Wert war am niedrigsten in Gruppe IV (k = -1.3 $\pm$ 0.3),
hier waren die Nüchtern-Blutzuckerwerte noch im Normbereich, die
Glucosebelastung deckt aber bereits Störungen auf. Gegenüber der
Gruppe II (k = -1.86 $\pm$ 0.22) ist in Gruppe I (k = -2.31 $\pm$ 0.29)
eine deutliche Erhöhung des k-Wertes zu verzeichnen, worin ein
frühes Zeichen der beginnenden Abstoßungsreaktion gesehen werden
kann, resultierend in Beta-Zell-Zerstörung und erhöhtem Insulin-
ausstoß und damit forciertem Senken des Glucosespiegels, während
bei den immunsuppressiv behandelten Tieren diese Phase noch nicht
eingesetzt hat.

Im histologischen Bild sind Zeichen der Abstoßungsreaktion, als
mononucleäre Infiltration in beiden Organen bereits am 5. post-

Tabelle 1. Ergebnisse alleiniger und simultaner Nieren- und Pankreas-Alltotransplantation bei Hunden

Gruppe	N	Organ	Tag d. Organabstoßung od. Exitus[#] bei funkt. Pankreas(Px)-Transplantat(Tx)*,[x]	Mittelwert ± SEM	Tx-Versagen od. Exitus unabhängig von Organabstoßung
I. Simultane Nieren- u. Px-Tx Ø Immunth.	12	Niere (n=11)	5,6,6,6,7,7,7,7,7,8,8	6.7 ± 0.3	2. Tag - Lungenödem (n=1)
		Pankreas (n=9)	8*,9,9,10[x],10[x],11,12*, 12[x],15*	10.7 ± 0.7	2. u. 4. Tag - arterielle Thrombose (n=2) }(n=3)
II. Simultane Nieren- u. Px-Tx Cyclosporin 25 mg/kg	16	Niere (n=15)	5,6,6,7,7,8,8,9,9,10, 11,13,14,24,31	11.2 ± 1.8	3. Tag - Darminvagination (n=1)
		Pankreas (n=15)	6*,9,9*,10,10*,10*,10*, 13[x],14*,16*,17*,17[x], 18*,29*,38*	15.1 ± 2.2	
III. Nieren-Tx allein - Ø Immunth.	13	Niere (n=12)	5,5,6,6,6,6,6,7,7,8, 8,10	6.7 ± 0.4	3. Tag - Darminvagination (n=1)
IV. Pankreas-Tx allein - Ø Immunth.	14	Pankreas (n=14)	6,7,7,7,7,8,8,9,9,9,9, 10,11,12	8.5 ± 0.4	---

Hunde, die wegen Urämie verstarben mit normalen* (< 110 mg%) oder leicht erhöhten[x] (Gruppe I: 127, 137, 155 mg%; Gruppe II: 130, 141 mg%) Nüchtern-Glucose-Werten

operativen Tag zu erkennen, wobei der Schweregrad bei den transplantierten Nieren gegenüber den Pankreata an korrelierenden
Zeitpunkten stärker ausgeprägt ist.

Bei simultaner Organtransplantation (Gruppe I) ist die mittlere
Funktionsdauer der Pankreata signifikant länger als die der
gleichzeitig transplantierten Nieren (p < 0.0001). Die gleiche
Tendenz wurde auch in Gruppe II (mit Immunsuppression) beobachtet, wenngleich eine größere Variationsbreite in der Funktionsdauer der einzelnen Organe vorliegt. Die mittlere Funktionsrate
segmentaler Pankreasallotransplantate in nicht immunsuppressiv
behandelten Empfängertieren von gleichzeitigen Nierentransplantaten (Gruppe I) war ebenfalls signifikant länger (p < 0.015) als
in nicht immunsupprimierten Hunden mit einem alleinigen Pankreas-
transplantat (Gruppe IV). Die Funktionsrate bei alleinig oder
simultan transplantierten Nieren wies keine Differenz auf (p =
1.0) (Abb. 1).

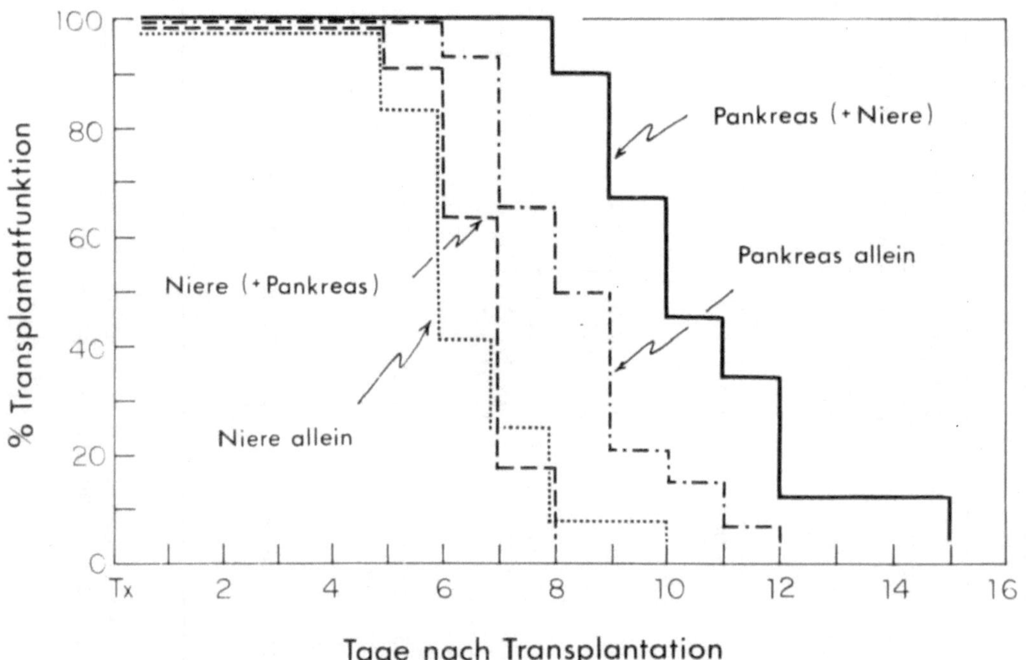

*Abb. 1. Funktionsdauer von allein transplantierten Nieren- und Pankreas-Allo-
transplantaten sowie simultan transplantierten Nieren- plus Pankreas-Allo-
transplantaten in nicht immunsuppressiv behandelten Hunden*

Diskussion

Das Interesse an der Pankreastransplantation zur Behandlung des
Diabetes mellitus hat in den letzten Jahren stark zugenommen (1).
Einige Transplantationszentren (2, 3) bevorzugen Niere und Pan-
kreas simultan zu transplantieren, während andere wegen der er-

höhten chirurgischen Belastung für den Empfänger bislang davon
abraten (4). Simultane Transplantation bedeutet jedoch, daß
beide Organe von einem Spender verwendet werden können und damit
die immunsuppressive Therapie vereinfacht ist gegenüber der Situation bei dyssynchroner Transplantation unterschiedlicher Organe von verschiedenen Spendern.

Klinische Erfahrungen (2, 3) und unsere Untersuchungen zeigen,
daß die Serum-Kreatinin-Erhöhung ein empfindlicherer Indikator
zur Erkennung der Abstoßungsreaktion der Niere ist als der Plasma-
Glucose-Anstieg für das dann meist bereits irreversibel geschädigte Pankreas. Die dadurch mögliche frühzeitigere aggressive Behandlung der Abstoßung bei kombinierter Organverpflanzung kann
in verlängerter Funktion beider Transplantate resultieren. Das
Pankreas hat eine längere Funktionsdauer nach simultaner Transplantation mit der Niere als bei seiner alleinigen Verpflanzung.
Die Ursachen hierfür sind nicht eindeutig. Die physiologische
Manifestation der Abstoßung differiert für verschiedene Organe;
Abwehrmechanismen scheinen vornehmlich die Niere zuerst zu
attackieren, was bei Doppelorgantransplantation zur immunologischen Protektion für das Pankreas führt. SEVERYN et al. (5) spe-
kulierten, daß ein Abfang- oder Verbrauchsphänomen vorliegt, das
zur Absonderung cytotoxischer Lymphocyten in Nierenallotrans-
plantaten führt. Außerdem mag die mit der Nierenabstoßung einher-
gehende Urämie die Immunantwort zusätzlich unterdrücken und damit
die Pankreasabstoßung verzögern.

Insgesamt resultieren verbesserte Kontrolle und immunologischer
Vorteil der simultanen Pankreas-Nieren-Transplantation in längerer Funktionsdauer des Pankreas.

Zusammenfassung

Total pankreatektomierte und/oder nephrektomierte Hunde empfingen
Pankreas-Allotransplantate (Tx) allein, Nieren-Tx allein oder
simultan Pankreas- und Nieren-Tx (ein Spender) ohne oder mit
Cyclosporin. Pankreas-Tx funktionierten länger als Nieren-Tx, 8.5
vs. 6.7 Tage (p < 0.01); bei simultaner Organ-Tx ohne, 10.7 vs.
6.7 Tage (p < 0.0001) bzw. mit Immunsuppression, 15.1 vs. 11.2
Tage (p < 0.01). Bei simultaner Tx war für das Pankreas die Funktionsdauer länger verglichen zur alleinigen Pankreas-Tx, 10.7
vs. 8.5 Tage (p < 0.015). Eine simultane Pankreas-Nieren-Transplantation scheint somit einen immunologischen Vorteil für die
Funktionsdauer einer Pankreas-Tx zu bedeuten.

Summary

Totally pancreatectomized and/or nephrectomized dogs received
pancreas allografts (TX) alone, kidney Tx alone, or simultaneous pancreas and kidney Tx (same donor) without or with cyclosporin. Pancreas grafts functioned longer than kidney grafts
(8.5 vs. 6.7 days, p<0.01); in simultaneous organ transplantation without immunosuppression the period was 10.7 vs. 6.7 days
(p<0.0001), with immunosuppression 15.1 vs. 11.2 days (p<0.01).

When Tx of both organs was performed simultaneously, pancreas
survival was extended compared to pancreas Tx alone (10.7 vs. 8.5
days, p<0.015). This simultaneous pancreas and kidney Tx seems
to provide an immunologic advantage for survival of the pancreas
Tx.

Literatur

1 SUTHERLAND DER (1983) Current status of pancreas transplantation: Registry statistics and an overview. Transplant Proc 15:
  1303
2 DUBERNARD JM et al (1983) Clinical experience with 31 pancreatic allografts in man. Transplant Proc 15: 1318
3 BAUMGARTNER D et al (1983) Rejection episodes in recipients
  of simultaneous pancreas and kidney transplants. Transplant
  Proc 15: 1330
4 SUTHERLAND DER et al (1983) Pancreas transplantation for
  diabetes: Clinical experience and metabolic studies in 54 recent cases at the University of Minnesota. Transplant Proc
  15: 1322
5 SEVERYN W et al (1982) Studies on the survival of simultaneous
  canine renal and segmental pancreatic allografts. Transplantation 33: 606

Dr. med. G. Florack, Chirurgische Klinik und Poliklinik der
Technischen Universität München, Klinikum rechts der Isar,
Ismaningerstr. 22, D-8000 München 80

17. Verbesserung der Funktionsrestitution der Niere nach Lagerungskonservierung bis 72 h durch eine neue Konservierungslösung auf D_2O-Basis*

Improvement of Post-transplant Renal Functional Recovery After 24–72 Hours Cold Storage by Use of a New Preservation Solution on D_2O Basis

J.H. Fischer und Petra Knupfer**

Institut für Experimentelle Medizin der Universität zu Köln
(Direktor: Prof. Dr. W. Isselhard)

Konservierungstechniken für Nierentransplantate sind in den letzten Jahren immer weniger Gegenstand klinisch-wissenschaftlicher Diskussionen gewesen, obwohl die zur Zeit vorwiegend in der Klinik eingesetzten Verfahren hypothermer ischämischer Organlagerung nur einen sehr unvollkommenen Schutz der Niere ermöglichen. Es wurde sogar zunehmend empfohlen, die Konservierungsdauer ohne Rücksicht auf die Qualität einer frühzeitigen Funktionsrestitution noch zu verlängern (8) und Organe mit schlechter Funktionsaufnahme von einigen Autoren günstiger bewertet als solche mit Sofortfunktion (6). Dementsprechend wurden Konservierungstechniken, welche eine gute Funktionswiederaufnahme gewährleisten, zunehmend zurückgedrängt - wie z.B. die hypotherme Dauerperfusion (7) - und neue Verfahren wie die retrograde Sauerstoffpersufflation (4) gar nicht erst in die klinische Praxis übernommen. Ursache dieses Trends war die günstige 1-Jahres-Überlebensrate stark Lagerungs-geschädigter Nieren, welche sich wohl dadurch erklären läßt, daß die Gefahr einer Abstoßung des Transplantats bei schlechter Organfunktion bzw. schlechter Organdurchblutung geringer ist (1) und die Langzeit-Transplantat-Überlebensrate nahezu ausschließlich von der Immuntoleranz gegenüber dem Transplantat abhängt (9).

Mit der Einführung von Cyclosporin A (CyA) in die klinische Praxis hat sich die Situation jedoch grundlegend geändert. Es ist jetzt nicht nur möglich, auch gut funktionierende Transplantate vor Abstoßungen weitgehend zu bewahren (2), sondern eine frühe Funktionsrestitution nach der Transplantation ist zu einer wichtigen Voraussetzung für die Erkennung der häufig zu beobachtenden nephrotoxischen Nebenwirkungen des Präparates geworden (2).

---

*Mit Unterstützung der Deutschen Forschungsgemeinschaft im SFB 68
**Technische Assistenz: Gudrun Horbach und Christine Beier

Chirurgisches Forum '84
f. experim. u. klinische Forschung
Hrsg.: L. Koslowski
© Springer, Berlin Heidelberg 1984

Wir haben deshalb auf der Basis unserer langjährigen Erfahrung
mit der experimentellen Organkonservierung versucht, die frühe
Funktionsrestitution Lagerungs-konservierter Nieren zu verbessern bzw. eine Sofortfunktion auch noch nach längerer Konservierungsdauer zu erreichen. Die Beschränkung auf die Lagerungskonservierung trägt dabei der Tatsache Rechnung, daß dieses bil-
ligste und technisch problemloseste Konservierungsverfahren
Alternativverfahren z.B. im Bereich von Eurotransplant wie in
anderen Organisationen völlig verdrängt hat und deren Einführung
bzw. Wiedereinführung in absehbarer Zukunft wohl kaum zu erwarten
ist.

Methodik

Mischrassigen Hunden von 20-25 kg Körpergewicht wurde in Nembutalnarkose eine Niere entnommen, sofort mit einer der Konservierungslösungen freigespült (Schwerkraftperfusion aus 100 cm Höhe, 200
ml Perfusat von 4°C pro 100 g Niere) und über 24, 48 oder 72 h
in der jeweiligen Freispüllösung bei 6°C gelagert. Als Konservierungslösung wurde neben der Euro-Collins-Lösung (EC) (n=12),
die von COLLINS selbst angegebene (3) Konservierungslösung C2
(n=6, nur 24 h Experimente) und eine auf der Basis der C2 Lösung
von uns entwickelte "Freispüllösung 2" (F.2) (n=12) benutzt. Die
Zusammensetzung der Lösungen ist in Tabelle 1 aufgelistet. Die
Organe wurden dann an die Halsgefäße des Spendertieres mittels
Gefäßnaht autotransplantiert. Zwischen 1. und 3. Stunde nach der
Transplantation wurden dann die Inulin- und die Paraaminohippurat
(PAH)-Clearance unter Aufrechterhaltung konstanter Plasmaspiegel
im Bereich von 15-20 mg·100 ml^{-1} Inulin und 1-2 mg·100 ml^{-1} PAH
und Stimulation der Diurese durch Mannit ermittelt (Einzelheiten
der Methodik vgl. (4)). Darüberhinaus wurden in Plasma und Urin
Natrium und Kalium flammenphotometrisch bestimmt sowie der Glu-
cosegehalt enzymatisch ermittelt. Alle Daten wurden auf 100g
Nierengewicht berechnet und werden in Form von Mittelwerten $\pm$
Standardabweichungen angegeben. Die Signifikanzberechnungen
wurden mit dem verteilungsunabhängigen Wilcoxon-Test durchgeführt.

Tabelle 1. Zusammensetzung der Konservierungslösungen

mMol/l	EC	C2	F.2
Na^+	10	10	110
K^+	115	115	115
Mg^{++}	–	30	30
Cl^-	15	15	15
HCO_3^-	10	10	10
SO_4^{--}	–	30	80
HPO_4^{--} , $H_2PO_4^-$	57,5	57,5	57,5
Glucose	194,3	138,8	–
Saccharose	–	–	99,3
Hepes-Puffer	–	–	10
mosmol/kg	375	320	400
Lösungsmittel	H_2O	H_2O	D_2O

Ergebnisse und Diskussion

Wie die Abb. 1 zeigt, ist die Lösung F.2 der EC nach allen Kon-
servierungszeiten bezüglich der - mit Clearance-Tests gemessenen - Güte der sofortigen Funktionsrestitution signifikant über-
legen (p < 0,05). 24 Std in C2 gelagerte Organe zeigten dagegen
keine bessere Funktion als EC-konservierte Nieren.

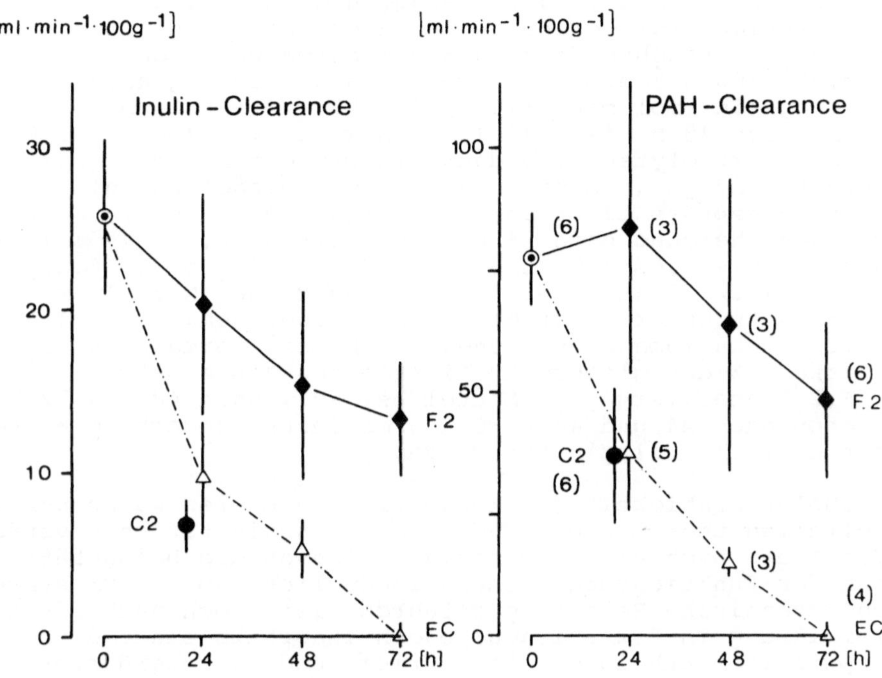

Abb. 1. *Inulin- und PAH-Clearance von Hundenieren nach 24, 48 oder 72-stündi-
ger hypothermer Lagerungskonservierung 1-3 h nach Autotransplantation an die
Halsgefäße. Kontrollgruppe: Freispülen mit Ringerlösung (R.) und sofortige
Autotransplantation. Freispülen und Konservierung bei 6°C mit Euro-Collins-
Lösung (EC), Collins-Lösung C2 oder "Freispüllösung" (F.2). Mittelwerte ±
Standardabweichungen, in Klammern Angabe der Anzahl der Experimente pro
Gruppe. Alle Inulin- und PAH-Clearancedaten der F.2-Gruppen liegen signifi-
kant (p < 0,05, Wilcoxon-Test) über den Ergebnissen einer gleich langen
Konservierung in EC oder C2*

F.2 unterscheidet sich von EC - wie Tabelle 1 ausweist - über das
schon in der Collins C2-Lösung enthaltene $MgSO_4$ hinaus in 3 Punk-
ten: 1. Sie besitzt eine höhere Osmolarität durch den Zusatz von
Na_2SO_4 zur Erzielung einer ausgewogenen Natrium-Kalium-Relation
bei gleichzeitiger Erhöhung der extracellulären Konzentration
eines nur wenig membrangängigen Anions. 2. Sie enthält statt
Glucose Saccharose, welche noch weniger durch Zellmembranen
diffundiert als Glucose und somit stärker ödemhemmend wirkt.
3. Sie enthält statt H_2O als Lösungsmittel "Schweres Wasser"
(D_2O), welches neben einer Membranstabilisierung eine "pH"-Er-
höhung und Veränderungen in der Stoffwechselaktivität bewirkt (5).

Noch nach 72 h Konservierung zeigten die in F.2 konservierten
Nieren eine befriedigende Sofortfunktion in Inulin- und PAH-
Clearance, d.h. eine beträchtliche glomeruläre Filtration und
Organdurchblutung bzw. PAH-Sekretionsfähigkeit der Tubuluszel-
len, welche im Mittel sogar noch leicht über der nach 24-stündi-
ger Konservierung mit C2 oder EC erzielten Funktion lag.

Daneben lagen die Natrium- und Glucoserückresorption nach 24-
bis 48-stündiger F.2 Konservierung im Mittel etwa doppelt so
hoch wie nach gleich langer EC-Lagerung (p < 0,05). Die Glucoserückresorption, für welche an normalen Nieren in situ unter
identischen Versuchsbedingungen ein Normalwert von 323 + 68
$mmol \cdot min^{-1} \cdot 100 \ g^{-1}$ ermittelt wurde (n=6), betrug nach 24 h Konservierung (in $mmol \cdot min^{-1} \cdot 100 \ g^{-1}$) 107 + 36 (F.2) bzw. 36 + 14
(EC) und nach 48 h: 52 + 18 (F.2) bzw. 25 + 5 (EC). Bei Berech-
nung der Elektrolytausscheidung als Prozentsatz der glomerulär
filtrierten Menge (ermittelt aus Plasmaspiegel und glomerulärer
Filtration repräsentiert durch die Inulinclearance), betrug die
Natriumausscheidung nach 24 h Konservierung 3,3 + 1,5% (F.2) gegenüber 12,6 + 7,6% (EC) und nach 48 h 14,0 + 5,3% (F.2) gegenüber 42,3 + 22,7% (EC) der filtrierten Menge (Normalwert der
Niere in situ unter sonst gleichen Bedingungen: 3,3 + 1,4%
(n=6)). Die Kaliumausscheidung, welche bei normalen Nieren in
situ etwa 30% der glomerulär filtrierten Menge betrug, lag nach
24 h F.2 Konservierung im Mittel bei 60%, nach 48 und 72 h F.2-
wie schon nach 24 und 48 h EC-Konservierung jedoch im Mittel
leicht über der filtrierten Menge.

Die Erholungsfähigkeit der konservierten Nieren wurde nur in
Einzelfällen über mehrere Tage post transplantationem verfolgt,
da die Niere nach einer Transplantation an die Halsgefäße zwar
leicht der Funktionsüberwachung zugänglich, aber sehr stark
durch mechanische Belastung gefährdet ist. Noch nach 72-stündiger
Konservierung in F.2 stiegen jedoch innerhalb einer 6-tägigen
postoperativen Erholungszeit Natrium- und Glucoserückresorption
kontinuierlich nahezu bis auf Normalwerte an, unter gleichzeitiger - wenn auch langsamerer - Erholung der Clearancedaten.

Zusammenfassung

Die Tendenz zur Anwendung immunsuppressiver Substanzen mit
nephrotoxischen Nebenwirkungen in der klinischen Nierentransplantation führt zu einem zunehmenden Interesse an einer frühzeitigen Funktionsüberwachung bei möglichst guter Organfunktion.
Dem wird mit der Entwicklung einer Konservierungslösung Rechnung
getragen, welche noch nach langer hypothermer Lagerungskonservierung der Niere eine schnelle, gute Funktionsrestitution ge-
währleistet. Im Tierexperiment am Hund wurde die Funktionsrestitution der Nieren nach 24-72-stündiger Konservierung in der
"Freispüllösung 2" (F.2) - einer hyperosmolaren, saccharosehal-
tigen Lösung mit ausgewogenem Natrium-Kalium-Verhältnis auf
Schwerwasserbasis - mittels Clearance-Tests (Inulin und PAH)
sowie Elektrolyt- und Glucoseresorptionsraten ermittelt und den
Ergebnissen einer Konservierung in Euro-Collins-Lösung (EC) bzw.
Collins-C2-Lösung (für 24 h) gegenübergestellt.

Hierbei ließ sich sowohl eine signifikante Überlegenheit in der Höhe der Funktionsrestitution nach F.2-Konservierung gegenüber den Vergleichslösungen aufweisen als auch eine beträchtliche Verlängerung in der für eine Sofortfunktion tolerablen Konservierungszeit.

Summary

The increasing use of highly immunosuppressive but also nephrotoxic substances in clinical kidney transplantation brings the need for effective functional control and early functional recovery of the transplant. For this purpose a new preservation solution, "flush solution 2" (F.2) was designed, a hyperosmolar solution containing sucrose with a balanced Na-K relation on the basis of "heavy water" (D_2O). In canine experiments the renal functional recovery was tested after 24-72 h preservation in F.2, Euro-Collins solution (EC), and (for 24 h only) Collins solution C2 by inulin and paraaminohippurate clearance tests as well as determinations of electrolyte and glucose resorptions. F.2 proved to be significantly superior to EC or C2 with respect to the quality of immediate functional recovery, as well as a prolongation of the preservation period which is compatible with an early functional restitution of the transplant.

Literatur

1 BESARAB A, WESSON L, JARRELL B, BURKE JF (1983) Effect of delayed graft function and ALG on the circaseptan (about 7 day) rhythm of human renal allograft rejection. Transplantation 35: 562-566
2 BEVERIDGE T, MAURER W, POOLE TW, WOOD AJ, WISCOTT E (1982) Steroid-freie Behandlung nierentransplantierter Patienten mit Cyclosporin A. Eine europäische multizentrische Studie. Klin Wschr 60: 1137-1142
3 COLLINS GM, BRAVO-SHUGARMAN M, TERASAKI P (1969) Kidney preservation for transportation. Initial perfusion and 30 hours' ice storage. Lancet 2: 1219-1222
4 FISCHER JH, CZERNIAK A, HAUER U, ISSELHARD W (1978) A new simple method for optimal storage of ischemically damaged kidneys. Transplantation 25: 43-49
5 FISCHER JH, REIFFERSCHEIDT G, FUHS M, WENZEL M, ISSELHARD W (1982) Deuterium oxide (D_2O) for organ preservation. In: Organ preservation - basic and applied aspects. Pegg DE, Jacobson IA, Halasz NA (Hrsg) MTP press, Lancaster, p 199-203
6 JØRGENSEN HE, KREINER S, LARSEN M, RYTTER POULSEN L (1981) Factors influencing graft survival. A statistical analysis. Scand J Urol Nephrol (Suppl) 64: 123-127
7 OPELZ G, TERASAKI PI (1982) Advantage of cold storage over machine perfusion for preservation of cadaver kidneys. Transplantation 33: 64-68
8 SQUIFFLET JP, PIRSON Y, GIANELLO P, VAN CANGH P, ALEXANDRE GPI (1981) Safe preservation of human renal cadaver transplants by Euro-Collins solution up to 50 hours. Transpl Proc 13: 693-696

9 TOLEDO-PEREYRA LH (1982) Pulsatile perfusion is still indicated
  for kidney preservation. Transplantation 34: 110

Prof. Dr. J.H. Fischer, Institut für Experimentelle Medizin der
Universität zu Köln, Robert-Koch-Str. 10, D-5000 Köln 41

18. Cytologische und immunologische Überwachung (ZIM) von Cyclosporin-A-behandelten, herztransplantatierten Patienten

Cytological and Immunological Monitoring of Heart Transplant Patients Treated with Cyclosporin A

H. Reichenspurner[1], C. Hammer[1], C. Lersch[1], W. Brendel[1], B. Reichart[2], B. M. Kemkes[2] und J. M. Gokel[3]

[1]Institut für Chirurgische Forschung,
[2]Herzchirurgische Klinik,
[3]Institut für Pathologie der Universität München, Klinikum Großhadern

Die immunsuppressive Therapie wurde seit 1981 in vielen Transplantationszentren weitgehend auf das Medikament Cyclosporin A (CyA) zusammen mit niedrigen Dosierungen von Prednison umgestellt (1). Unter CyA-Therapie ist die rechtsventriculäre Myokardbiopsie der einzig relevante Parameter geblieben, um Abstoßungsreaktionen am Herzen frühzeitig zu diagnostizieren (2). Unser Ziel war es, aufgrund differenzierter hämatologischer Veränderungen im peripheren Blut (PB) rechtzeitig beginnende Abstoßungsreaktionen oder generalisierte Virusinfektionen zu erkennen. Dadurch scheint es möglich, die Zahl der invasiven Myokardbiopsien deutlich einzuschränken.

Patienten und Methode

Untersucht wurden 11 männliche herztransplantierte Patienten im Alter von 24 bis 45 Jahren. Die Immunsuppression mit CyA und Prednison erfolgte bei allen Patienten nach dem Schema von P.E. OYER (3).

Das cyto-immunologische Monitoring (ZIM) wurde in den ersten 20 Tagen nach Operation täglich, später 3 mal pro Woche bis zur Entlassung der Patienten - nach durchschnittlich 3 Monaten - durchgeführt. Aus 10 ml heparinisiertem Patientenblut wurden nach Leukocytenzählung (W.B.C.) und dem Anfertigen eines Blutaustriches die mononucleären Zellen über einen Ficoll-Hypaque-Gradienten aus dem Blut isoliert. Ein Teil dieser Zellen wurde mittels einer Cytozentrifuge auf Objektträger aufgebracht und anschließend nach der Pappenheim-Methode gefärbt. Der Rest der Zellen wurde mit monoklonalen Antikörpern (OKT 3, OKT 4, OKT 8) markiert. Das ZIM wurde als aktiviert bezeichnet, wenn mehr als 50 Prälymphoblasten oder mehr als 1 Lymphoblast/mm³ PB gefunden worden.

Chirurgisches Forum '84
f. experim. u. klinische Forschung
Hrsg.: L. Koslowski
© Springer, Berlin Heidelberg 1984

Ergebnisse

Von den untersuchten Patienten starben 2 Patienten jeweils 10
Tage postoperativ an Leberversagen, 1 Patient stieß nach 2,5 Monaten das Transplantat ab. Insgesamt waren 21 Abstoßungskrisen
zu verzeichnen. Während der ersten 3 Monate nach Transplantation
wurden 122 Myokardbiopsien und 460 ZIM-Tests durchgeführt. Verglichen wurden nun die Biopsie-Ergebnisse mit den am selben Tag
erhaltenen ZIM-Testergebnissen (Tabelle 1). Während bei den ersten
6 Patienten routinemäßig jeden 6. - 10. Tag biopsiert wurde,
bestimmten bei den letzten 5 Patienten zunehmend die ZIM-Ergeb-
nisse den Zeitpunkt der Myokardbiopsien. In bezug auf Abstoßungsreaktionen ergab sich eine Übereinstimmung von Histologie und
ZIM in 94,8%, in 5,2% zeigte das ZIM falsch-negative Ergebnisse.
Daraus ergibt sich eine Sensitivität des ZIM von 94,8%. In 26%
waren die ZIM-Testergebnisse falsch-positiv und damit war die
Spezifität 74%. Falsch-positive Resultate wurden mit monoklonalen Antikörper analysiert. In über 70% konnten diese mit gleichzeitig ablaufenden Virusinfekten erklärt werden. Zum Zeitpunkt
dieser Virusinfekte kehrte sich das Verhältnis von OKT4 zu OKT8
positiven Zellen um.

In 95,2% war das ZIM mindestens 1 Tag vor einem positiven Biop-
sieergebnis aktiviert.

Tabelle 1. ZIM-Testergebnisse im Vergleich zu den histologischen
Befunden der Myokardbiopsien

Patienten	Biopsien n	Abstoßung mit Ak-tievierung im ZIM	Abstoßung ohne Akti-vierung im ZIM
1. M.M.	13	3	–
2. G.W.	17	4	–
3. K.H.	13	1	–
4. R.R.	16	8	–
5. S.K.	3	–	–
6. W.A.	14	1	–
7. V.L.	15	7	1
8. U.B.	15	5	1
9. S.H.	9	2	–
10. H.E.	2	1	–
11. F.G.	5	1	–
	122	33	2

Diskussion

Immunologische Vorgänge wie Sensibilisierung und Aktivierung
von peripheren Lymphocyten während Abstoßungsreaktionen am Herzen oder generalisierten Virusinfektionen können zur Frühdiagnose bevorstehender Inflammationsvorgänge am Herzen verwertet werden. Die zirkulierenden Lymphoblasten und Prälymphoblasten deuten
sehr früh auf eine Abstoßungsreaktion oder Virusinfektion hin,
wobei Virusinfektionen das Verhältnis von Lymphocytensubpopula-

tionen in einer charakteristischen Weise umkehren. Wie aus
Tabelle 1 zu ersehen ist, gelang es mit Hilfe der ZIM-Technik
erstmalig unter CyA-Therapie durch die Frühdiagnose von Abstos-
sungsreaktionen bis zu 40% der bisher routinemäßig durchgeführten
Biopsien einzusparen.

Zusammenfassung

Beginn und Heftigkeit von Abstoßungsreaktionen oder generalisierten Virusinfekten unter Cyclosporin A Immunsuppression wurden
bei 11 herztransplantierten Patienten durch konsequente cytolo-
gische und immunologische Untersuchungen am peripheren Blut untersucht. Bei 95,2% aller diagnostizierten Abstoßungskrisen traten
eine definierte Anzahl von Prälymphoblasten und Lymphoblasten im
peripheren Blut schon mindestens 1 Tag vor einem positiven Befund der Myokardbiopsie auf. Bei allen generalisierten Virusinfektionen konnte zusätzlich zur Aktivierung der Lymphocyten
eine spezifische Umkehr von Lymphocytensubpopulationen (OKT4 zu
OKT8) gefunden werden. Erstmalig wurden invasive Myokardbiopsien
unter CyA-Therapie durch cyto-immunologische Untersuchungen im
peripheren Blut bis zu 40% eingespart.

Summary

The onset and severity of rejection episodes or general virus
infections under cyclosporin A (CyA) immunosuppression was
examined in 11 heart transplant patients by consequent cytological
and immunological tests of the peripheral blood. In 95.2% of all
rejection cases, a defined number of activated lymphocytes and
lymphoblasts were observed in the peripheral blood as early as
1 day before a positive myocardial biopsy finding. In addition
to an activation of lymphocytes, an inversion in the subpopulations (OKT4 to OKT8) was found in all virus infections. For the
first time, invasive myocardial biopsies under CyA therapy could
be minimized by up to 40% by using cytoimmunological tests of the
peripheral blood.

Literatur

1 REICHART B, ÜBERFUHR P, WELZ A et al (1983) Heart transplantation at the University of Munich - the first one and a half
  years. Heart Transplant 2: 266
2 BILLINGHAM ME (1979) Some recent advances in cardiac pathology.
  Hum Pathol 10: 367
3 OYER PE et al (1982) One year experience with Cyclosporine A
  in clinical heart transplantation. Heart Transplant 1: 285

Dr. H. Reichenspurner, Institut für Chirurgische Forschung der
Universität München, Klinikum Großhadern, Marchioninistr. 15,
D-8000 München 70

19. (Manuskript nicht eingegangen)

20. Spezifische Immunsuppression im Rattenmodell – erfolgreiche Empfängerkonditionierung mit Cyclosporin A vor Nierentransplantation

Specific Immunosuppression in the Rat Model: Successful Treatment with Cyclosporin A Before Renal Transplantation

G. H. Müller, A. Wunderlich, U. T. Hopt und H. Bockhorn

Chirurgische Universitätsklinik Tübingen (Direktor: Prof. Dr. L. Koslowski)

Weltweit werden verbesserte Ergebnisse in der Organtransplantation gemeldet,seit Cyclosporin A in die Immunsuppression Eingang gefunden hat. Cyclosporin ist das erste Immunsuppressivum, das selektiv in die Kaskade der Immunantwort durch Blockierung der Interleukine eingreift. Die T-Zell-spezifische Wirkung scheint dabei so selektiv, daß im wesentlichen die T-Helferzellen in der Antigenerkennungsphase supprimiert werden, ohne daß die Generation einer Suppressorzellpopulation gehemmt wird.

Dieser Mechanismus führt im experimentellen Rattenmodell nach erfolgter Allotransplantation zur Toleranz, wenn Cyclosporin A 1 - 2 Wochen verabreicht wird. Im starken Abstoßungsmodell DA (RT-1^a) zu Lewis (RT-1^l) verhindert Cyclosporin, gegeben für 14 Tage, eine Abstoßungsreaktion über die Zeit von 100 Tagen hinaus.

Das gleiche gilt für Herz- oder Lebertransplantate. Wir haben untersucht, inwieweit dieses Prinzip (spezifisches Antigen + Cyclosporin-Therapie = Entwicklung einer spezifischen Toleranz) im Rattenmodell anwendbar ist. Eine Vorbehandlung der späteren Nierenempfänger wurde 30 Tage vor Nierentransplantation wie folgt durchgeführt:

Methoden (Abb. 1)

Gruppe I erhielt ein DA-Herz heterotop nach der Methode nach ONO implantiert (infrarenal).
Gruppe II erhielt eine DA-Leber auxiliär (1) implantiert.
Gruppe III wurde lediglich scheinlaparotomiert und bekam 1 ml DA-Blut transfundiert.

Alle Empfänger erhielten Cyclosporin A in der Dosis 10 mg/kg KG täglich für 14 Tage, appliziert über einen Magenschlauch. 30 Tage nach dem Ersteingriff wurden die vorbehandelten Lewis-Ratten erneut operiert: Die 3 Gruppen wurden in jeweils 2 Untergruppen geteilt.

Chirurgisches Forum '84
f. experim. u. klinische Forschung
Hrsg.: L. Koslowski
© Springer, Berlin Heidelberg 1984

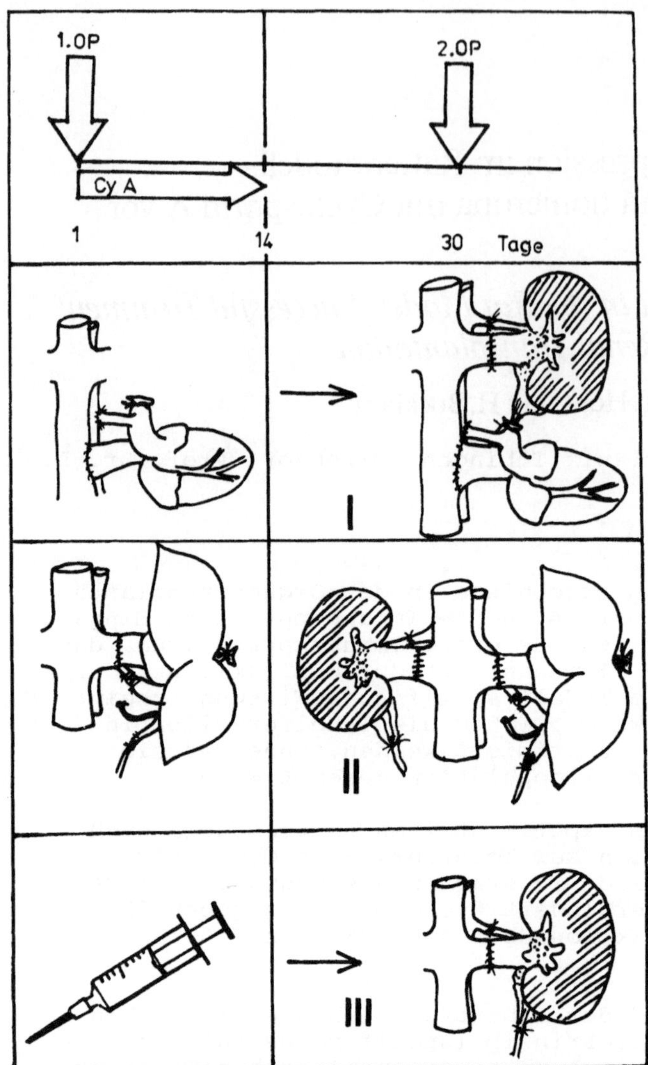

Abb. 1. Experimentelles Protokoll. 30 Tage nach Erstoperation und 14 Tage nach Ende der Cyclosporintherapie erhalten die Empfänger ein Nierentransplantat

Gruppe Ia erhielt eine DA-Niere links orthotop,
Gruppe Ib eine PVG-Niere links orthotop.
Gruppe IIa erhielt eine DA-Niere rechts orthotop,
Gruppe IIb eine PVG-Niere rechts orthotop.
Gruppe IIIa erhielt eine DA-Niere links orthotop,
Gruppe IIIb eine PVG-Niere links orthotop.

Ergebnisse

Überlebenszeit der Nierentransplantate:
Gruppe Ia   11,12,14,20,27 Tage
Gruppe Ib   10,11,12,12,12 Tage
Gruppe IIa   6 x > 100 Tage
Gruppe IIb   11,12,12,12,12,12 Tage

Gruppe IIIa   13,19,19,22,26, > 100 Tage
Gruppe IIIb   11,11,12,12,13,13 Tage

Alle Lewis-Ratten mit DA-Herzen zeigten eine signifikant verlängerte Überlebenszeit für DA-Nieren (Wilcoxon-Test). Drittspendernieren, in diesem Fall PVG-Nieren, werden akut abgestoßen.

In der mit DA-Leber-Transplantaten vorbehandelten Gruppe findet
man eine komplette Toleranz für Nierentransplantate 30 Tage später. Auch hier ist die Spezifität streng: Drittspendernieren
werden akut abgestoßen.

In der dritten Gruppe, der Gruppe mit spezifischer Vollblut-
Vortransfusion läßt sich erneut eine signifikante Verlängerung
der Überlebenszeit für Nierentransplantate aufzeigen. Auch hier
werden Drittspendernieren akut abgestoßen.

Unsere Ergebnisse beweisen eine streng donor-spezifische Wirkung
der Vorbehandlung: Alle Lewis-Ratten mit DA-Nieren überleben
signifikant länger. 30 Tage nach Erstexposition zu einem Antigen
waren lediglich die Tiere mit Lebertransplantaten generell to-
lerant. Die Empfänger mit Herztransplantaten oder Bluttransfusionen zeigten lediglich eine Verlängerung, wenn auch signifikant,
der Nierentransplantatüberlebenszeit. Sämtliche Drittspenderorgane
wurden stets akut abgestoßen.

Diskussion

Transferexperimente von T-Lymphocyten haben in früheren Ver-
öffentlichungen gezeigt, daß die Cyclosporin-induzierte Toleranz
suppressorzellabhängig ist (2). Es ist bekannt, daß die Suppres-
sorzellreifung einer Kinetik unterliegt. Für die nach Cyclosporin
induzierte Toleranz wurde die Suppressorzellwirkung zeitabhängig
entweder als stabil, instabil, spezifisch oder unspezifisch beschrieben. Bei der Induktion zur Toleranz spielt Quantität und
Qualität der Antigenexposition eine Rolle. Vergleicht man Herz,
Niere, Leber und Vollblut nach ihrem Anteil an Minor- und Major-
Histokompatibilitäts-Antigenen, ergeben sich eindeutige Unterschiede. Es sollten sich daher auch verschiedene Qualitäten der
Toleranz entwickeln, die z.B. blut-, leber- oder herzspezifisch
sind. Quantität und Qualität der Antigene sowie Art der Exposition dürften verschiedene Suppressorzellentwicklung zur Folge
haben.

Wir nehmen an, daß die Disparität der Transplantationantigene in
Herz und Niere bzw. Leber und Niere und Blut und Niere der
Grund für die unterschiedlich starke Toleranz im Empfängertier
ist. Die Exposition der verschiedenen Transplantationsantigene
spielt dabei offensichtlich eine wichtige Rolle, denn das vascularisierte Organ, hier am Beispiel Leber, führt zur Induktion
der Toleranz, die Applikation von Leberzellaufbereitung hingegen
nicht (3).

Spezifische Immunsuppression und Immuntoleranz sind Begriffe, die
bislang in der praktischen Organtransplantation keine Rolle ge-
spielt haben. Mit der Einführung von Cyclosporin in die Trans-

plantationsimmunologie hat sich das geändert. Die ideale Form
der Immunmodulation, nämlich die spezifische Toleranzinduktion,
läßt sich im Tiermodell bereits durchführen. Weitere Arbeiten
müssen zeigen, ob diese Ergebnisse übertragbar sind und klinisch
relevant werden können.

Zusammenfassung

Im Rattenmodell verhindert Cyclosporin A nicht nur Abstoßungsreaktionen, sondern induziert eine spezifische Toleranz, die
von Suppressorzellen unterhalten wird. Im Abstoßungsmodell DA
zu Lewis wurden Herz- und Lebertransplantationen sowie Bluttransfusionen unter Cyclosporin A-Therapie durchgeführt, 30 Tage später wurde die Toleranz der Empfänger mit Nierentransplantaten
überprüft. Eine signifikante Verlängerung der Nierentransplantatüberlebenszeit ist nachzuweisen, der Effekt ist spenderspezi-
fisch. Bluttransfusionen sind ebenso effektiv wie Herztransplan-
tate, jedoch weniger als Lebertransplantate. Die Reifung verschiedener Suppressorzellgenerationen wird postuliert und die
klinische Anwendbarkeit diskutiert.

Summary

In the rat model, cyclosporin A (Cy A) not only overcomes rejection, but also induces a specific tolerance which is thought
to be suppressor-cell dependent. In the rejection model, DA to
Lewis, heart and liver transplantations and blood transfusions
were carried out in conjunction with Cy A therapy. 30 days later,
the recipients' tolerance was tested by means of a secondary
renal allograft. A significant prolongation of survival time was
demonstrated in donor-specific kidney grafts. Third-party grafts
were rejected acutely. Blood transfusions plus Cy A are shown to
be as effective as heart grafts plus Cy A, but less effective
than liver grafts plus Cy A. The difference in induction of
tolerance may be explained by the varying types of antigens in
the blood, heart, and liver. These may induce the development
of different generations of suppressor cells, a phenomenon
which may have a clinical application.

Literatur

1 MÜLLER GH (1983) Transplantation 36: 2, 221-222
2 HUTCHINSON IF et al (1981) Transplantation Proceedings 8: 1,
  412-413
3 MÜLLER GH, WUNDERLICH A (1983) In Vorbereitung

Dr. G.H. Müller, Chirurgische Universitätsklinik, Calwer Str. 7,
D-7400 Tübingen

21. Blockade der aktiven Lymphocytenrekrutierung zu Allotransplantaten. Ein neuer Wirkungsmechanismus der Glucucorticoide in vivo*

Abrogation of the Active Recruitment of Lymphocytes to Allografts: A New Effect of Glucocorticoids In Vivo

U. T. Hopt, K. Thiede, G. H. Müller und H. Bockhorn

Chirurgische Klinik der Universität Tübingen

Glucocorticoide haben sich bei der allogenen Organtransplantation als die wirksamsten Medikamente zur Bekämpfung einer akuten Abstoßungsreaktion erwiesen. Histologisch ist ihr protektiver Effekt vor allem an einem Rückgang der massiven mononucleären bzw. lymphocytären Infiltration des Transplantates nachweisbar. Über welche Mechanismen dieser Effekt der Glucocorticoide zustande kommt, ist noch umstritten. Es ist bekannt, daß der Einstrom von Lymphocyten in ein Allotransplantat während der Abstoßungsperiode von bestimmten spezifisch sensibilisierten Lymphocyten (SSLc) stark erhöht wird (1). Dabei spielt möglicherweise ein Anstieg der lokalen Gefäßpermeabilität und Durchblutung eine Rolle. In den folgenden Untersuchungen wurde daher geprüft, ob Glucocorticoide die lymphocytäre Infiltration eines Allotransplantates über eine Blockade dieses Zellrekrutierungsmechanismus verringern.

Methodik

Als Versuchstiere wurden BALB/c (H-2^d), C57BL/6 (H-2^b) und SJL (H-2^s) Mäuse verwandt. SSLc wurden in vitro durch 5 tägiges Kultivieren von 35 x 10^6 BALB/c-Milzzellen mit 75 x 10^6 bestrahlten (2000 R) C57BL/6- oder SJL-Milzzellen gewonnen. Jedem Empfängertier (BALB/c) wurden 2 speziell präparierte Schwamm-Matrix-Stücke an der rechten und linken lateralen Thoraxwand s.c. implantiert (2). Nach 14 Tagen wurden in eines dieser Schwamm-Matrix-Implantate 5 x 10^6 syngene SSLc zusammen mit 10 x 10^6 spezifischen, das sensibilisierende Alloantigen tragenden, Con A induzierten Lymphoblasten injiziert. In das gegenüberliegende Kontrolltransplantat wurden 5 x 10^6 SSLc und 10 x 10^6 unspezifische allogene Lymphoblasten gespritzt. Zur Bestimmung der lymphocytären Infiltration bzw. der Gefäßpermeabilität erhielten die Tiere 4 h später 20 x 20^6 ^{51}Cr-markierte syngene Milzlymphocyten bzw. ^{125}J-Albumin i.v. injiziert. Die lokale Durchblutung wurde 12 h später durch i.v. Gabe von ^{86}Rb gemessen. Die Menge an ^{51}Cr, ^{125}J sowie ^{86}Rb in den Transplantaten wurde mit einem Gamma-counter bestimmt.

*Mit Unterstützung der Deutschen Forschungsgemeinschaft (Ho 810/2)

Chirurgisches Forum '84
f. experim. u. klinische Forschung
Hrsg.: L. Koslowski
© Springer, Berlin Heidelberg 1984

Ergebnisse

Der Lymphocyteneinstrom in das jeweils spezifische Allotransplantat wurde durch die SSLc über einen immunologisch spezifischen Mechanismus stark erhöht (Tabelle 1).

Tabelle 1. Lymphocytäre Infiltration von Schwamm-Matrix-Transplantaten nach lokaler Injektion von SSLc und spezifischen bzw.
unspezifischen allogenen Lymphoblasten. Effekt von lokal appliziertem Dexamethason ($\bar{X} \pm$ SD)

SSLc	Dexamethason-menge (g)	Zellgebundene Aktivität im Transplantat (%)		p
		C57	SJL	
Anti C57	---	$1,71 \pm 0,17$	$0,98 \pm 0,01$	< 0,005
Anti SJL	---	$1,08 \pm 0,13$	$1,63 \pm 0,21$	< 0,005
Anti C57	1×10^{-6}	$0,77 \pm 0,10$	$0,64 \pm 0,04$	< 0,005
Anti C57	1×10^{-4}	$0,38 \pm 0,06$	$0,40 \pm 0,04$	n.s.

Dexamethason führte zu einem massiven Rückgang der lymphocytären
Infiltration sowohl des spezifischen als auch des unspezifischen
Allotransplantates, wenn es direkt in die Transplantate gespritzt
wurde. Dieser supprimierende Effekt auf die lymphocytäre Infiltration war aber im spezifischen Allotransplantat deutlich stärker ausgeprägt als im unspezifischen Kontrolltransplantat. Der
Rekrutierungsindex (zellgebundene Aktivität im spezifischen
Transplantat : zellgebundene Aktivität im unspezifischen Transplantat) fiel dadurch nach Gabe von 1×10^{-6}g Dexamethason von
1,75 auf 1,42 ab. Nach lokaler Injektion von 1×10^{-4}g Dexamethason war keine vermehrte Lymphocytenrekrutierung zu dem spezifischen Allotransplantat mehr nachweisbar (Tabelle 1). Cytotoxizität sowie Überlebensrate der SSLc wurden durch die verwandten
Dexamethasondosen in vitro nicht signifikant beeinflußt.

Eine Vorbehandlung der markierten Lymphocyten vor i.v. Injektion
mit entsprechend hohen Dexamethasondosen führte nicht zu einer
vollständigen Blockade der vermehrten Rekrutierung dieser Zellen zu dem spezifischen Allotransplantat. Der Rekrutierungsindex
fiel aber nach 2 stündiger Incubation in einer 5×10^{-4}M Lösung
von 2,35 auf 1,83 ab. Gleichzeitig ging die Gesamtmenge an markierten Lymphocyten im spezifischen und unspezifischen Transplantat stark zurück (Tabelle 2).

Anti C57-SSLc verursachten im spezifischen C57-Allotransplantat
einen Anstieg der Gefäßpermeabilität um 72% und der lokalen
Durchblutung um 31%. Die lokale Injektion von 1×10^{-4}g Dexamethason bewirkte im spezifischen und unspezifischen Transplantat einen starken Rückgang der lokalen Gefäßpermeabilität und
Durchblutung. Die durch die immunologisch spezifische Interaktion
zwischen anti C57-SSLc und C57-Blasten ausgelöste Erhöhung von
Permeabilität und Durchblutung wurde durch die verwandten Dexamethasondosen vollständig blockiert (Abb. 1 und 2).

Tabelle 2. Effekt einer Vorbehandlung der i.v. injizierten Lymphocyten mit Dexamethason auf ihr Wanderungsverhalten zu Schwamm-Matrix-Transplantaten nach lokaler Injektion von anti C57-SSLc und allogenen C57- bzw. SJL-Blasten ($\bar{X} \pm SD$)

Dexamethason-konzentration (M)	Zellgebundene Aktivität im Transplantat (%)		Rekrutierungs-index	p
	C57	SJL		
---	$1,49 \pm 0,25$	$0,63 \pm 0,06$	$2,35 \pm 0,31$[a]	< 0,005
5×10^{-4}	$0,65 \pm 0,13$	$0,35 \pm 0,05$	$1,83 \pm 0,26$[b]	< 0,005

a/b: Unterschied des Rekrutierungsindex a/b : p < 0,01

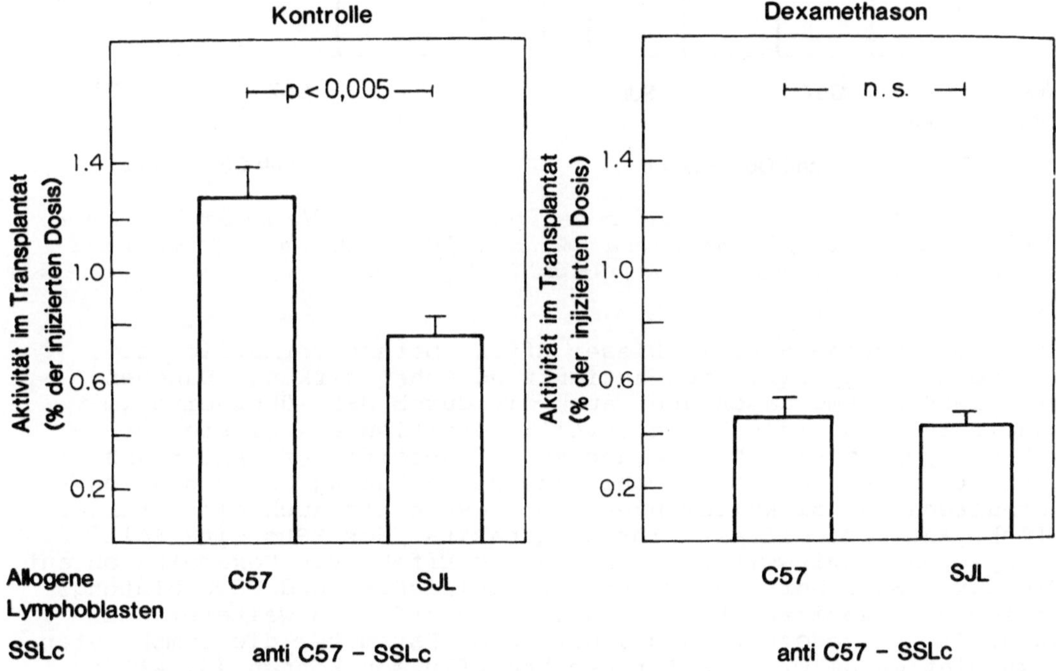

Abb. 1. Effekt von lokal appliziertem Dexamethason auf die Gefäßpermeabilität in Schwamm-Matrix-Transplantaten nach lokaler Injektion von anti C57-SSLc und allogenen C57- bzw. SJL-Blasten ($\bar{X} \pm SD$)

Diskussion

Die durchgeführten Untersuchungen geben Aufschluß über die verschiedenen Wirkungsmechanismen, mit denen Glucocorticoide die lymphocytäre Infiltration eines Allotransplantates während der Abstoßungsperiode verringern. Dexamethason reduziert nicht nur im spezifischen, sondern auch im unspezifischen Transplantat

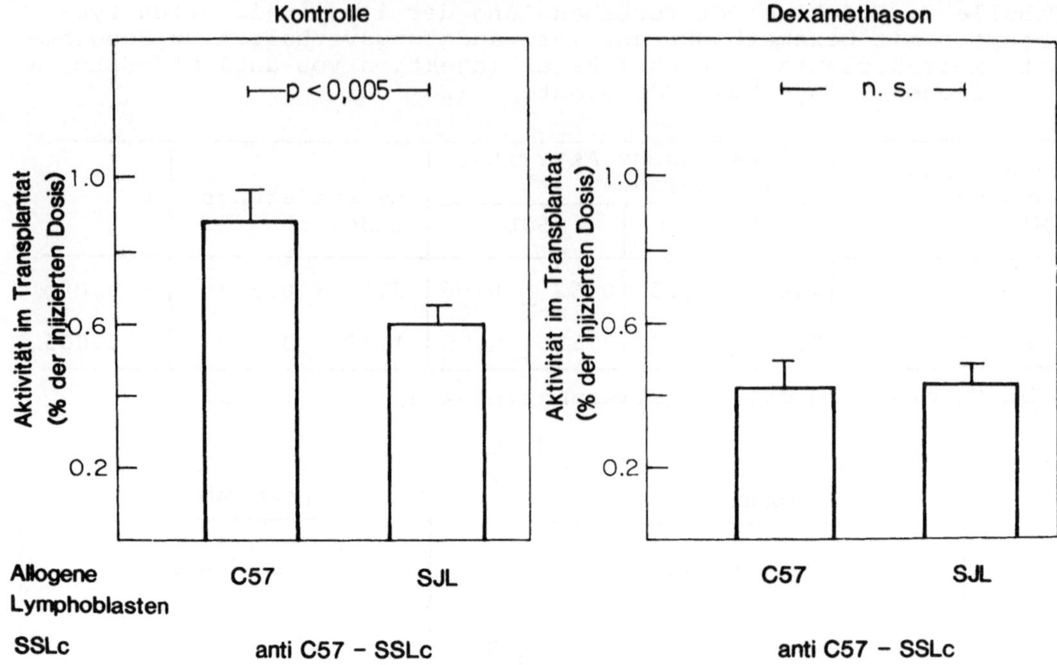

Abb. 2. Effekt von lokal appliziertem Dexamethason auf die Durchblutung von Schwamm-Matrix-Transplantaten nach lokaler Injektion von anti C57-SSLc und allogenen C57- bzw. SJL-Blasten ($\bar{X} \pm SD$)

den Lymphocyteneinstrom. Dieser Effekt beruht vermutlich z.T. auf seiner unspezifischen antientzündlichen Wirkung. Daneben blockiert Dexamethason aber auch die durch SSLc über eine immunologisch spezifische Zell-Zellinteraktion ausgelöste vermehrte Lymphocytenrekrutierung zu dem spezifischen Allotransplantat. Dabei scheint sowohl eine Beeinflußung des Migrationsverhaltens der zirkulierenden Lymphocyten als auch ein direkter Effekt auf die Zellrekrutierungskapazität der SSLc eine Rolle zu spielen. Inwieweit der suppressive Effekt von Dexamethason auf die durch SSLc hervorgerufene Permeabilitäts- und Durchblutungssteigerung dabei von Bedeutung ist, bedarf noch weiterer Klärung. Es ist jedoch bekannt, daß beide Parameter die Lymphocytenakkumulation am Ort des Antigen beeinflussen können (3, 4).

Zusammenfassung

SSLc rufen eine vermehrte Rekrutierung anderer zirkulierender Lymphocyten zum jeweils spezifischen Allotransplantat hervor. Gleichzeitig wird die lokale Gefäßpermeabilität und Durchblutung erhöht. Lokal injiziertes Dexamethason blockiert diese vermehrte Lymphocytenrekrutierung sowie den Anstieg der Gefäßpermeabilität und Durchblutung im spezifischen Transplantat in einer dosisabhängigen Weise. Eine Vorbehandlung der i.v. injizierten markierten Lymphocyten mit Dexamethason verhindert dagegen die vermehrte Lymphocytenakkumulation im spezifischen Allotransplantat nur zum Teil. Neben dieser spezifischen Blockade der aktiven Lymphocytenrekrutierung reduziert Dexamethason die lymphocytäre Infiltration zusätzlich über unspezifische Mechanismen.

Summary

Specifically sensitized lymphocytes (SSLs) initiate an increased recruitment of circulating lymphocytes to the specific allograft. At the same time vascular permeability and regional blood flow are raised. Dexamethasone injected into the grafts abrogates this increased recruitment of lymphocytes as well as the rise in vascular permeability and regional blood flow. Pretreatment of the labelled lymphocytes with dexamethasone before i.v. injection, however, only partially blocks the high cell recruitment to the specific graft. Apart from this specific effect on active lymphocyte recruitment dexamethasone reduces the accumulation of lymphocytes by nonspecific mechanisms.

Literatur

1 HOPT UT, SULLIVAN W, HOFFMAN R, SIMMONS RL (1980) Transplantation 30: 411-416
2 ASCHER NL, FERGUSON RM, HOFFMAN R, SIMMONS RL (1979) Transplantation 27: 254-259
3 ASKENASE PW, METZLER CM, GERSHON RK (1982) Immunology 47: 239-246
4 HAY JB, HOBB BB (1977) J Exp Med 145: 31-44

Dr. U.T. Hopt, Chirurgische Universitätsklinik Tübingen, Calwer Str. 7, D-7400 Tübingen 1

22. Plasmaaminosäuren und Indocyaningrünclearance nach humaner Lebertransplantation

Plasma Amino Acids and Indocyanin Green Dye Elimination After Human Liver Transplantation

F. Mühlbacher, R. Steininger, E. Roth, und F. Piza

I. Chirurgische Universitätsklinik Wien

Einleitung

Das Hauptproblem der klinischen Lebertransplantation ist nach Ausschluß von technischen Fehlern die Abstoßungsreaktion. Da es derzeit noch keine Möglichkeit gibt, Parameter für die Abstoßung selbst zu monitieren, ist man auf die genaue Funktionskontrolle des transplantierten Organes angewiesen. Konventionelle Methoden der Leberfunktionskontrolle wie Transaminasen und Bilirubin sind wegen ihrer multifaktoriellen Beeinflußbarkeit unverläßlich. Es wurden daher in unserem Lebertransplantationsprogramm die Plasmaaminosäuren und die Indocyaningrünclearance als spezifische Leberfunktionsparameter verwendet.

Material und Methoden

An unserer Institution wurden bisher insgesamt 17 Lebertransplantationen durchgeführt, wobei 13 davon in den letzten beiden Jahren unter Verwendung von Cyclosporin A als Immunsuppressivum erfolgten. In dieser letzten Serie war die Tumorindikation mit 8 Patienten dominierend, Endstadiumcirrhose war 4 mal und Budd-Chiari-Syndrom 1 mal Indikation. 3 Cirrhotiker verstarben perioperativ an den Folgen der Massentransfusion, eine Patientin am 12. Tag an einer fudroyanten Abstoßung, eine weitere am 13. Tag an Leberausfall (vorgeschädigtes Spenderorgan) und ein weiterer Patient verstarb am 24. Tag an den Folgen der Transfusionslunge mit einwandfreier Leberfunktion. Von den entlassenen Patienten verstarb eine Frau nach 2 Monaten an der Abstoßung. 3 Patienten beobachten wir nun über 1 Jahr, von den 6 lebenden Patienten sind drei voll berufstätig, zwei weitere voll rehabilitiert in Pension und einer in Rekonvaleszenz.

Neben den üblichen Laboruntersuchungen nach Großeingriffen wurden zusätzlich Plasmaaminosäuren (AA) in etwa 2 tägigen Abständen aus heparinisiertem Plasma nach 2 stündiger Eiweißkarenz des Patienten chromatographisch an einem automatischen Aminosäureanalysator (Liquimat Kontron) analysiert. Die Ergebnisse lagen innerhalb von 12 h vor. Gleichzeitig wurde die Plasmaeli-

Chirurgisches Forum '84
f. experim. u. klinische Forschung
Hrsg.: L. Koslowski
© Springer, Berlin Heidelberg 1984

minationskurve von ICG (Cardiogreen) photometrisch bestimmt
(Bolus-Injektion von 1 mg/kg Körpergewicht). Das Ergebnis war
innerhalb von 30 min verwertbar und wurde als Halbwertszeit in
Minuten angegeben. Als Vergleichswerte wurden unsere Normalkol-
lektive für beide Methoden herangezogen.

Ergebnisse

Die AA werden bei primär funktionsfähigen Organen innerhalb von
2-3 Tagen auf Normalwerte von 2700 $\pm$ 1300 µmol/l einreguliert.
Auch das Verteilungsmuster der lebersensiblen Aminosäuren (aro-
matische und schwefelhaltige Aminosäuren) ist völlig normal. Es
wurden bisher 3 wesentlich abweichende Verlaufsformen beobachtet:

1) Bei Mißverhältnis zwischen Spenderorgan und Empfänger (3jährige
   Kinderleber auf 40jährige 50 kg schwere Frau): deutlich ver-
   langsamte Normalisierung der Aminosäuren mit Verschiebungen
   im Muster, Methionin bis auf 10 fache Werte erhöht.

2) Hepatitisartige Form der Abstoßung: Innerhalb eines Tages
   wurde ein 6-facher Anstieg der Gesamtkonzentration beobachtet,
   die Abstoßung endete drei Tage nach dem Anstieg letal.

3) Ischämieschaden eines primär geschädigten Spenderorganes (Al-
   koholsteatose). Die AA-Kurve entspricht der eines fulminanten
   Leberversagens. Die AA-Entgleisung trat 4 Tage vor der klinischen Symptomatik auf (Abb. 1).

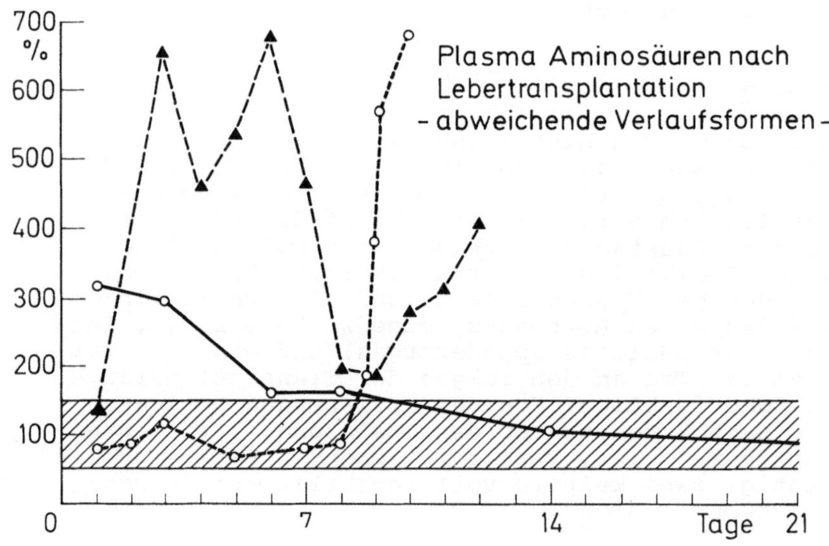

*Abb. 1. Von der Norm abweichende Plasma-Aminosäuren (in % des Normalwertes –
2700 µmol/l Plasma). □ — □ : Kindliches Spenderorgan; ▲ -- ▲ : Alkohol-
steatose der Spenderleber; 0 -- 0 : Hepatitisartige Abstoßung*

Temporärer oder permanenter Verlust von funktionellem Leberparenchym wird also durch einen deutlichen Anstieg der Plasmaaminosäure sichtbar, und zwar vor Auftreten eindeutig klinischer Symptome. Die rein cholestatische Form der Abstoßung, bei der es morphologisch nur vereinzelt zum Auftreten von Leberzellnekrosen kommt, wird durch die Aminosäureanalyse nicht angezeigt.

Die Elimination von Indocyaningrün mißt die Ausscheidungsfunktion der Leber, ist aber zum Unterschied von Bilirubin von der variablen Bereitstellung der Markersubstanz unabhängig. In Abb. 2 sind die Halbwertszeiten von 4 Patienten mit bioptisch gesicherter Abstoßung dargestellt. Bei jeder Abstoßungskrise kam es zu einer deutlichen Verlangsamung der ICG-Elimination.

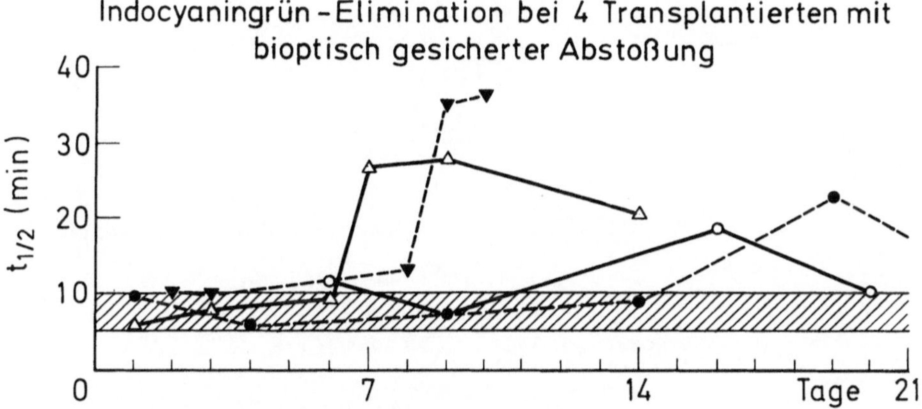

Abb. 2. Indocyaningrün-Elimination bei 4 Patienten nach Lebertransplantation mit bioptisch gesicherter Abstoßung. Schraffiertes Feld: Normalbereich von gesunden Probanden. ◆--◆ : Fudroyante Abstoßung mit letalem Ausgang; Δ — Δ : Rein cholestatische Abstoßung; □ — □ : Milde Abstoßung nach CyA Unterdosierung; 0 — 0 : Vorwiegend cholestatische Abstoßung

Zusammenfassung

Bei 13 von 17 durchgeführten humanen Lebertransplantationen wurden Plasmaaminosäuren und Indocyaningrünelimination monitiert. Während gut funktionierende Organe normale AA-Spiegel aufweisen, deuten bis zu 6-fach erhöhte Normalwerte auf temporären oder permanenten Verlust von funktionellem Leberparenchym. Die Halbwertszeit der Indocyaningrünelimination verlängerte sich bei allen bioptisch gesicherten Abstoßungen um mehr als das 2-fache vom Vorwert.

Summary

In 13 of 17 liver transplant patients, plasma amino acids and ICG clearance were monitored. Permanent or temporary loss of functional liver tissue is indicated by an up to sixfold increase of AA. In all biopsy-proven rejection episodes, ICG half-life increased at least twofold the preceding value.

<u>Literatur</u>

1 ROTH E, MÜHLBACHER F, RAUHS R et al (1982) IPEN 6 (3): 240
2 PAUMGARTNER G et al (1970) Ann NY Acad Sci 170: 134
3 STARZL TE et al (1982) Hepatology 2 (5): 614

Dr. F. Mühlbacher, I. Chirurgische Universitäts-Klinik, Alserstraße 4, A-1097 Wien

23. Orthotope Transplantation von Lebersegmenten bei Kleinkindern mit Gallengangsatresien

Orthotopic Transplantation of Hepatic Segments in Infants with Biliary Atresia

Ch. E. Brölsch[1], P. Neuhaus[1], M. Burdelski[2], U. Bernsau[1] und R. Pichlmayr[1]

[1]Klinik für Abdominal- und Transplantationschirurgie der Medizinischen Hochschule Hannover
[2]Zentrum für Kinderheilkunde der Medizinischen Hochschule Hannover

Ein langfristiger Leberersatz, wie er bei Patienten mit terminaler Lebercirrhose notwendig wird, ist ausschließlich durch eine orthotope Lebertransplantation zu erreichen (4). In heterotoper Position hat sich ein längerfristiger Funktionsersatz nur in Einzelfällen als genügend erwiesen (3). Mit der Anzahl der zur Verfügung stehenden Spenderorgane können derzeit überwiegend Erwachsene durch eine Transplantation behandelt werden. Für Kinder und besonders Kleinkinder ist nur in Einzelfällen eine Transplantation möglich, wobei derzeit mit einer 3-Jahres-Überlebensrate von 65% eine günstige Prognose erreicht wird, während über zwei Drittel der nicht behandelten Kinder innerhalb einer Wartezeit von 1 Jahr stirbt (2).

Bei dringender klinischer Indikation scheint daher die Präparation eines Lebersegmentes einer erwachsenen Spenderleber mit nachfolgender orthotoper Transplantation als einzige Alternativtherapie indiziert. Bei 2 kleinen Kindern wurde eine solche Segmentlebertransplantation durchgeführt, nachdem im eigenen Erfahrungsgut ein Kind mit einer linksseitigen Hemihepatektomie der Transplantatleber nach Leberarterienthrombose in sehr gutem Zustand lebt (2).

Klinische Indikationen

Bei Pat. A.P., ♂, 3 Jahre, Transplantation 4/83, war am 38. postop. Tag eine Thrombose der Art. hepatica erfolgt mit nachfolgender Nekrose des Gallenganges und schrittweiser Verschlechterung der Transplantatfunktion. Als eine septische Cholangitis ein Terminalstadium anzeigte, erfolgte 7/83 eine Retransplantation mit dem Lobus dexter einer erwachsenen Spenderleber. Ein intraoperativer Herzstillstand führte zu einer partiell reversiblen cerebralen Hypoxie. Die Leberfunktion zeigte nach einer milden Abstoßungsreaktion eine weitgehend normale Funktionsleistung unter Behandlung von Cyclosporin A und Prednisolon.

Chirurgisches Forum '84
f. experim. u. klinische Forschung
Hrsg.: L. Koslowski
© Springer, Berlin Heidelberg 1984

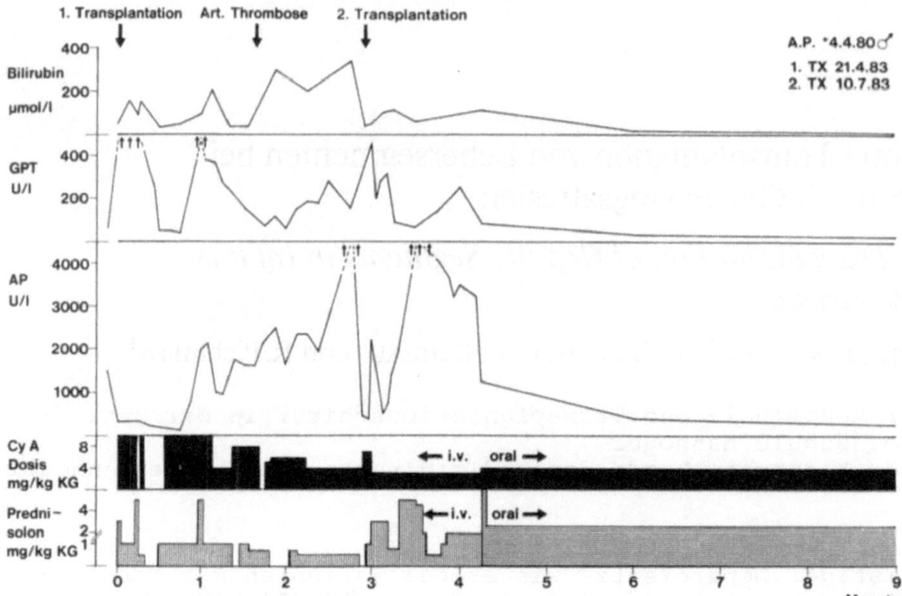

Abb. 1. Transplantationsverlauf Pat. A.P., ♂, 3 Jahre mit Transplantatinsuffizienz bei Leberarterienthrombose und nachfolgender Zweittransplantation mit reseziertem Lebertransplantat

Bei Pat. F.Sch., ♀, 2 Jahre, Transplantation 7/83, wurde eine orthotope Transplantation eines linken lateralen Lebersegmentes vorgenommen, nachdem es während der Wartezeit auf ein Transplantat (> 10 Monate) zu einer massiven Verschlechterung des Zustandes gekommen war. Am 7. postoperativen Tag erfolgte eine Relaparotomie wegen einer Gallenfistel am Resektionsrand. Eine Dünndarmperforation im Bereich der zur Gallendrainage ausgeschalteten Jejunumschlinge erforderte eine Resektion und Rekonstruktion des Galleabflusses. Gleichzeitig mit mehreren diffusen gastrointestinalen Blutungen trat eine CMV-Infektion auf, die im Rahmen einer Sepsis 2 Monate nach Transplantation zum Tode führte (Abb. 2).

Anatomische Präparationen

Nach in-situ Perfusion des Transplantates mit Ringer-Lactat und Eurocollinslösung erfolgte die Entnahme und Präparation eines rechten Lebersegmentes in der kalten Ischämiezeit. Durch typische Hiluspräparation wurde die Gefäßversorgung des linken Lappens isoliert. Unter Schonung der Vena cava wurde das Parenchym scharf durchtrennt und die Gefäßstrukturen durch Einzelumstechungen übernäht. Die Implantation erfolgte in der rechten Zwerchfelloge und die Gallengangsdrainage wurde durch eine Hepaticojejunostomie hergestellt.

Das linke laterale Lebersegment wurde nach Perfusion und Entnahme des Gesamtspenderorgans durch eine rechtsseitige Triseg-

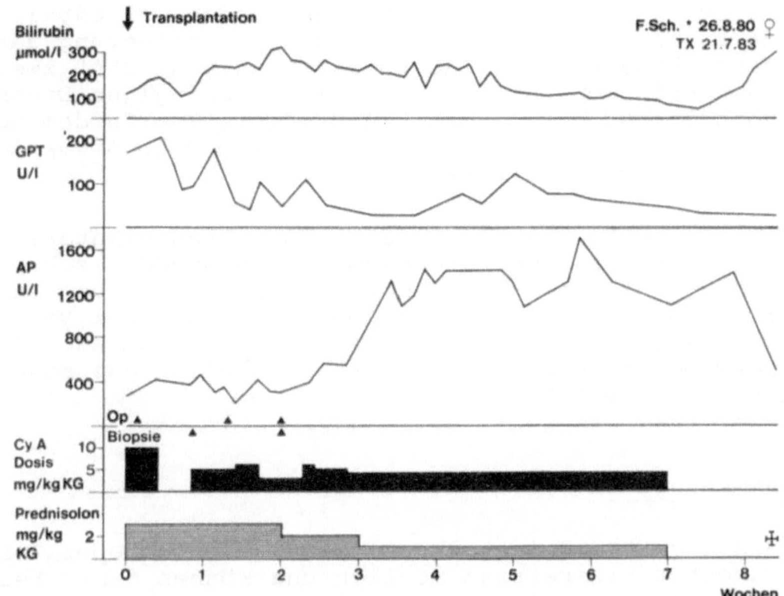

Abb. 2. Transplantationsverlauf Pat. F.Sch., ♀, 2 Jahre, mit einem linken lateralen Lebersegment mit Zeichen einer CMV-Infektion und finaler Sepsis

mentektomie (5) präpariert. Wegen unkorrigierbarer Größenunterschiede wurde die Transplantat-V. cava abgetrennt und die entsprechend große mediane Lebervene zu einem Gefäßinterponat umgewandelt. Durch eine Drehung von 90° - wobei die Resektionsfläche nach dorsal zeigte - wurde das Segment orthotop implantiert. Die Gallengangsdrainage erfolgte durch Hepaticojejunostomie mit der durch Voroperation (Kasai) ausgeschalteten Jejunumschlinge.

Diskussion

In sich bergen Segmenttransplantationen eine Reihe von potentiellen Komplikationen, worunter als wesentliche Blutungen und Gallengangsfisteln aus dem Bereich des Resektionsrandes anzusehen sind. Nur entsprechende Erfahrungen der Resektionstechnik in der klinischen Tumorchirurgie lassen diese Komplikationen zurücktreten (5).

In experimentellen Untersuchungen hat sich die Verwendung von präparierten Lebersegmenten zur orthotopen Transplantation erfolgreich durchführen lassen (1).

Somit scheint in besonders gelagerten Fällen, die eine Transplantation im Kleinstkindesalter (11 Monate bis 2 Jahre) notwendig machen, die Verwendung eines Lebersegmentes einer Erwachsenenleber zur Transplantation als Ausnahmemaßnahme indiziert. Die Präparation dieses Segmentes stellt besondere Anforderungen und bei der Implantation muß berücksichtigt werden, daß letztlich nur die rechte Zwerchfelloge als Implantationsort zur Verfügung steht. Der Lebervenenabfluß zur Vermeidung chronischer Stauungen oder Zirkulationsschäden ist dabei das entscheidende Problem. Um eine physiologische Entleerung der Lebervenen zu erreichen, muß die Anastomosierung möglichst zwerchfell- und herznah erfolgen, um von den atmungsabhängigen Druckveränderungen im Vorhof- und Cavabereich zu profitieren. In dem beschriebenen Fall (F.Sch.) erwies sich deshalb eine Rekonstruktion der Leberveneneinmündung als notwendig.

Funktionelle Störungen eines kleinen Transplantates wirken sich infolge der geringen Parenchymmenge besonders schwerwiegend aus, sind aber infolge der Regenerationsfähigkeit des Parenchyms nicht bedrohlich. Die zusätzliche Komplikation einer Virusinfektion oder Sepsis unter Immunsuppression kann sich additiv besonders schwerwiegend auswirken und hat ursächlich das beschriebene Vorgehen terminiert.

Zusammenfassung

Lebersegmenttransplantationen sind in orthotoper Position als permanenter Leberersatz möglich und können daher bei Kleinkindern mit angeborener Gallengangsatresie unter dringlicher Indikation transplantiert werden. Mit entsprechender chirurgischer Resektionstechnik lassen sich technische Komplikationen weitgehend vermeiden. Eine funktionelle Anpassung des Transplantatsegmentes erfolgt in physiologischer Position innerhalb weniger Tage, bis zum Erreichen einer entsprechend normalen Lebergröße.

Summary

Orthotopic transplantation of hepatic segments provides the possibility of permanent hepatic functional support. Pediatric recipients with biliary atresia can be treated with hepatic lobes, if urgent indication requires transplantation. Appropriate surgical technique of hepatic segments can avoid lethal complications. In the physiologic orthotopic position, a long-lasting functional support is provided and regeneration is completed within a few weeks.

Literatur

1 BAX NMA, VERMEIRE BMJ, DUBOIS N et al (1982) Orthotopic, non-auxiliary homotransplantation of part of the liver in dogs. J Ped Surg 17: 906-913
2 BROELSCH ChE, BURDELSKI M, NEUHAUS P et al (1983) Liver transplantation in children. Zschr Kinderchir 38: 40-42
3 HOUSSIN D, FRANCO D, BERTHELOT P, BISMUTH H (1980) Heterotopic liver transplantation in end-stage HBsAg positive cirrhosis. Lancet I: 990-993
4 PICHLMAYR R, BROELSCH ChE, NEUHAUS P et al (im Druck) Experience with liver transplantation in Hannover. Hepatology

5 STARZL TE, KOEP LJ, WEIL R et al (1980) Right trisegmentectomy for hepatic neoplasms. Surg Gyn & Obstet 150: 208-214

Prof. Dr. Ch. E. Brölsch, Klinik für Abdominal- und Transplantationschirurgie, Medizinische Hochschule Hannover, D-3000 Hannover 61

24. Untersuchungen zum Wirkungsmechanismus hypertoner Mannitlösung am isoliert perfundierten Meerschweinchenmyokard

Investigations on the Mechanism of Hypertonic Mannitol in the Isolated Perfused Guinea Pig Heart

S. Danhauser, U. Pfeiffer und G. Blümel

Institut für Experimentelle Chirurgie der Technischen Universität München (Direktor: Prof. Dr. med. G. Blümel)

Osmotherapeutika werden seit langem zur Prophylaxe und Therapie des akuten Nierenversagens, sowie des Hirnödems verwendet. Auch am Myokard konnte ein protektiver und zugleich positiv inotroper Effekt nicht-ionischer hypertoner Lösungen - meist untersuchte Substanz ist hierbei Mannit - nachgewiesen werden. Am ischämischen Myokard kommt es zu einer Verbesserung der Herzmuskelleistung, einer Zunahme des totalen, als auch des collateralen Coronarflusses zum ischämischen Gebiet, sowie zu einer Reduktion der ST-Streckenhebung im EKG (6). Eine durch Applikation von hypertonem Mannit reduzierte Infarktgröße kann durch weitgehende Normalisierung des Blutflusses in ischämisch geschädigten Gebieten erklärt werden (3). Das bisher Gesagte scheint nicht für hypertone ionische Lösungen zu gelten, zumal sie eine osmolalitätsabhängige Reduktion der myokardialen Kontraktilität bedingen (2).

Ziel unserer Arbeit war, den für den positiv inotropen Effekt verantwortlichen Wirkungsmechanismus hypertoner Mannitlösung am isoliert perfundierten Meerschweinchenmyokard zu untersuchen.

Methodik

Sämtliche Untersuchungen wurden an isoliert perfundierten Meerschweinchenherzen, modifiziert nach der Langendorff-Präparation durchgeführt. Die Coronarperfusion erfolgte via Aorta mit einer modifizierten isotonen Krebs-Henseleit-Lösung, aequilibriert mit 95 % O_2 und 5 % CO_2, pH 7,4 bei 37°C, volumenkonstant. Alle Testsubstanzen wurden direkt in den Perfusionsstrom oberhalb der Coronarmündungen infundiert. Über Ballonkatheter in beiden Ventrikeln wurden folgende Parameter registriert: links- und rechtsventriculärer Druck (LVP, RVP), links- und rechtsventriculäre Druckanstiegsgeschwindigkeit (LVdp/dt$_{max}$, RVdp/dt$_{max}$), sowie die Herzfrequenz (HR) und der Coronarperfusionsdruck. Zunächst wurde in Gruppe I (n=10) unter normoxischen Bedingungen die Osmolalität des Perfusats durch hypertone Mannitinfusion erhöht, bis eine maximale Kontraktilitätssteigerung erreicht war. Bei 7 dieser Herzen wurde durch Reduktion des Basiskoronarflusses auf 50 %

Chirurgisches Forum '84
f. experim. u. klinische Forschung
Hrsg.: L. Koslowski
© Springer, Berlin Heidelberg 1984

eine Ischämie erzeugt und wiederum das osmotische Mannitoptimun bezüglich der positiven Inotropie eruiert. In Gruppe II (n=4) wurde die Beeinflußbarkeit des positiv inotropen Manniteffektes durch den β_1-Antagonisten Metoprolol (4,1 x 10^{-6} mol/l), den H_2-Antagonisten Cimetidin (1,0 x 10^{-4} mol/l), sowie den Calcium-Antagonisten Nifedipin (3,5 x 10^{-8} mol/l) untersucht. In Gruppe III (n=7) wurde jeder bekannte, receptorgebundene adenylatcyclasegesteuerte positiv inotrop wirksame Mechanismus durch eine Adenosininfusion (1,6 x 10^{-6} mol/l) unterdrückt und wiederum die für eine maximale Kontraktilitätssteigerung erforderliche optimale Mannitkonzentration bestimmt.

Ergebnisse

Unter normoxischen Bedingungen (s. Abb. 1) zeigte sich ein Osmolalitätsoptimum für hypertone Mannitlösung bei 398 mosmol/kg H_2O, das einer Mannitkonzentration von 7,3 x 10^2 mol/l entspricht. HR fiel signifikant um 5 % ab, LVP sowie LVdp/dt$_{max}$ stiegen um 8 bzw. 27 % signifikant an. Außerdem zeigte sich in allen Experimenten eine deutliche Abnahme des Coronargefäßwiderstandes. Am ischämischen Myokard (Abb. 2) lag HR 16 %, LVP 49 % und LVdp/dt$_{max}$ 44 % unter den Ausgangswerten der normoxischen Gruppe. Das Osmolalitätsoptimum - beurteilt am maximal erreichbaren Anstieg von LVdp/dt$_{max}$ - lag bei 387 mosmol/kg H_2O, LVdp/dt$_{max}$ stieg sinifikant um 34 %, HR und LVP waren unverändert. In Gruppe II hatte weder Metoprolol noch Cimetidin noch Nifedipin einen Einfluß auf den mannitbedingten, positiv inotropen Effekt (Tabelle 1). Auch die Suppression der bekannten, receptorvermittelten Effekte von Adenosin in Gruppe III hatte keinen Einfluß auf das Osmolalitätsoptimum für hypertones Mannit. Es resultierte ein signifikanter Anstieg von LVdp/dt$_{max}$ um 24 %,

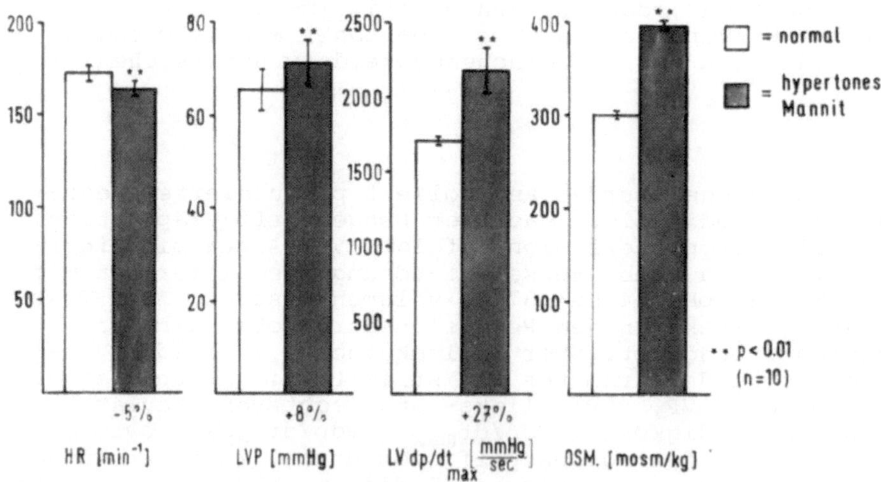

Abb. 1. Kontraktilitätsparameter unter hypertoner Mannitinfusion (7,3 x 10^{-2} mol/l)

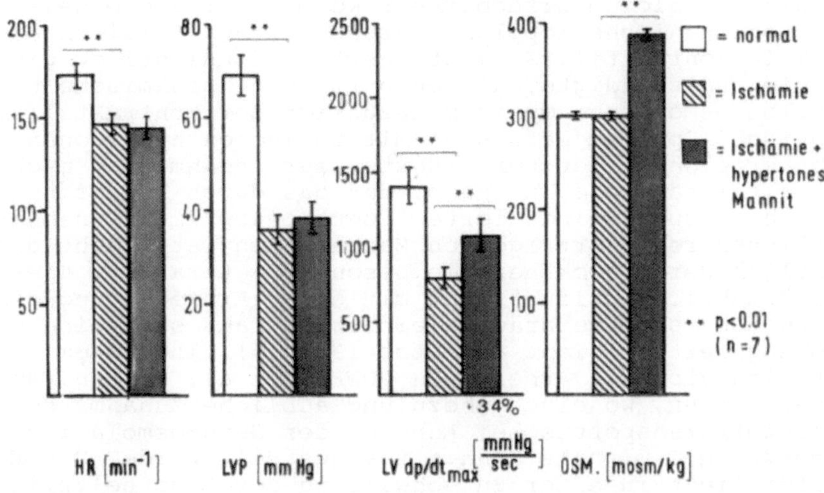

*Abb. 2. Kontraktilitätsparameter unter hypertoner Mannitinfusion (7,3 x 10⁻²
mol/l) während Ischämie*

Tabelle 1. Kontraktilitätsparameter unter hypertoner Mannitinfusion (7,3 x 10^{-2} mol/l) in Gegenwart von Metoprolol (4,1 x
10^{-6} mol/l), Cimetidin (1,0 x 10^{-4} mol/l), und Nifedipin (3,5 x
10^{-8} mol/l)

	HR (%)	LVP (%)	LVdp/dt$_{max}$ (%)
Metoprolol			
(4,1 x 10^{-6} mol/l)	− 9 **	+ 15 **	+ 26 **
Cimetidin			
(1,0 x 10^{-4} mol/l)	− 7 **	+ 8 **	+ 22 **
Nifedipin			
(3,5 x 10^{-8} mol/l)	− 8 *	+ 12 **	+ 30 **
(n = 4) * = p < 0,05 ** = p < 0,01			

obwohl eine submaximale ß-Receptorenstimulation mittels eines
Bolus Isoproterenol (3,15 x 10^{-11} mol/l) unter Adenosininfusion
eine Reduktion des Responses - gemessen an LVdp/dt$_{max}$ sowie LVP -
um 46 % zeigte.

Diskussion

Nachdem alle bisher bekannten, positiv inotrop wirksamen Mechanismen ausgeschlossen worden sind, ist es sehr wahrscheinlich,
daß die Zelle infolge des durch hypertone Mannitlösung erhöhten
osmotischen Druckgefälles zwischen Intra- und Extracellulärraum
dehydriert wird und es somit zu einer relativ höheren intra-

cellulären Calciumverfügbarkeit kommt. Auf diese Weise wird die elektromechanische Kopplung verbessert und folglich die myokardiale Kontraktilität gesteigert. Offensichtlich gibt es sowohl für die ungeschädigte, als auch für die ischämische Myokardzelle dasselbe osmotische Optimum bezüglich der Kontraktilität. Dieses osmotische Optimum läßt sich mit ionischen hypertonen Lösungen nicht erreichen, letztere führten zur Abnahme der myokardialen Kontraktilität. Die Tatsache, daß das durch hypertone nicht-ionische Lösungen induzierte "Funktionsoptimum" unabhängig von sämtlichen receptortragenden Mechanismen ist, macht diese hinsichtlich der Schocktherapie besonders attraktiv. Dieses cellu-läre "Funktionsoptimum" geht mit einer Erniedrigung des myokardialen Sauerstoffverbrauchs einher, woraus sich eine deutliche Erhöhung der Effizienz ableiten läßt (5). In diesem Zusammenhang läßt sich auch die Arbeit von POWERS et al. (4) an Patienten mit ARDS zitieren, wo eine nahezu unglaubliche Zunahme des arteriellen Sauerstofftransportes bei Anheben der Serumosmolalität auf 350 mosmol/kg H_2O mittels Mannit festgestellt wurde. Die Erklärung hierfür liegt in einer Entschwellung der Endothelzellen, wie sie von FLORES et al. (1) an der Niere gefunden wurde. Jedoch ist es durchaus vorstellbar, daß bei extremer cellulärer Schädigung das relativ kleine Mannitmolekül (MG 182) intracellulär diffundiert. Eine celluläre Dehydration bzw. Wiederherstellung eines optimalen Gradienten intra-/extracellulär ließe sich unter solchen Bedingungen mit einer Substanz höheren Molekulargewichts und einer nichtlinearen Abhängigkeit der osmotischen Aktivität von der Konzentration erreichen.

Zusammenfassung

Am normoxisch sowie ischämisch perfundierten Meerschweinchenmyokard kann eine maximale Kontraktilitätssteigerung durch hypertone Mannitinfusion bei ca. 390 mosm/kg H_2O erreicht werden. Der positiv inotrope Effekt einer hypertonen Mannitlösung ist unabhängig vom ß-Receptor- und H_2-Receptorsystem, jedem adenylatcyclasegesteuerten Mechanismus, sowie vom Calciumeinstrom in die Zelle via der "langsamen" Calciumkanäle. Hypertone Mannitlösung verursacht am isoliert perfundierten Meerschweinchenmyokard eine ausgeprägte Reduzierung des Coronargefäßwiderstandes. Da keiner der bisher bekannten positiv inotrop wirksamen Mechanismen für die Mannit-wirkung verantwortlich gemacht werden kann, ist es plausibel, daß es über das Erreichen eines höheren osmotischen Druckgefälles zwischen Intra- und Extracellulärraum zu einer relativ höheren Calciumverfügbarkeit kommt. Auf diese Weise wird ein receptorun-abhängiges Kontraktilitätsoptimum erreicht. Dieser Mechanismus läßt sich bei Zuständen nutzen, bei denen eine Rezeptorstimulation nicht mehr erfolgreich ist, wie sie bei schwersten Formen des Kreislaufschocks vorkommen können.

Summary

Hypertonic mannitol improves myocardial performance best at 390 mosm/kg H_2O in the normoxic and in the ischemic perfused guinea pig heart. The positive inotropic effect of hypertonic mannitol is independent of the β_1-receptor system, the H_2-receptor

system, every adenylate-cyclase mediated mechanism, and the
calcium influx via the "slow" calcium channels. Hypertonic mannitol also reduces coronary resistance in the isolated perfused
guinea pig heart. All positive-inotropic acting mechanisms so
far known having been excluded, it is rather probable that hypertonic mannitol-induced cellular dehydration causes a relative
increase in intracellular calcium availability, resulting in an
improved electromechanical coupling. Therefore, hypertonic nonionic solute therapy seems to be useful even in conditions where
β_1- and H_2-receptor-mediated stimulation is unsuccessful, as it
may occur in severe circulatory failure.

<u>Literatur</u>

1 FLORES J et al (1972) The role of cell swelling in ischemic
  renal damage and the protective effect of hypertonic solute.
  J Clin Invest 51: 118-126
2 NEWELL JD et al (.1980) The influence of hyperosmolality on left
  ventricular contractile state: Disperate effects of nonionic
  and ionic solutions. Inv Radiol 15: 363-370
3 POWELL WJ et al (1976) Effects of hyperosmotic mannitol in
  reducing ischemic cell swelling and minimizing myocardial
  necrosis. Circ (Suppl) 53: 45-49
4 POWERS SR et al (1977) Hypertonic mannitol in the therapy of
  the acute respiratory distress syndrome. Ann Surg 185: 619-625
5 VLAHAKES GJ et al (1977) Effect of hypertonic mannitol on myocardial oxygen consumption. Am J Physiol 233: H444-H459
6 WILLERSON JT et al (1972) Improvement of myocardial function
  and coronary blood flow in ischemic myocardium after mannitol.
  J Clin Invest 51: 2989-2998

Dr. S. Danhauser, Institut für Experimentelle Chirurgie der
Technischen Universität München, Ismaningerstr. 22, D-8000
München 80

25. Totalherzersatz mit nonpulsatilen Blutpumpen[*]

Total Heart Replacement with Nonpulsatile Blood Pumps

R. Schistek[1], A. Benzer[1], I. Koller[1], N. Nessler[2] und F. Unger[1]

[1] I. Chirurgische Universitätsklinik Innsbruck (Vorstand: Prof. Dr. F. Gschnitzer)
[2] Institut für Experimentalphysik der Universität Innsbruck (Vorstand: Prof. Dr. E. Gornik)

Totaler Herzersatz mit pneumatisch betriebenen Blutpumpen hat im Experiment bereits einen hohen Standard erreicht. In letzter Zeit wird jedoch wieder an nonpulsatilen Pumpen gearbeitet, da man sich bezüglich der Baugröße gegenüber pulsatilen Pumpen Vorteile erhofft. Ziel unserer jetzigen Untersuchung ist es, ein Modell zu schaffen, bei dem die Pulsatilität völlig ausgeschaltet ist, um so zu sehen, ob ein nonpulsatiler Blutfluß auf Dauer mit dem Leben vereinbar ist. Die gegenständlichen Untersuchungen sollen im Akutexperiment die Machbarkeit eines Totalherzersatzes mit nonpulsatilen Blutpumpen zeigen.

Material und Methodik

Bei den Pumpen handelt es sich um Axialpumpen, die mit dem Antriebsmotor eine Einheit bilden. Sie wurden bereits als Bypass-pumpen erprobt, und messen 180 x 40 x 70 mm bei einem Gewicht von 850 g. An 3 Braunviehkälbern (86 - 124 kg) wurde in allgemeiner Intubationsanästhesie eine rechtsseitige Thoracotomie durchgeführt. In extracorporaler Zirkulation wurden die natürlichen Ventrikel reseziert, die Vorhöfe und Arterien mit Schellverschlüssen anastomosiert. Die Pumpen wurden annähernd parallel in der Thoraxhöhle placiert, wobei die Motoren im Sinus phrenicocostalis zu liegen kamen (Abb. 1). Zunächst wurde die linke Pumpe mit dem linken Vorhof und der Aorta verbunden und entlüftet. Nach Öffnen der Aortenklemme wurde langsam mit dem Pumpen begonnen. Danach wurde die rechte Pumpe an den rechten Vorhof und die Arteria pulmonalis angeschlossen. Nun wurde das ganze Herzzeitvolumen schrittweise von den Pumpen übernommen. Nach Legen der Druckmeß-katheter und Wundverschluß wurde das Tier in die physiologische Brust-Bauchlage gebracht. Aortendruck (AP), Pulmonalisdruck (PAP),

---

[*] Mit Unterstützung des Österreichischen Forschungsrates Proj. Nr. 4466, der österreichischen Forschungsgesellschaft Proj. Nr. 1758 und der Tiroler Röhren und Metallwerke

Chirurgisches Forum '84
f. experim. u. klinische Forschung
Hrsg.: L. Koslowski
© Springer, Berlin Heidelberg 1984

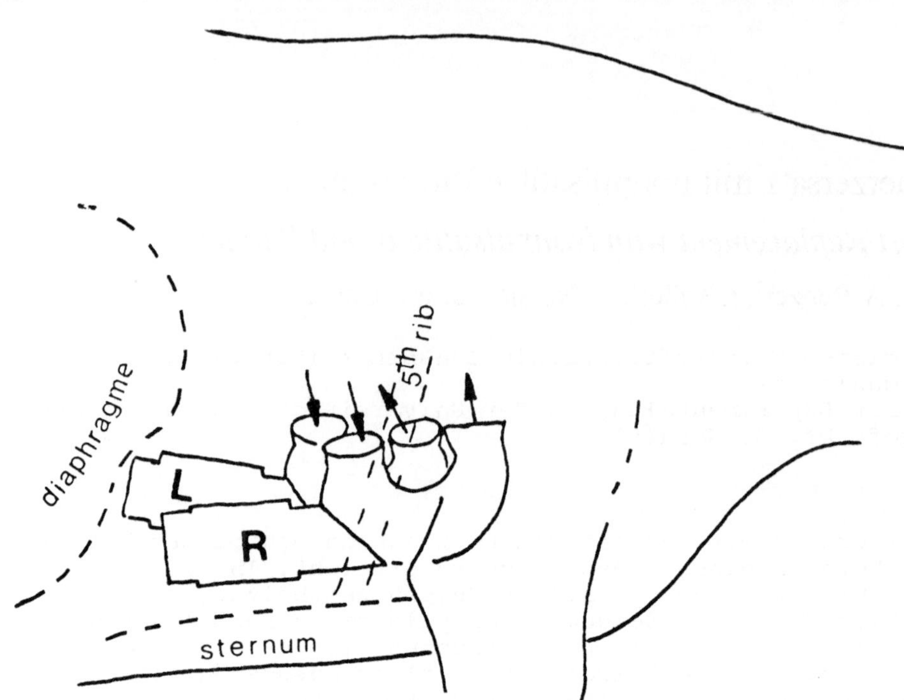

Abb. 1. Implantationsschema der Axialpumpen als Totalherzersatz. L = linke Pumpe, R = rechte Pumpe, Strömungsrichtung des Blutes ist durch Pfeile angedeutet

linksatrialer Druck (LAP) und zentralvenöser Druck (CVP), Strom und Spannung an den Pumpen wurden registriert. Thrombocytenzahl, Fibrinogenkonzentration, freies Plasmahämoglobin und Blutgase wurden regelmäßig gemessen. Die Steuerung der Pumpen folgte von Hand aus entsprechend der Höhe der Vorhofdrucke. Die Pumpmotoren wurden wassergekühlt.

Ergebnisse

Die Pumpen ließen sich bei allen Experimenten im Thorax so unterbringen, daß ein Verschluß des Thorax möglich war. In 2 Fällen mußte der rechte Vorhof und die Vena cava caudalis ausgiebig mobilisiert werden, um einen einigermaßen ungehinderten Zustrom zur rechten Pumpe zu gewährleisten. In den Akutexperimenten wurde die Perfusion bis zu 8 1/2 h aufrechterhalten, wobei die Tiere ähnliches Verhalten, was Reflexe und Spontanatmung betrifft, wie Tiere in der Aufwachphase nach Totalherzersatz mit pulsatilen Pumpen zeigten. Ursache für die Terminisierung der Experimente waren zweimal Blutungen im Rahmen einer Gerinnungsstörung und einmal ein technischer Defekt an einer Pumpe. In Abb. 2 sieht man, wie durch Regelung der Pumpen die Drucke beeinflußt werden. Im linken Teil der Abbildung kommt es zum Festsaugen der linken Pumpe,der LAP wird stark negativ, was auch einen Abfall des AP zur Folge hat. Durch Hinaufregeln der rechten Pumpe kann der LAP gehoben werden. Nach Rückregelung der rechten Pumpe bricht der LAP wiederum zusammen.

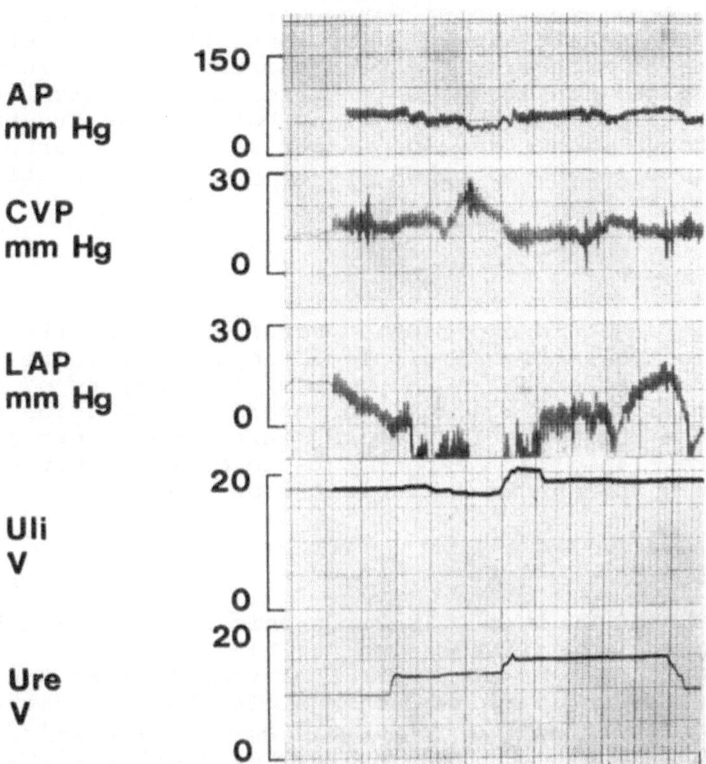

*Abb. 2. Originalregistrierung eines Totalherzersatzes mit axialen Blutpumpen.
AP = Aortendruck, CVP = zentralvenöser Druck, LAP = linksatrialer Druck,
Uli = Spannung an der linken Pumpe, Ure = Spannung an der rechten Pumpe*

2 h nach Pumpbeginn erreichte das freie Plasmahämoglobin 92 mg%
im Mittel und stieg nicht weiter. Die Fibrinogenkonzentration
und Thrombocytenzahl waren nach 4 h auf die Hälfte des präoperativen Wertes reduziert. Die Blutgase waren in 2 Fällen bis zum
Ende der Experimente im Normbereich.

Diskussion

In unserer Akutversuchsserie konnte gezeigt werden, daß es möglich ist, mit axialen vollimplantierbaren Blutpumpen den Kreislauf
von Versuchstieren aufrechtzuerhalten. Die Abmessung der Pumpe
ist so groß, daß der venöse Rückfluß behindert werden kann. Die
Steuerung der Pumpe ist sehr sensibel, ein Erhöhen der Antriebs-
spannung einer Pumpe um 3 % kann aus einer stabilen Kreislauf-
situation zu einem Festsaugen der Pumpe führen. Verglichen mit
vorangegangenen biventriculären Bypasses mit denselben Pumpen
ist die Hämolyse geringer. Daher ist eine völlig neue Pumpe mit
einem besseren hydraulischen Wirkungsgrad und wesentlich kleine-
ren Abmessungen in Konstruktion.

Zusammenfassung

In 3 Akutexperimenten wurde das Herz von Braunviehkälbern durch
2 nonpulsatile axiale Blutpumpen orthotop ersetzt, um die prin-
zipielle Machbarkeit eines solchen Modelles zu untersuchen. Die
Tiere zeigten normales Verhalten im Vergleich zu Tieren, die ein
pulsatiles Totalherz erhalten hatten. Das Ergebnis ermutigt zu
weiteren längerdauernden Experimenten mit verbesserten Pumpen,
um abzuklären, ob Leben mit nonpulsatilem Blutfluß auf Dauer möglich ist.

Summary

In three acute experiments natural calf hearts were replaced by
two nonpulsatile axial blood pumps to evaluate the first postoperative period in respects of feasibility of this model. The
animals showed a normal postoperative behavior compared to animals
with a pulsatile TAH. These acute experiments are stimulating
further long-term experiments to clarify whether life is sustain-
able with nonpulsatile blood flow.

Literatur

1 GOLDING LR et al (1982) Chronic nonpulsatile blood flow. Trans
  Am Artif Soc Intern Org 28: 81-85
2 SCHISTEK R et al (1983) Linksventrikuläre Kreislaufunterstützung
  mit einer axialen Blutpumpe. In: Langenbecks Arch Chir (Suppl).
  Springer, Berlin Heidelberg New York, S 241-245
3 UNGER F et al (1983) Functional heart replacement by means of
  nonpulsatile bloodpumps. Heart Transplant, p 311-315
4 SCHISTEK R et al (1983) Functional heart replacement with axial
  bloodpumps. Life Supp Syst 1: 21-24

Dr. R. Schistek, I. Chirurgische Universitätsklinik Innsbruck,
Anichstr. 35, A-6020 Innsbruck

26. Atrio-aortaler Linksherzbypass und additiver Rechtsherzbypass – eine hämodynamische Untersuchung

Atrio-aortic Left Heart Bypass and Additional Right Heart Bypass: A Hemodynamic Study

R. R. Jaeschock[1], H.-W. M. Breuer[2], R. Meschig[2], G. Arnold[2] und K. Kremer[1]

[1]Chirurgische Klinik A
[2]Institut für experimentelle Chirurgie der Universität Düsseldorf

Eine assistierte Zirkulation des linken Ventrikels führt bei einem gesunden Herzen, infolge Senkung der Auswurfimpedanz des rechten Ventrikels, zu einer Abnahme des rechtsventriculären enddiastolischen Druckes und zu einer Erhöhung des Schlagvolumens (2). Im Gegensatz dazu ist bei einem versagenden linken Ventrikel, der zu einem Einsatz eines Linksherzbypass geführt hat, ein Versagen des rechten Ventrikels beschrieben worden (4, 5), welches durch einen Abfall des Systemdruckes bei niedrigem linken Vorhofdruck und ungenügender Bypasspumpenfüllung gekennzeichnet ist (4). Während einerseits eine pharmakologische Beherrschung mit Isoproterenol als stets erfolgreich betrachtet wird (1), wird die Indikation zur mechanischen Unterstützung bei Vorliegen einer pharmakologisch nicht mehr beeinflußbaren zentralvenösen Druckerhöhung über 25 mm Hg und unzureichendem linksseitigen Pumpenangebot gesehen (4). In vorliegender Untersuchung wurde der Einfluß eines mechanischen nicht pulsatilen Rechtsherzbypass auf das atrio-aortal assistierte linke Herz und die Förderleistung der "Aachen-Düsseldorfer" Linksherzbypasspumpe (3) untersucht.

Material und Methode

Als Versuchstiere dienten 6 Jersey-Kälber von 85 + 10 kg. In Bauchlage wurde bei den mit einem volumengesteuerten Respirator beatmeten Tieren eine linksseitige Thoracotomie im 5. ICR durchgeführt und der atrio-aortale Linksherzbypass in beschriebener Weise (3) implantiert. Dann wurde über die rechte Vena jugularis externa ein Sarns-Katheter F 36 mit korbförmiger Spitze bis in den rechten Ventrikel vorgeschoben. Der Rückfluß wurde in den Hauptstamm der Arteria pulmonalis zurückgeführt. Nach Anlegung einer Tabaksbeutelnaht und Stichincision wurde ein Sarns-Katheter F 36 unter manueller Kontrolle in den Hauptstamm der Arteria pulmonalis gelegt. Die Katheter wurden an eine Rollerpumpe (American Optical) mit einer gesamten extracorporalen Schlauchlänge von 120 cm Länge und 20 mm Durchmesser angeschlossen und das System entlüftet.

Chirurgisches Forum '84
f. experim. u. klinische Forschung
Hrsg.: L. Koslowski
© Springer, Berlin Heidelberg 1984

Der Systemdruck (PAO sys in mm Hg) wurde über einen in der rechten A. carotis liegenden Druckaufnehmer (Statham), die linksventriculären Drucke (LVP, LVEDP in mm Hg) mit einem Tipmanometer (Millar) gemessen. Die linksventriculäre Druckanstiegsgeschwindigkeit (dp/dt_{max} in mm Hg/s) wurde über eine integrierte Ableitung des Tipmanometers errechnet. Der Coronarfluß (CBF in ml/min x 100 gr) wurde mit einem um den Hauptstamm der linken Herzkranzarterie gelegten elektromagnetischen Flußkopf (Statham) bestimmt, der myokardiale Sauerstoffverbrauch (ml O_2/min x 100 g) nach der Formel von Bretschneider errechnet, der Druck in der A. pulmonalis ($\bar{P}_{AP}$ in mm Hg) über einen Druckaufnehmer (Statham), der rechtsventriculäre Druck (RVP in mm Hg) mit einem Tipmanometer (Millar) und die Fördervolumina der Pumpen (LF: links in l/min; RF: rechts in ml/min) mit einem in den Ausflußtrakt integrierten elektromagnetischen Flußkopf (Statham) bestimmt. Der Pumpvorgang wurde zunächst links begonnen. Nach Erreichung eines steady-state wurde der rechte Bypass zugeschlossen. Es wurden insgesamt 11 Einzelmessungen durchgeführt.

Die statistische Überprüfung erfolgte mit dem t-Test nach Student.

Bei 4 Versuchstieren wurde die Güte der Versuchsanordnung nach elektrisch induziertem Kammerflimmern überprüft.

Ergebnisse

Die Werte (Tabelle 1) zeigen, daß der systolische Druck gegenüber dem Kontrollwert (KW) und dem atrio-aortalen Bypass (AABP) um 10% bei einem zusätzlichen Rechtsherzbypass (RHBP) angehoben wird. Die Reduktion des linksventriculären systolischen Druckes um 27% des AABP wird durch den zusätzlichen RHBP nicht beeinflußt. Beim linksventriculären enddiastolischen Druck beträgt die Verminderung durch den AABP 67%, durch den additiven RHBP 61%. Der myokardiale Sauerstoffverbrauch reduziert sich für beide Bypassformen um 12%. Die maximale linksventriculäre Druckanstiegsgeschwindigkeit nimmt um 41% für den AABP und um 38% bei additivem RHBP ab. Ein Anstieg des Coronarflusses um 17% konnte nur bei einem RHBP festgestellt werden. Der rechtsventriculäre Druck und der Pulmonalarteriendruck zeigen keine Unterschiede. Das Fördervolumen der Linksherzpumpe steigt um 22% nach Zuschaltung des RHBP an.

Bei induziertem Kammerflimmern konnte über 12 h ein suffizienter Kreislauf mit einem systolischen Aortendruck von 80 $\pm$ 18 mm Hg, einem diastolischen Druck von 60 $\pm$ 14 mm Hg, einem linksventriculären Druck von 40 $\pm$ 25 mm Hg, einem rechtsventriculären Druck von 18 $\pm$ 7 mm Hg, einem Pulmonalarteriendruck von 18 $\pm$ 5 mm Hg, bei einem Fördervolumen der rechten Pumpe von 3,6 $\pm$ 1,0 l/min und der linken Pumpe von 3,8 $\pm$ 1,1 l/min aufrecht erhalten werden.

Zusammenfassung

Ein additiver Rechtsherzbypass bewirkt bei einem normalschlagenden atrio-aortal assistierten linken Ventrikel eine Zunahme des Fördervolumens der linken Bypasspumpe und eine Erhöhung des

Tabelle 1. Hämodynamische Parameter bei Einsatz eines atrio-aortalen Bypass und eines additiven Rechtsherz-Bypass (N : 11). (Abk. und Einheiten s. Text) (p < 0,05; [a]Kontrolle/AABP; [b]Kontrolle/AABP u. RHBP; [c]AABP/AABP u. RHBP)

		Kontrolle	AABP	AABP/RHBP
P_{AOsys}	$\bar{x}$	92,0	95,0	102,0[b,c]
	$s_{\bar{x}}$	4,0	3,0	4,0
LVP	$\bar{x}$	90,0	72,0[a]	74,0[b]
	$s_{\bar{x}}$	5,0	7,0	8,0
LVEP	$\bar{x}$	8,7	2,8[a]	3,4[b]
	$s_{\bar{x}}$	1,0	1,6	1,1
dp/dt_{max}	$\bar{x}$	890,0	527,0[a]	554,0[b]
	$s_{\bar{x}}$	179,0	107,0	89,0
MVO_2	$\bar{x}$	6,1	5,3[a]	5,3[b]
	$s_{\bar{x}}$	0,4	0,3	0,3
CBF	$\bar{x}$	148,0	161,0	178,0[b,c]
	$s_{\bar{x}}$	24,0	37,0	28,0
P_{AP}	$\bar{x}$	25,0	23,0	22,0
	$s_{\bar{x}}$	3,0	3,0	3,0
RVP	$\bar{x}$	35,0	35,0	35,0
	$s_{\bar{x}}$	3,0	3,0	3,0
LF	$\bar{x}$	–	3,6	4,6[b]
	$s_{\bar{x}}$	–	0,3	0,4
RF	$\bar{x}$	–	–	3,8
	$s_{\bar{x}}$	–	–	0,4

systolischen Systemdruckes ohne den myokardprotektiven Effekt des Linksherzbypass zu beeinflussen. Bei einem Kammerflimmern erweist sich ein biventriculärer Bypass als ein suffizienter funktioneller Totalherzersatz.

Summary

An additional right heart bypass effects an increase in the output of the left bypass pump and systolic aortic pressure in a normally beating atrio-aortal assisted left ventricle without reducing the protective results of the left heart bypass. During ventricular fibrillation the biventricular bypass is a sufficient artificial heart.

Literatur

1 BERNHARD WF et al (1979) Temporary left ventricular bypass: factors affecting patient survival. Circulation 60: (Suppl) 131

2 IGO SR et al (1978) Recovery of right and left work/filling
  pressure rations during postcardiotomy mechanical circulatory
  support. Clin Res 26: 649
3 JAESCHOCK RR et al (1980) Comparison of hemodynamic and patho-
  morphological changes in an atrio-ventriculo-aortic bypass
  versus atrio-aortic bypass. Europ Soc Artif Organs 7: 18
4 OLSON KE et al (1980) Biventricular mechanical assistance in
  the postcardiotomy patient. Trans Am Soc Artif Intern Organs
  26: 29
5 PAE WE et al (1980) Mechanical circulatory assistance for postoperative cardiogenic shock: a three year experience. Trans
  Am Soc Artif Intern Organs 26: 256

Dr. R.R. Jaeschock, Chirurgische Klinik A der Universität Düsseldorf, Moorenstr. 5, D-4000 Düsseldorf 1

27. Prostalglandin-Infusion bei chronischer arterieller Verschluß-krankheit – Untersuchungen an einem Tiermodell

*Prostaglandin Infusion in Chronic Arterial Occlusive Disease:
Analysis in an Experimental Animal Model*

Y. Fujita,[*] H. Forst,[**] U. B. Brückner, T. Weiss und K. Meßmer

Abteilung für Experimentelle Chirurgie des Zentrums für Chirurgie
der Universität Heidelberg

Nur etwa 30% aller Patienten mit chronischer arterieller Verschlußkrankheit (AVK) sind der chirurgischen Therapie zugänglich.
Die Wertigkeit der für 70% der Patienten erforderlichen konser-
vativen Verfahren ist bislang nicht entschieden. Neuerdings werden vasoaktive Substanzen eingesetzt, die einen günstigen therapeutischen Effekt erzielen sollen, ohne die von konventionellen
Vasodilatatoren bekannten Nachteile (Steal-Phänomen) zu indu-
zieren. CARLSON (1) berichtete über günstige klinische Ergebnisse
nach Infusion von Prostaglandin (PGE$_1$), welches vasodilatierend
wirkt und die Thrombocytenaggregation hemmt. Da der Effekt von
PGE$_1$ auf die segmentalen Gefäßwiderstände bislang nicht untersucht ist, wurde PGE$_1$ in einem Tiermodell der chronischen AVK
geprüft, welches die Analyse der segmentalen Gefäßwiderstände
und der lokalen Sauerstoffgewebsversorgung zuläßt.

Methodik

An sechs mischrassigen Hunden (22,7 + 6 kg Körpergewicht) wurde
nach der Methode von SUNDER-PLASSMANN et al. (4) an der rechten
hinteren Extremität eine experimentelle AVK induziert. Es entwickelt sich ein Collateralkreislauf zwischen a. iliaca interna
und a. poplitea, dem Empfängersegment. Die linke Extremität
dient als Kontrolle; Durchblutungsmessungen wurden zweieinhalb
Jahre nach der Operation in Narkose vorgenommen. Nach Anästhesie
mit Nembutal (15 mg/kg KG i.v.) wurden die Tiere mit einem
N$_2$O-O$_2$-Gemisch kontrolliert beatmet; elektromagnetische Fluß-
köpfe (EMF) wurden zur Messung des Gesamtblutflusses an der a.
iliaca interna dextra und a. iliaca externa sinistra plaziert.
Der Fluß durch die Collateralen wurde mittels Flußkopf an der
a. poplitea dextra gemessen. Die Drucke proximal und distal der

*Stipendiat der Alexander-von-Humboldt-Stiftung
**Institut für Anaesthesiologie, Klinikum Großhadern, München/FRG

Chirurgisches Forum '84
f. experim. u. klinische Forschung
Hrsg.: L. Koslowski
© Springer, Berlin Heidelberg 1984

Collateralen wurden über Katheter fortlaufend registriert. Mit
den so erhaltenen Meßgrößen konnten die segmentalen Strömungswiderstände wie folgt berechnet werden:

Widerstand des Oberschenkels $R_{th} = (Q_{ilre} - Q_{pop})$ / AOP

Widerstand des Unterschenkels $R_{cm} = Q_{pop}$ / P_{pop}

Widerstand der Kollateralen $R_{cs} = Q_{pop}$ / $(AoP - P_{pop})$

Die Messung der nutritiven Durchblutung (RBF) erfolgte mittels
unterschiedlich radioaktiv markierter Microspheres (15 µm), die
über einen retrograd in den linken Vorhof eingeführten Katheter
injiziert wurden. Nach Abschluß des Experimentes wurden zur Bestimmung der regionalen Durchblutung Gewebsproben aus acht
Muskeln beider Hinterläufe entnommen. Die Messung des lokalen
Gewebs-PO_2 auf dem m. sartorius und gastrocnemius erfolgte mit
der Mehrdrahtoberflächenelektrode nach KESSLER und LÜBBERS (2).
Ferner wurde der PO_2 im Aorten- und Femoralvenenblut bestimmt.
Die Kontrollmessungen erfolgten 30 min nach Beendigung der chirurgischen Eingriffe sowie während und nach der Infusion von
2 - 4 ng PGE_1 über 90 min sowie Bolusinjektion von 2 - 4 ng PGE_1
jeweils in die Aorta abdominalis. Die reaktive Hyperämieantwort
beider Extremitäten wurde durch 10-minütiges Abklemmen der Aorta
abdominalis kontrolliert. Die Mittelwerte der hämodynamischen
Meßgrößen wurden mit dem t-Test für gepaarte und ungepaarte
Stichproben auf signifikante Unterschiede geprüft. Die statistische Prüfung der Veränderungen der PO_2-Histogramme erfolgte mit
dem Kolmogorov-Smirnov-Test in der Modifikation von LUND (3).

Ergebnisse

Der Vergleich der Kontrollwerte der Gesamtdurchblutung und des
RBF in Ruhe zwischen rechter und linker Extremität ließ bei zweieinhalb Jahre bestehender AVK keine Unterschiede erkennen (Tabelle 1). Die reaktive Hyperämieantwort der erkrankten Extremität
war dagegen signifikant vermindert, der lokal-venöse PO_2 erhöht.
Die Bolusinjektion von PGE_1 bewirkte eine Senkung der segmentalen
Strömungswiderstände in Ober- und Unterschenkel, doch blieb der
Collateralwiderstand unverändert (Abb. 1). Die Dauerinfusion von
PGE_1 hatte einen Anstieg der Ruhedurchblutung um 50%, bei unverändertem Collateralwiderstand und unveränderter nutritiver Durchblutung (RBF) zur Folge (Tabelle 2). Das Histogramm des Gewebe-

Tabelle 1. Durchblutungsgrößen und Muskel-Gewebe PO_2 in Ruhe
($\bar{X} \pm$ SD)

	Q (ml/min)	Q_{max} (ml/min)	PO_2 (mmHg)	RBF (ml/100g/min)		tPO_2 (mmHg)
				Rbft	Rbfc	
rechts	99±36	305±156*	57±10*	4,2±1,5	3,7±1,4	20
links	103±22	480±180*	44± 4*	3,5±1,2	3,5±1,3	16

*p < 0,05

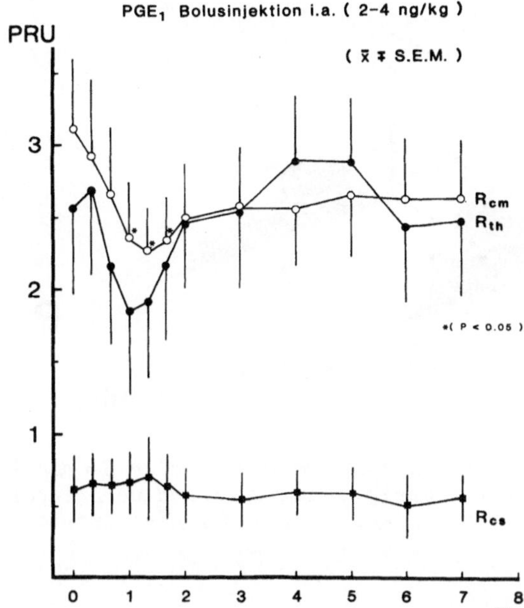

Abb. 1. Die Bolusinjektion von PGE₁ bewirkte eine Senkung der Widerstände in Ober- (Rth), und Unterschenkel (Rcm) bei unverändertem Collateralwiderstand

Tabelle 2. Durchflußgrößen, Collateralwiderstand und Muskel-Gewebe-PO_2 nach PGE_1-Infusion ($\bar{x} \pm$ SD)

	Q_{re} (ml/min)	Q_{max} (ml/min)	Q_{pop} (ml/min)	Rcs (PRU)	RBF (ml/100g/min)	tPO_2 (mmHg)
k	99±36*	305±156	52±16	0,32±0,14	4,1±1,4	20*
PGE	153±67*	291± 94	67±27	0,33±0,15	2,7±1,6	36*

*p < 0,05

PO_2 wurde in beiden untersuchten Muskeln zu höheren PO_2-Werten verschoben und verbreiterte sich (Abb. 2); diese Änderung ist signifikant und entspricht einer Verbesserung der Sauerstoffgewebsversorgung.

Diskussion

Zweieinhalb Jahre nach Induktion der AVK waren bei den Tieren weder klinisch noch hämodynamisch Unterschiede hinsichtlich Extremitätdurchblutung, Skelettmuskeldurchblutung und lokalem Gewebs-PO_2 in Ruhe festzustellen. Jedoch war die Hyperämiereaktion nach 10 min Abklemmung der Aorta abdominalis in der erkrankten Extremität signifikant vermindert. Die Erhöhung des venösen PO_2 in Ruhe spricht für eine verminderte O_2-Verwertung in der erkrank-

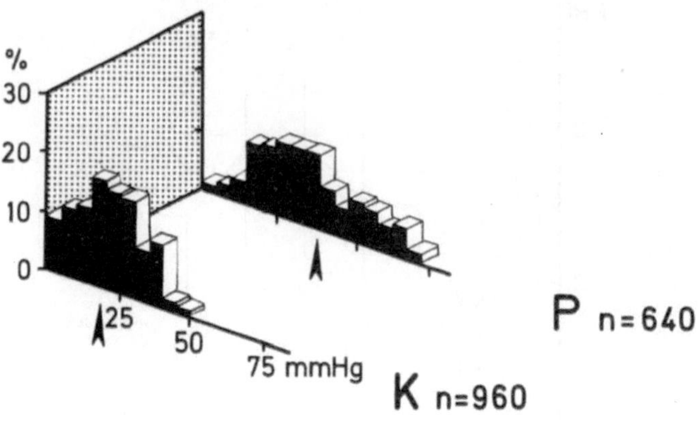

Abb. 2. Das Histogramm des lokalen Gewebs-PO_2 wurde durch die PGE_1-Infusion zu höheren Werten verschoben und verbreitert. K: Kontrollphase; P: Nach PGE_1-Infusion. (n= Anzahl der Einzelwerte; Pfeil: arithmetischer Mittelwert)

ten Extremität. In unserem experimentellen Modell konnte durch PGE_1 im untersuchten Dosisbereich eine Mehrdurchblutung in Ober- und Unterschenkel erzielt werden. Der Collateralwiderstand war weder nach Bolusinjektion noch nach Dauerinfusion von PGE_1 reduziert. Dieses in vivo-Ergebnis bestätigte die von WILLIAMS und JOINER (5) an Collateralgefäßen in vitro erhobenen Befunde. In den vorliegenden Versuchen hatte die PGE_1-induzierte Steigerung der Gesamtdurchblutung keine Zunahme der mittels 15 µm Microspheres bestimmten nutritiven Durchblutung der Skelettmuskulatur zur Folge. Daraus läßt sich schließen, daß PGE_1 seinen dilatorischen Effekt an Arteriolen mit einem Gefäßdurchmesser größer als 15 µm ausüben muß. Gleichzeitig wird durch die Infusion von PGE_1 eine Umverteilung der Durchblutung auf dem Niveau der Mikrozirkulation induziert, kenntlich an der Änderung des PO_2-Histogramms im Sinne einer Verbesserung der O_2-Versorgung.

Zusammenfassung

An 6 Hunden mit zweieinhalb Jahre lang bestehender Verschlußkrankheit der rechten hinteren Extremität wurde die Wirkung von PGE_1 als Bolusinjektion und -infusion in die Aorta abdominalis untersucht. PGE_1 bewirkte eine Senkung der segmentalen Gefäßwiderstände im Ober- und Unterschenkel, der collaterale Strömungswiderstand blieb unverändert. Die Gewebeoxygenation des Musculus sartorius und gastrocnemius wurde durch PGE_1-Infusion signifikant gebessert.

<u>Summary</u>

The effect of PGE1 administered as bolus injection or infusion into the abdominal aorta was analyzed in six mongrel dogs with arterial occlusive disease which had been surgically induced 2.5 years prior to the investigation. PGE1 administration resulted in a decrease of segmental vascular resistance in the thigh and calf, while collateral vascular resistance remained unchanged. In addition, local tissue PO2 in the sartorius and gastrocnemius muscles was significantly improved after PGE1 infusion.

<u>Literatur</u>

1 CARLSON LA (1973) Femoral-artery infusion of prostaglandin E_1 in severe peripheral vascular disease. Lancet I: 155-156
2 KESSLER M (1981) Grundlegende Prinzipien der Sauerstoffversorgung des Gewebes. In: Meßmer K, Fagrell B (eds) Mikrozirkulation und arterielle Verschlußkrankheiten. Karger, Basel, S 45-58
3 LUND N (1979) Studies on skeletal muscle surface oxygen pressure fields. Inaugural-Dissertation Linköpung, University Medical Dissertations
4 SUNDER-PLASSMANN L, VON HESLER F, ENDRICH B, MESSMER K (1981) Improvement of collateral circulation in chronic vascular occlusive disease of the lower extremity. Biblthca haemat 47: 43-53
5 WILLIAMS PB, JOYNER JH (1982) Response of peripheral collateral arteries in the dog to prostaglandin E_1, E_2F_2, and I_2 (Prostacyclin). J Cardiovasc Pharmacol 4: 784-790

Dr. med. Yoshihisa Fujita, Abteilung für Experimentelle Chirurgie, Zentrum für Chirurgie, Universität Heidelberg, Im Neuenheimer Feld 347, D-6900 Heidelberg 1

28. Ösophago-gastrale Säureclearance – Beeinflussung durch Cisaprid

Influence of Cisapride on Esophageal Acid Clearance

H. F. Weiser, A. H. Hölscher und Th. Zimmermann

Chirurgische Klinik und Poliklinik der technischen Universität München, Klinikum rechts der Isar (Direktor: Prof. Dr. J.R. Siewert)

Einleitung

Von den bekannten motilitätswirksamen Medikamenten Betanechol, Bromoprid, Domperidon und Metoclopramid ist eine therapeutische Effektivität auf die Refluxsymptomatik und die Refluxösophagitis nur für Metoclopramid durch kontrollierte Studien gesichert (1, 2).

Da Metoclopramid bereits in therapeutischen Dosen zu unerwünschten Nebenwirkungen wie Parkinson ähnlichen Zustandsbildern, Schwindel, Nausea, Depressionen und Gynäkomastien in Folge Stimulation der Prolaktinsekretion führen kann, wurde, um diese Nebenwirkungen bei gleichen motilitätssteigerndem Effekt auszuschließen, Cisaprid (Methoxybenzamid) entwickelt.

Nachdem in tierexperimentellen Untersuchungen bei geringerer Nebenwirkungsrate ein dem Metoclopramid vergleichbarer motilitätssteigernder Effekt von Cisaprid im Bereich des oberen Intestinaltraktes aufgezeigt werden konnte, sollte in Langzeit-pH-metrischen Untersuchungen an gesunden Probanden die Wirkung von Cisaprid auf die ösophageale Säureclearance im Vergleich zu Placebo und Metoclopramid untersucht werden.

Methodik

Bei 10 gesunden Probanden im Durchschnittsalter von 26,0 + 4,0 Jahren (8 männlich, 2 weiblich) wurde nach manometrischer Überprüfung der Kardiafunktion mittels 3-Punkt- und Durchzugpharmakomanometrie das gastroösophageale Refluxverhalten mit Hilfe der Festspeicher-Langzeit-pH-Metrie unter Placebobedingungen und nach oraler Applikation von Cisaprid (3 x 10 mg) bzw. Metoclopramid (3 x 10 mg) über jeweils 24 h überprüft.

Die Applikation der Pharmaka erfolgte randomisiert doppelblind. Es wurden jeweils morgens um 8 Uhr, mittags um 1 Uhr und abends um 18 Uhr 1 Tabl. Placebo, 10 mg Cisaprid bzw. Metoclopramid per os verabreicht.

Chirurgisches Forum '84
f. experim. u. klinische Forschung
Hrsg.: L. Koslowski
© Springer, Berlin Heidelberg 1984

Zur Messung wurde den Versuchspersonen eine kombinierte, zuvor
auf Asymmetrie (pH 7) und Steilheit (pH 1,75) geeichte pH-Sonde
nasopharyngeal in den tubulären Ösophagus so eingelegt, daß sie
5 cm oberhalb der manometrisch lokalisierten Kardia zu liegen
kam.

Während der Untersuchungsdauer führten die Probanden ein Protokoll und durften lediglich zwischen 12 und 13 Uhr mittags eine
standardisierte Mahlzeit bestehend aus 120 g Kohlenhydraten,
80 g Fett und 80 g Eiweiß sowie einen Liter kohlensäurefreies
Mineralwasser zu sich nehmen.

Nach Beendigung der Meßperioden wurden die Anzahl der Reflux-
perioden pro Stunde ($\bar{n}$GER/h), die mittlere Refluxdauer pro
Stunde ($\bar{x}$GER/h) und die mittlere Anzahl der Einzelrefluxe mit
einer Dauer von > 5 min ($\bar{n}$tGER) berechnet und das gastroöospha-
geale Refluxverhalten unter Placebobedingungen dem nach Applikation von Cisaprid bzw. Metoclopramid gegenübergestellt.

Ergebnisse

Die UOS-Drucke, ermittelt mit der Durchzugpharmakomanometrie,
betrugen im Mittel 11,3 + 1,5 mm Hg vor und 30,5 + 4,8 mm Hg nach
Pentagastrinstimulation (0,6 µg/kg KG i.v.). Der daraus resultie-
rende mittlere Druckanstieg nach Stimulation lag bei 19,2 + 1,3
mm Hg.

Im Rahmen der 3-Punktmanometrie fand sich nach Bauchkompression,
d.h. nach Steigerung des intraabdominalen Druckes im Mittel um
20 mm Hg in allen Fällen ein suffizienter UOS. Unter den gewählten
Meßbedingungen zeigte die Analyse der Refluxdaten nach Metoclopramid und gleichermaßen nach Cisaprid einen signifikanten Abfall
der Refluxfrequenz ($\bar{n}$GER/h), der mittleren Refluxdauer pro Stunde
($\bar{x}$GER/h) und der mittleren Anzahl der Einzelrefluxe mit einer
Dauer > 5 min ($\bar{n}$tGER) im Vergleich zur Placebogruppe.

Im Vergleich Metoclopramid versus Cisaprid konnten keine signifikanten Unterschiede nachgewiesen werden.

	Placebo	Metoclopramid	Cisaprid
$\bar{n}$GER/h + SE	1,5 + 0,7	0,6 + 0,3	0,3 + 0,2
$\bar{x}$GER/h + SE (min/h)	2,3 + 0,7	1,2 + 0,5	0,9 + 0,4
$\bar{n}$tGER + SE	3,3 + 1,7	1,4 + 0,8	0,9 + 0,7

Placebo-Metoclopramid	p < 0,05, p < 0,05, p < 0,05
Placebo-Cisaprid	p < 0,01, p < 0,05, p < 0,01
Cisaprid-Metoclopramid	p > 0,05, p > 0,05, p > 0,05

Diskussion

Die vorliegenden pH-metrischen Ergebnisse zeigen, daß sowohl
Cisaprid als auch Metoclopramid im Vergleich zu Placebo zu einer
signifikanten Beschleunigung der ösophagealen Säureclearance
führen.

Da beide Substanzen gleichermaßen über eine Freisetzung von
Acetylcholin aus postganglionären Nervenendigungen motilitätssteigernd wirken, konnten erwartungsgemäß im Vergleich mitein-
ander keine signifikanten Unterschiede der Refluxparameter festgestellt werden.

Wesentliche Vorteile von Cisaprid dürften somit die anhand phar-
makologischer Untersuchungen ausschließbare dopamininhibitori-
sche Wirkung und die damit zu erwartenden geringeren Nebenwirkungen sowie die anhand von tierexperimentellen Ergebnissen ver-
mutete selektive Wirkung von Cisaprid auf die glatte Musculatur
des Intestinaltraktes sein.

Zusammenfassung

1. Die Überprüfung der ösophago-gastralen Säureclearance mit
   Hilfe der Festspeicher -Langzeit-pH-Metrie an kardiagesunden
   Probanden zeigte sowohl nach Metoclopramid- als auch nach Cisa-
   pridapplikation einen signifikanten Abfall von $\bar{n}$GER/h, $\bar{x}$GER/h
   und $\bar{n}$tGER im Vergleich zur Placebogruppe. Beide Substanzen
   führten somit zu einer Beschleunigung der ösophago-gastralen
   Säureclearance.
   Placebo-Metoclopramid $\quad$ $p < 0,05$, $p < 0,05$, $p < 0,05$
   Placebo-Cisaprid $\quad$ $p < 0,01$, $p < 0,05$, $p < 0,01$

2. Wirkungsunterschiede zwischen Metoclopramid und Cisaprid kamen
   in den vorliegenden Untersuchungen nicht zur Beobachtung.
   $p > 0,05$, $p > 0,05$, $p > 0,05$

Summary

1. In comparison to the control group there was a significant
   decrease of $\bar{n}$GER/h, $\bar{x}$GER/h und $\bar{n}$tGER after administration
   of 3 x 10 mg metoclopramide and 3 x 10 mg cisapride p.o.,
   i.e., both drugs resulted in an acceleration of the esophago-
   gastric acid clearance.
   Placebo vs. metoclopramide $\quad$ $p < 0.05$; $p < 0.05$; $p < 0.05$
   Placebo vs. cisapride $\quad$ $p < 0.01$; $p < 0.05$; $p < 0.01$

2. No significant difference was seen when comparing metoclopramide and cisapride.
   $p > 0.05$; $p > 0.05$; $p > 0.05$

Literatur

1 BEHAR J, BIANCANI P (1976) Effect of oral metoclopramide on
  gastroesophageal reflux in the post-cibal state. Gastroenterol
  70: 331-335

2 BEHAR J, RAMSBY G (1978) Gastric emptying and antral motility
  in reflux esophagitis. Effect of oral metoclopramide. Gastroenterol 74: 253-256

Dr. H.F. Weiser, Chirurgische Klinik und Poliklinik der Technischen Universität München, Klinikum rechts der Isar, Ismaninger
Str. 22, D-8000 München 80

29. Veränderungen der Histaminspeicherung im Magen und Duodenum nach selektiv-proximaler Vagotomie: Ein neuer Mechanismus über afferente Vagusfasern?

Alterations of Histamine Storage in Stomach and Duodenum After Selective Proximal Vagotomy: A New Mechanism Involving Afferent Vagal Fibers?

K. Thon, W. Lorenz, D. Weber, H. Stöltzing und Ch. Ohmann

Zentrum für Operative Medizin I, Chirurgische Klinik (Leiter: Prof. Dr. H.-D. Röher) und Abteilung für Theoretische Chirurgie (Leiter: Prof. Dr. W. Lorenz), Philipps-Universität Marburg

Eine Reihe von übereinstimmenden Befunden unterstützt die Hypothese, daß Histamin ursächlich an der Entstehung des chronischen Ulcus duodeni beteiligt ist (1, 2). In der Corpusschleimhaut des menschlichen Magens sind Histamingehalt und Histaminmethyltransferase-Aktivität beim Ulcuskranken erniedrigt, nach selektiver Vagotomie mit Pyloroplastik und unter medikamentöser Therapie mit H_2-Receptor-Antagonisten dagegen erhöht. Diese Veränderungen sind invers korreliert zur pentagastrinstimulierten Gipfelsekretion (PAO) des Magens. Eine Kausalbeziehung dieser Befunde zur Ulcuspathogenese läßt sich allerdings nur dann postulieren, wenn die Veränderungen für die Krankheit spezifisch sind.

Patienten und Methode

An 44 Patienten (Alter: 52 J., Bereich 25 - 80 J., 32 Männer) mit verschiedenen gastroenterologischen Erkrankungen (Ösophagitis, Varicen, chronisches Ulcus ventriculi und duodeni etc.) wurde deshalb die Spezifität für den Unterschied der Histamingehalte bei Ulcuskranken und nach Vagotomie in einer Reihe von Testen untersucht und danach in einer kontrollierten klinischen Studie an 24 Patienten mit Ulcus duodeni (n = 8, x̃ = 54 Jahre, 5 Männer), selektiv-*proximaler* Vagotomie ohne Pyloroplastik (n = 8, x̃ = 48 Jahre, 7 Männer) und gesundem Magen (n = 8, x̃ = 46 Jahre, 6 Männer) überprüft. Die Zuteilung zu den 3 Gruppen der Studie erfolgte mit einfacher Randomisierung aus einer laufenden Reihe von Patienten, die im Zeitraum Februar - April 1983 zur Endoskopie in die Chirurgische Universitätsklinik Marburg eingewiesen wurden. Die Patienten wurden nur dann in die Studie aufgenommen, wenn die endoskopische mit der im Randomisierungsverfahren für den Studieneintritt vorgeschriebenen Diagnose übereinstimmte.

Die Spezifitätsprüfung umfaßte die Spezifität und Richtigkeit der fluorometrischen Histaminbestimmung und der Probennahme, der

Chirurgisches Forum '84
f. experim. u. klinische Forschung
Hrsg.: L. Koslowski
© Springer, Berlin Heidelberg 1984

biochemischen Bezugssysteme (Feuchtgewicht und Protein), der
Patientenmerkmale (z.B. Rauchen), der Lokalisation der biochemischen Veränderungen im oberen Gastrointestinaltrakt und ihre
Rückbildung durch die ulcusheilende Operation. Die klinischen
Merkmale der Patienten wurden in einer systematischen Kontrolluntersuchung (1) mit Fragebogen, Endoskopie und Sekretionsanalyse
ermittelt.

Die Entnahme von je 4 Biopsien aus Fundus, Corpus, Antrum und
Duodenum erfolgte einheitlich an definierten Stellen,wobei jeweils
3 Schleimhautpartikel für die Histaminbestimmung und 1 Biopsie
für die histologische Sicherung von Diagnose und Entnahmestelle
verwendet wurden. Da keine der Biopsieproben eine längere Ischämiezeit als 5 min erleiden durfte (1), mußte durch eine spezielle
Entnahmesequenz eine größtmögliche zeitliche Optimierung erzielt
werden.

Die Medianwerte der fluorometrisch ermittelten Histamingehalte
(Einzelwerte aus je 3 Schleimhautbiopsien) wurden in einer zwei-
faktoriellen Varianzanalyse mit Meßwiederholungen verglichen und
auf statistische Signifikanz geprüft.

Ergebnisse

Die fluorometrische Methode für die Messung von Histamin in Biopsieproben der menschlichen Magenschleimhaut erwies sich bei *allen*
Arten von gastroenterologischen Krankheiten als spezifisch und
richtig. Der für die endoskopische Biopsiegewinnung gewählte Zan-
gentyp zeigte pro Patientengruppe im Mittel eine Streubreite von
nur etwa 10% bezogen auf die Partikelgröße. In allen Fällen konnte
eine Ischämiezeit von unter 5 min zwischen Entnahme, Wiegen und
Fixierung der Biopsieproben in Perchlorsäure eingehalten werden.

In der Studie war im Median der Histamingehalt bei den Ulcuspatienten gegenüber den Kontrollpersonen in *allen* Magenabschnitten
und im Duodenum vermindert (Fundus -27%, Corpus -32%, Antrum -36%,
Duodenum -35%). Die medianen Histamingehalte der Kontrollgruppe
betrugen im Fundus 37,5, im Corpus 30, im Antrum 25,5 und im Duodenum 26 µg Histamindihydrochlorid/g Feuchtgewicht. Nach selektiv-
proximaler Vagotomie (SPV), die nur das Belegzellareal des Magens
parasympathisch denerviert, stieg überraschenderweise auch in
allen anderen Abschnitten der Histamingehalt deutlich über die
Werte der Ulcus duodeni-Patienten (Fundus +49%, Corpus +60%,
Antrum +67%, Duodenum +76%) und sogar über die der Kontrollpersonen an (Abb. 1).

Diese Unterschiede waren sowohl für den Histamingehalt zwischen
Kontrollgruppe und Ulcuspatienten, sowie zwischen Ulcus duodeni-
Patienten und Ulcus duodeni-Patienten 6 Monate nach SPV, als auch
zwischen den verschiedenen Lokalisationen statistisch signifikant (p < 0,05). Eine Korrelation anderer Patientenmerkmale (z.B.
Rauchen) zu diesen biochemischen Veränderungen ließ sich in unserer Studie nicht finden (3).

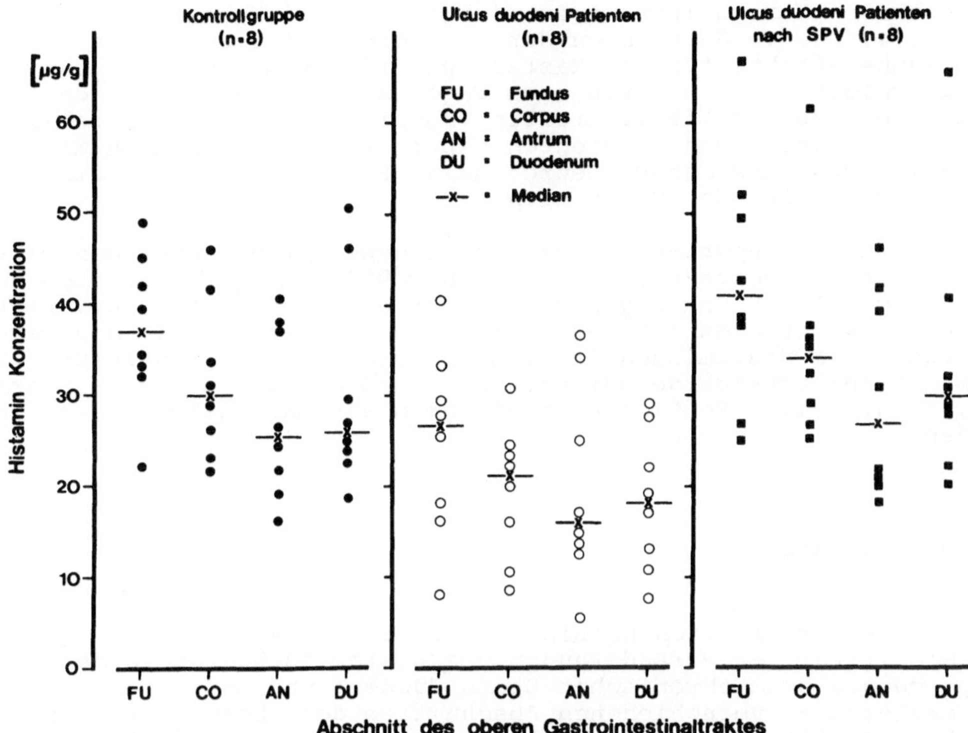

Abb. 1. Histamingehalt in verschiedenen Magenabschnitten und im Duodenum des Menschen bei einer magengesunden Kontrollgruppe, bei Ulcus duodeni-Patienten und bei Patienten 6 Monate nach selektiv-proximaler Vagotomie wegen Ulcus duodeni. Die einzelnen Histamingehalte sind Mittelwerte von Messungen aus 3 Biopsien. Zusätzlich wurden die Mediane (-x-) eingezeichnet

Diskussion

Die Veränderungen des Schleimhauthistamingehaltes beim Ulcus duodeni-Patienten und deren Rückbildung nach selektiv-proximaler Vagotomie betreffen *alle* Magenareale und das Duodenum gleichermaßen und sind damit *nicht* spezifisch für die säurebildende Fläche des Magens. Diese Befunde unterstützen zwar nicht die bisherige Hypothese einer gesteigerten Histaminfreisetzung durch vagalen Stimulus und eine verringerte Freisetzung nach Vagotomie, widerlegen diese aber auch nicht.

Vielmehr weisen diese uniformen biochemischen Veränderungen auf andere Ursachen hin, als sie in bisherigen Hypothesen über Hypersekretion und Hyperchlorhydrie eingeschlossen waren. Folgende Interpretationsversuche bieten sich an: 1. Die Veränderungen des Histamingehaltes im Belegzellareal entstehen durch Vagotomie, im Antrum und Duodenum durch eine Hemmung (Verringerung) der H^+-Rückdiffusion (partielle Davenport-Hypothese). 2. Die Veränderungen des Histamingehaltes sind nicht Ursache, sondern Folge der Hyperchlorhydrie (Davenport-Hypothese). 3. Die Veränderungen des Histamingehaltes entstehen durch Mastzell-Receptoren, die über das in-

tragastrale pH reguliert werden (umgekehrte Wirkung wie bei Gastrin). 4. Die Veränderungen der Histamingehalte entstehen durch
trophische Effekte auf die Mastzellproliferation infolge von vermehrt freigesetztem Gastrin nach Vagotomie oder - 5. - durch
vagale Reflexböden mit afferenten Vagusfasern aus dem säurebil-
denden Magenareal und efferenten peptidergen Nervenbahnen mit
Einschluß von Substanz P, Neurotensin, Somatostatin u.a. als
Überträgerstoffe oder Mediatoren.

Während die Davenport-Hypothese durch neue Befunde über den ATP-
ase-Hemmstoff Omeprazol, der bei einer 95%igen Säurereduktion den
Histamingehalt in der Magenschleimhaut nicht verändert (4), weitgehend zu widerlegen ist, erscheint eine Erklärung, die die Veränderungen im Histamingehalt beim Ulcus duodeni-Patienten und
nach SPV auf peptiderge Nervenbahnen zurückführt, durchaus denkbar, da all diese Peptide auch Histamin aus Mastzellen freisetzen
können.

Zusammenfassung

In einer kontrollierten klinischen Studie an 24 Patienten wurde
die Spezifität der Veränderungen des Histamingehaltes in der
Corpusmucosa beim chronischen Ulcus duodeni und nach Vagotomie
im Vergleich zu verschiedenen Abschnitten des oberen Verdauungs-
traktes geprüft. Gegenüber Kontrollpersonen war der Histamingehalt bei Ulcuskranken in allen Magenabschnitten und im Duodenum
beträchtlich vermindert. Nach selektiv-proximaler Vagotomie stiegen die Histaminspiegel wieder über die Werte von Ulcus duodeni-
Patienten an, wobei im Duodenum mit 76% die stärkste Zunahme gemessen wurde. Die SPV verursacht also einen mit der Ulcusheilung
verbundenen Effekt, der nicht auf das denervierte Magenareal be-
schränkt ist. Möglicherweise läßt sich dieser Effekt über einen
Reflexbogen erklären, dessen Afferenz Vagusfasern und dessen
Efferenz peptiderge Nervenbahnen an Magen und Duodenum darstellen.

Summary

A randomized controlled clinical trial was conducted in 24
patients divided into three groups: healthy controls, duodenal
ulcer (DU) patients and DU patients 6 months after selective
proximal vagotomy (SPV). In DU patients the mucosal histamine
content (MHC) was lower in all parts of the stomach and duodenum
as compared to the controls. Following SPV, however, the MHC was
significantly higher ($p < 0.05$) in stomach and duodenum (+76%)
than in DU patients. Thus the alterations of MHC in DU patients
and after SPV were not specific for the oxyntic area of the
stomach. These surprising findings may be explained by vagal re-
flexes with afferent fibers from the oxyntic mucosa and efferent
fibers to antrum and duodenum including substance P, neurotensin,
and somatostatin as transmitters or mediators.

Literatur

1 LORENZ W, TROIDL H, BARTH H, ROHDE H (1978) Histamine, gastric
  secretion and peptic ulcer disease: An attempt to define special
  sources of error and problems in clinical-biochemical trials.
  In: Creutzfeldt W (ed) Cimetidine. Excerpta Medica, Amsterdam
  Oxford, pp 10-36
2 MAN WK, SAUNDERS JH, INGOLDBY C, SPENCER J (1981) Effect of
  pentagastrin on histamine output from the stomach in patients
  with duodenal ulcer. Gut 22: 916
3 PEDEN NR, CALLACHAN H, SHEPHERD DM, WORMSLEY KG (1982) Gastric
  mucosal histamine and histamine methyltransferase in patients
  with duodenal ulcer. Gut 23: 58
4 MAN W, SPENCER J, COLLIER N, THOMPSON J, BARON JH (1984) Effects
  of omeprazole on gastric mucosal histamine and histamine methyltransferase, and on histamine release. Acta Hepatogastroen-
  terol (im Druck)

Dr. K. Thon, Zentrum für Operative Medizin I, Chirurgische Klinik
der Philipps-Universität Marburg, Robert-Koch-Str. 8, D-3550
Marburg/Lahn

30. Histamin-provoziertes Ulcusrisiko nach refluxverhütender Magenresektion an der Ratte

Ulcer Risk in Reflux-Preventive Gastric Operation in the Rat After Histamine Stimulation

B. Riechert, V. Schumpelick, G. Arlt und G. Klöppel[1]

Aus der Chirurgischen Klinik und Poliklinik, Abt. Allgemeinchirurgie (Prof. Dr. H.W. Schreiber) und Institut für Pathologie[1] (Prof. Dr. G. Seifert) der Universitätsklinik Hamburg

Refluxverhütende Reparationsverfahren nach Magenresektionen wären die folgerichtige Verfahrenswahl unter der Annahme einer pathogenen Rolle des postresektionellen Refluxes. Doch auch ohne schlüssigen Beweis dieser Hypothese werden mancherorts refluxfreie Reparationsverfahren als Routinemethode der Magenresektionen propagiert, und zwar mit der Vorgabe, nur ein anderes, ebenso sicheres, aber nur refluxfreies Prinzip zu verwenden. Klinische und experimentelle Studien lassen allerdings Zweifel an der Sicherheit dieses Reparationsprinzips aufkommen (1, 3, 5). So ist aus klinischen Studien eine beträchtliche Ulcusincidenz nach refluxfreien Reparationstechniken bekannt (3, 5). Tierexperimentell konnten wir unlängst zeigen, daß das Ulcusrisiko direkt mit dem Ausmaß der Refluxverhütung korreliert: sowohl nach refluxfreier Roux-Y-Anastomosierung als auch isoperistaltischer Jejunum-Interposition betrug die spontane Ulcusneigung nach zehn Monaten über 60% (1).

Vor diesem Hintergrund stellte sich uns die Frage, ob bei stärkerem peptischen Antrieb (z.B. Histamin-Stimulation) die gesteigerte Ulcusincidenz refluxfreier Reparationstechniken sich gleichermaßen beobachten läßt. Speziell interessierten uns folgende Fragestellungen:

1. Wie hoch ist die Ulcusincidenz nach Histamin-Stimulation bei refluxverhütenden Reparationsverfahren im Vergleich zur normalen Magenresektion?

2. Korreliert die Ulcusincidenz nach Histamin-Stimulation mit dem Ausmaß der Refluxverhütung, d.h. der Dünndarm-Segment-Länge?

3. Vermag eine zusätzliche Vagotomie eine etwaig gesteigerte Ulcusincidenz zu kompensieren?

4. Sind die spontanen Ulcusincidenzen mit denen unter Histamin-Stimulation vergleichbar?

Chirurgisches Forum '84
f. experim. u. klinische Forschung
Hrsg.: L. Koslowski
© Springer, Berlin Heidelberg 1984

Material und Methoden

111 männliche Wistarratten (250 $\pm$ 50 g) erfuhren eine distale
Magenresektion unter Narkose. Bei den Gruppen 1-4 und 9 betrug
das Resektionsausmaß ca. 1/3, bei den Gruppen 5-8 ca. 1/5. Die
Magen-Darm-Kontinuität wurde durch folgende Maßnahmen wiederhergestellt:
1. Roux-Y-Schlinge 3 cm   n=10
2.   -"-   6 cm   n=11
3.   -"-   9 cm   n=11
4.   -"-   9 cm + STV   n=10
5. Isoperist. Jejunuminterposition 1 cm   n=12
6.   -"-   3 cm   n=12
7.   -"-   6 cm   n=12
8.   -"-   6 cm + SPV   n=11
9. Billroth-II (short loop)   n=12
10. Gastrotomie   n=10
11. 4 Wochen postoperativ intramusculäre Injektion von Histamin
    in Bienenwachs (2 mg/kg/d) und endoskopische Kontrolle am
    7. Tag. Ohne Ulcusnachweis Fortsetzung der Stimulation bis
    zum 10. Tag und anschließende Sektion.
    Histologische Sicherung der Befunde, Statistik nach dem Chi^2-
    Test.

Ergebnisse

Roux-Y

Es fand sich eine hohe Ulcusincidenz mit enger Abhängigkeit zur
Schlingenlänge und Provokationsdauer (Tabelle 1).

Tabelle 1. Ergebnisse der histaminprovozierten (2 mg/kg/d) Ulcusincidenzen nach 7 bzw. 10 Tagen

Histaminprov.-dauer OP-Gruppen	7 Tage		10 Tage	
	Ulcera	Ulcusincidenz	Ulcera	Ulcusincidenz
Roux-Y				
3cm (n=10)	3	30,0%	7	70,0%
6cm (n=11)	4	36,4%	9	81,8%
9cm (n=11)	7	63,6%	10	90,9%
9cm+STV (n=10)	0	0,0%	1	10,0%
Jejunuminterpositionen				
1cm (n=12)	1	8,3%	9	75,0%
3cm (n=12)	5	41,7%	11	91,6%
6cm (n=12)	7	58,3%	12	100,0%
6cm+SPV (n=11)	1	9,1%	3	27,3%
BII (n=12)	1	8,3%	7	58,3%
Gastrot. (n=10)	0	0,0%	2	20,0%

Während bei kurzer (3 cm) Schlinge nur 3 Tiere nach 7 Tagen und 7
nach 10 Tagen Ulcerationen aufwiesen, lagen die Vergleichswerte
bei längeren Schlingen (6 cm) bei 4 und 9 und bei den längsten
Schlingen (9 cm) sogar bei 7 und 10 Tieren pro Gruppe entsprechend
der Dauer der Stimulation. Die Unterschiede gegenüber den gastrotomierten Kontrolltieren oder magenresezierten Ratten mit obligatem Reflux (BII) waren mit p < 0,05 signifikant. Erst bei länger
andauerndem Histaminreiz (10 Tage) entwickelten auch die B-II-
Tiere vermehrt Anastomosen-Ulcera.

Bei zusätzlicher Vagotomie fand sich im refluxfreien Roux-Y-Magen
unter Histamin-Stimulation eine deutliche Senkung der Ulcusneigung
auf 10% (Abb. 1).

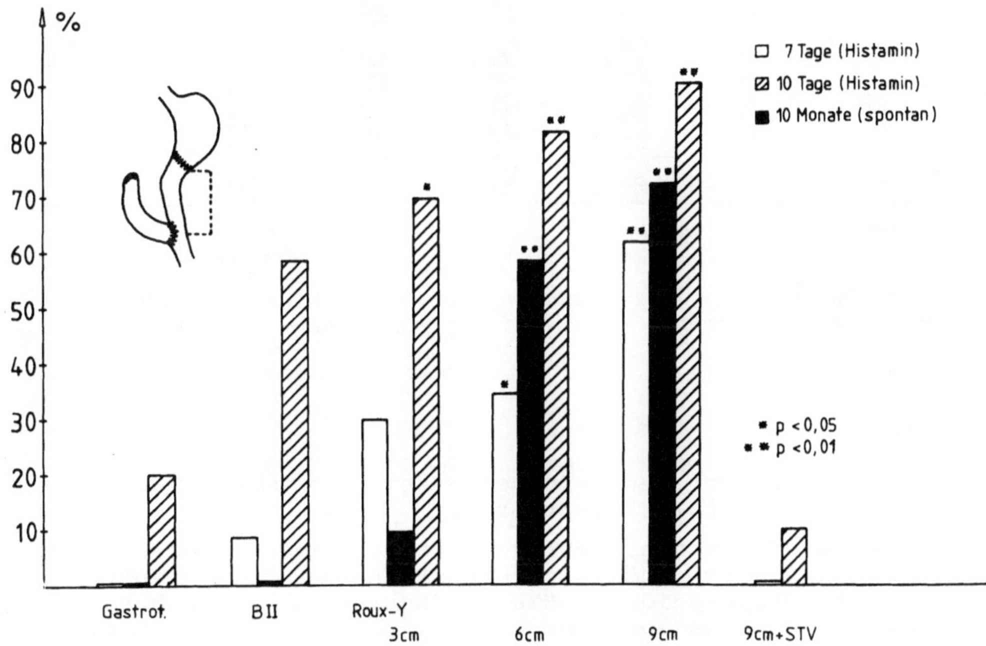

*Abb. 1. Ulcusincidenz bei Roux-Y-Tieren mit 3 bis 9 cm langen Y-Schlingen,
gastrotomierten Kontrolltieren und magenresezierten Ratten (BII)*

Jejunuminterposition

Während bei kurzen (1 cm) Schlingen mit partiellem Reflux wenig
Anastomosenulcera auf 7-tägigen Histaminreiz auftraten (Abb. 2),
war die Ulcusneigung bei längeren Schlingen (3 und 6 cm) auf
40 bzw. 60% gesteigert. Die Unterschiede waren gegenüber den
gastrotomierten Kontroll-Tieren und den magenresezierten Ratten
mit obligatem Reflux (BII) mit p < 0,05 signifikant. Bei zehn-
tägigem Histaminreiz entwickelten auch Tiere mit kurzer Jejunumschlinge, aber auch Billroth-II-resezierte Tiere in einem hohen
Prozentsatz Anastomosenulcera. Allerdings waren auch hier die
langen, d.h. refluxfreien Reparationsverfahren signifikant mehr
betroffen.

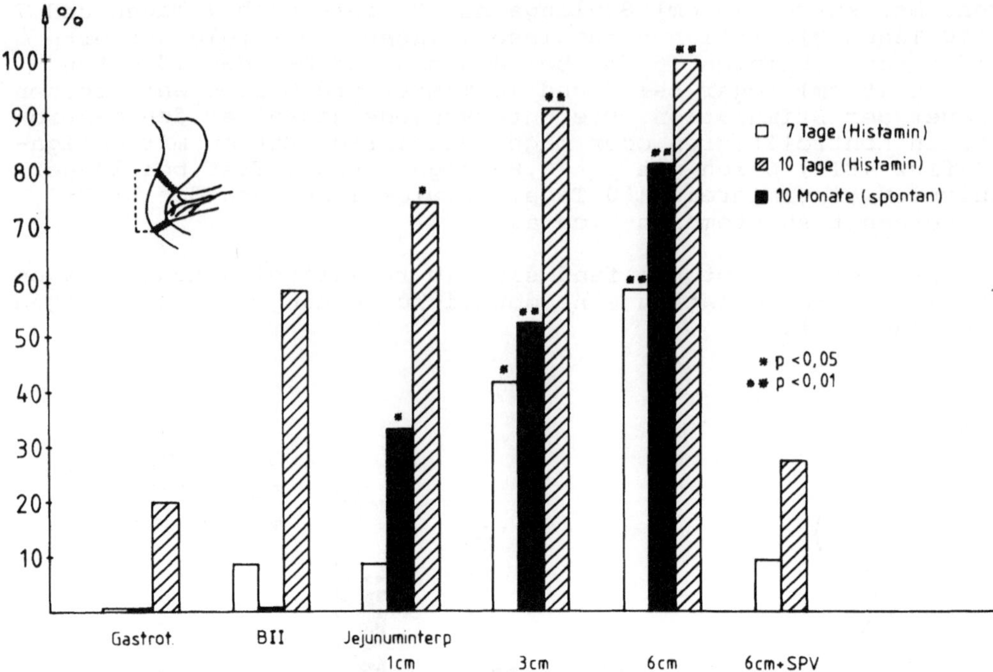

Abb. 2. Ulcusincidenz bei Jejunuminterpositionen mit 1 bis 6 cm langen Interponaten, gastrotomierten Kontrolltieren und magenresezierten Ratten (BII)

Diskussion

Aufgrund der dargestellten Befunde lassen sich die eingangs gestellten Fragen wie folgt beantworten:

1. Refluxverhütende Magenresektionen zeigen auch unter Histamin-Provokation eine gegenüber anderen Resektionsformen deutlich gesteigerte Ulcusincidenz. Hierbei besteht eine Abhängigkeit von der Expositionsdauer des Reizes. Bei längerem Histamin-Stimulus beginnen sich die Unterschiede zu verwischen.
2. Die Ulcusincidenz unter Histamin-Provokation korreliert eng mit der Schlingenlänge, d.h. dem Ausmaß der Refluxverhütung.
3. Eine zusätzliche Vagotomie wirkt protektiv, trotz zusätzlichem Histaminreiz werden nach refluxverhütender Reparationstechnik normale Ulcusincidenzen erreicht.

Die dargelegten Ergebnisse stehen in guter Übereinstimmung mit den Angaben in der Literatur zur Steigerung der Ulcusincidenz durch refluxverhütende Reparationstechniken. Während die meisten experimentellen Befunde vom intakten, d.h. nicht resezierten Magen ausgehen, konnten wir unlängst zeigen, daß ein gesteigertes Ulcusrisiko auch für den refluxfrei reparierten Resektionsmagen zutrifft (1). Hierbei ließ sich zeigen, daß die Ulcusincidenz direkt abhängig ist von der Schlingenlänge, d.h. vom Ausmaß der Refluxverhütung.

Ein zusätzlicher Histamin-Reiz führt unter diesen Bedingungen zu einer weiteren Steigerung der Ulcusincidenz. Auf diesen Zusammenhang wiesen bereits ROKKJAER et al. 1979 aufgrund von Experimenten am Hund hin. Diese Ergebnisse stehen in guter Übereinstimmung mit unseren Befunden. Es gilt festzuhalten, daß unter vermehrtem peptischen Antrieb bei refluxfreier Reparationstechnik im Experiment extrem hohe Ulcusincidenzen auftreten. Dieser Befund könnte eine Erklärung dafür sein, daß die Ulcusincidenz nach refluxfreien Reparationstechniken vor allem bei Patienten mit Ulcera duodeni signifikant gegenüber anderen Reparationstechniken gesteigert ist (5). Diese Erfahrungen sind die Grundlage dafür, daß die meisten Autoren refluxfreie Reparationsprinzipien als Primärmaßnahmen in der Ulcuschirurgie als zu gefährlich ablehnen. Dies muß um so mehr gelten, als der potentielle Nutzen derartiger Resektionsformen hinsichtlich der chronischen Schleimhautveränderungen nicht bewiesen ist (5).

Die protektive Funktion einer zusätzlichen Vagotomie wird in der Literatur divergent beurteilt (2, 5). In den vorliegenden Versuchen ließ sich eine weitgehende Protektion nachweisen, die Ulcusincidenz lag hiernach nicht höher als bei Kontroll-Tieren. Allerdings ist die Übertragbarkeit des Zusammenhanges auf die Klinik äußerst fraglich, zumal in Untersuchungen am Hund nur eine geringe Schutzfunktion der Vagotomie zu erkennen war (4). Klinisch dürfte die Tatsache, daß manche Autoren trotz vollständiger Vagotomie Anastomosenulcera beobachteten (5), zur Vorsicht mahnen. Selbst eine vollständige Vagotomie wird nicht in jedem Fall ausreichen, das ulcerogene Potential nach refluxfreier Reparationstechnik sicher zu kompensieren.

Zusammenfassung

An 111 männlichen Wistarratten wurden refluxverhütende Reparationsverfahren nach Magenoperationen durchgeführt und zusätzlich eine Histaminprovokation vorgenommen. Die Ergebnisse zeigten, daß die Ulcusincidenzen bei den Roux-Y-Gastrotomien bzw. Jejunuminterpositionen positiv korrelieren mit der Roux-Y-Schlinge- bzw. Interponatslänge. D.h., je länger die Schlinge, d.h. je refluxpräventiver , desto höher war die Ulcusfrequenz. Eine zusätzliche Vagotomie hatte unter der Bedingung der Histamin-Provokation einen partiell protektiven Effekt.

Summary

The ulcer risk of antireflux operation following gastric resection after histamine stimulation was analyzed experimentally in 111 rats. The incidence of stomal ulceration after jejunal interposition of Roux-en-Y gastrojejunostomy seemed to correlate with the reflux-preventive effect. The longer the segment and the better the reflux-preventive effect, the higher the ulcer risk. After additional vagotomy a partial protective effect could be observed.

Literatur

1 ARLT G, SCHUMPELICK V, KLÖPPEL G (im Druck) Das Ulkus-Risiko des Roux-Y-Magens. Langenbecks Arch Chir

2 INTERCONE CV, DEL FINADO JE, MILLER B, BOMBECK CT, NYHUS LM
  (1971) Parietal Cell Vagotomy. Arch Surg 102: 43-44
3 MENGUY R, CHEY W (1980) Experiences with the treatment of
  alkaline reflux gastritis. Surg 88: 482-487
4 ROKKJAER M, JAKOBSEN MK, KRUSE A, SOMMER HANSEN E (1979)
  Ulcus risk in a duodenogastric antireflux operation in dog.
  Scand J Gastroent 14: 193-198
5 SCHUMPELICK V, STACHOW M, SCHREIBER HW (1983) Ulkusrisiko durch
  Refluxverhütung? Ergebnisse der Jejunum-Interposition. Langenbecks Arch Chir 360: 179-191

Dr. B. Riechert, Chirurgische Klinik und Poliklinik, Abt. Allgemeinchirurgie der Universitätsklinik Hamburg, Martinistr. 52,
D-2000 Hamburg 20

31. Veränderungen der antro-duodenalen Motilität nach Magenoperationen im Tierexperiment

In Vitro Evaluation of Androduodenal Motility Following Operation on Guinea Pig Stomach

U. Hildebrandt, F. A. Zimmermann, P. Mus, und G. Feifel

Abteilung für Allgemeine Chirurgie und Abdominalchirurgie (Leiter: Prof. Dr. G. Feifel) der Chirurgischen Universitätsklinik Homburg/Saar

Einleitung

Multifaktorielle nervale und hormonale Mechanismen modifizieren das autonome Kontrollsystem,auf dem die Motilität des Magens beruht. In der Verdauungsphase wird die Kontraktion durch Volumen, Viscosität und chemische Zusammensetzung des Mageninhaltes beeinflußt. Die nervale Steuerung von außen erfolgt durch Parasympathicus und Sympathicus. Weit komplexer ist die hormonale Wirkungsweise. Die hemmende Wirkung der z.T. lokal produzierten gastrointestinalen Hormone kann direkt (Somatostatin) oder indirekt (Sekretin) wahrscheinlich durch Freisetzung endogenen Dopamins erfolgen. Motilitätssteigernd wirken Gastrin und Cholecystokinin (1). Für eine Entleerungsfunktion des Magens ist die koordinierte antroduodenale Koordination wichtig. Ziel unserer Untersuchung war, festzustellen, wie unabhängig von intraluminalen Stimuli, nervaler Steuerung von außen und hormonaler Kontrolle, operative Eingriffe am Magen die antroduodenale Motilität verändern.

Methode

Achtzehn 300 g schwere Meerschweinchen wurden in Äthernarkose unter sterilen Bedingungen operiert. Perioperativ erhielten die Tiere Tetracyclin. Es wurde je 6 x eine Gastrotomie im Antrum-Corpus-Übergangsbereich, eine vordere Pylorektomie, sowie Antrumteilresektion durchgeführt. Nach 30 Tagen wurde im in vitro Versuch nach VAN NUETEN (2) die Motilität des Ösophagus-Magen-Duodenum-Präparates gemessen. Nach Entnahme des Präparates wurde der Inhalt vorsichtig mit 0,9 % Kochsalzlösung ausgewaschen, der Ösophagus ligiert und das Duodenum kanüliert. Der Magen wurde mit 20 ml NaCl 0,9 % gefüllt und in 200 ml einer oxygenierten (95 % O_2, 5 % CO_2) Krebs-Henseleit-Lösung bei 37 °C suspendiert. Über die Duodenalkanüle wurde ein konstanter Mageninnendruck von 6 cm H_2O über eine Flasche aufrechterhalten. Über die Verbindung zu einer Ultraschallmeßeinheit (Janssen Scientific Instruments

Chirurgisches Forum '84
f. experim. u. klinische Forschung
Hrsg.: L. Koslowski
© Springer, Berlin Heidelberg 1984

Division) wurden die Volumenveränderungen bei Kontraktion des
Magens gemessen und von einem Schreiber in Kurvenform aufgezeichnet. Kontraktionen des Antrums und des Duodenums sowie jede koordinierte antroduodenale Überleitung wurden auf den Kurven einzeln vermerkt. Nach Registrierung der Spontanaktion wurde Domperidon in einer Dosis von 1 ml = 0,63 mg/l in die Pufferlösung injiziert.

Ergebnisse

Abbildung 1 zeigt links die spontane Kontraktion des Magen-Duo-
denum-Präparates einer Kontrolle ohne Operation am Magen. Die
phasische Aktivität des Präparates führt zu einer Volumenver-
schiebung, die in der Amplitudenhöhe zum Ausdruck kommt. Vom Antrum ausgehende, in das Duodenum übergeleitete Kontraktionen sind
markiert. Daneben die Registrierung des gleichen Präparates 30
min nach Zugabe von Domperidon in die Pufferlösung. Die Zunahme
der Amplitude und damit der gesteigerte Volumenauswurf ist Ausdruck der Kontraktionssteigerung. Koordiniert ablaufende antroduodenale Kontraktionen sind markiert. Über einen Beobachtungszeitraum von 15 min ermittelt, wird die Amplitude der peristalti-
schen Wellen um 77 % vergrößert, die Zunahme der koordiniert
ablaufenden antroduodenalen Kontraktionen beträgt 82 %.

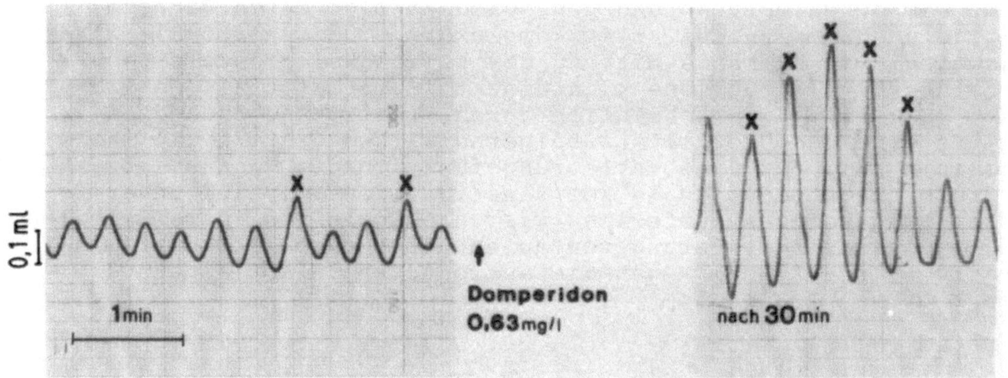

*Abb. 1. Links: Spontane Kontraktion des nicht operierten Magens. Rechts:
Kontraktion des Magens nach Stimulation mit Domperidon. Antroduodenale Überleitung markiert*

Nach Gastrotomie ist die Amplitude bei Spontankontraktion um 7 %
im Vergleich zur Kontrolle reduziert, nach Stimulation mit Domperidon tritt eine Kontraktionssteigerung ein, die der Kontrolle
entspricht. Die antroduodenale Koordination bleibt unverändert.
Nach vorderer Pylorektomie besteht eine verringerte Spontanakti-
vität mit Verringerung der Amplitude um 15 % verglichen mit den
Kontrollen. Der Anteil der spontan ablaufenden vom Antrum in
das Duodenum weitergeleiteten Kontraktionen beträgt 17 % von der
Gesamtzahl der Kontraktionen und kann nach Stimulation mit Domperidon auf 39 % gesteigert werden.

Nach Antrumteilresektion (Abb. 2) ist der Kontraktionsablauf spontan und nach Stimulation nahezu identisch. In keinem Fall treten koordinierte gastroduodenale Kontraktionen auf. Die Amplitude und damit die Kontraktionsleistung bleibt nach Stimulation unverändert, Magen- und Duodenalkontraktionen laufen asynchron ab.

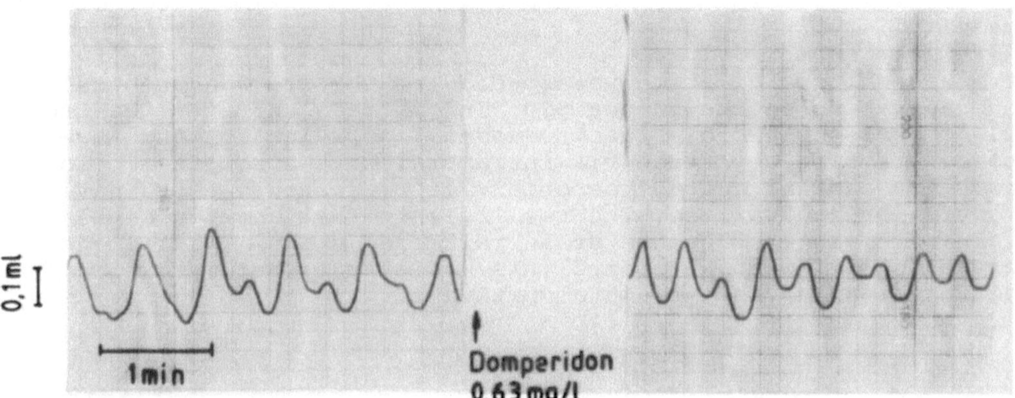

Abb. 2. Links: Magen nach Antrumteilresektion; unkoordinierte Kontraktion von Antrum und Duodenum. Rechts: Gleicher Zustand nach Stimulation mit Domperidon

Diskussion

Der koordinierte Bewegungsablauf von Antrum- und Duodenumkontraktion ist wichtiger Faktor bei der Magenentleerung. Im in vitro Versuch verbessert der Dopamin Antagonist Domperidon bei nicht operierten Tieren (3) und am gastrotomierten Magen die gastroduodenale Koordination und steigert die Kontraktion. Nach vorderer Pylorektomie laufen spontan vereinzelt koordinierte antroduodenale Kontraktionen ab, die durch Domperidon gesteigert werden können. Bei völliger Durchtrennung der antroduodenalen Verbindung (Antrumteilresektion) sind die Kontraktionen des Magens und Duodenums unkoordiniert und nicht durch Domperidon beeinflußbar. Damit bestätigen unsere Untersuchungen, daß unabhängig von intraluminalen Stimuli, nervaler und hormonaler Kontrolle koordinierte antroduodenale Kontraktionen über intramurale Bahnen gesteuert werden. Mit dem vorgestellten Modell ergibt sich die Möglichkeit, die Folgen operativer Eingriffe auf die Magenentleerung zu beurteilen und deren pharmakologische Beeinflussung zu studieren.

Zusammenfassung

Am in vitro Modell des Meerschweinchen-Magen-Duodenum-Präparates wurde der Einfluß von operativen Veränderungen auf die antroduodenale Motilität gemessen. Bei den Kontrolltieren und nach Gastrotomie kann die Spontankontraktion durch Domperidon dahingehend beeinflußt werden, daß die antroduodenale Koordination verbessert und die Amplitude der Kontraktion gesteigert wird. Nach vorderer Pylorektomie oder Antrumteilresektion ist die Koordination ent-

weder erheblich reduziert oder völlig aufgehoben. Die antroduodenale Koordination ist damit ein entscheidender Faktor bei
der Entstehung postoperativer Entleerungsstörungen. Das vorge-
stellte in vitro Modell des Meerschweinchens scheint geeignet,
Mechanismus und Beeinflussung postoperativer Motilitätsstörungen
am antro-duodenalen Übergang aufzuklären.

Summary

Gastroduodenal coordination was studied in the stomach-duodenal
bulb preparation of the guinea pig. In controls and after gastro-
tomy, domperidone improves gastroduodenal coordination and aug-
ments contractile amplitude via intramural pathways. After pylo-
rectomy and partial antral resection, gastroduodenal coordination
is reduced or neutralized. The results show that antroduodenal
coordination, in the absence of intraluminal stimuli, extrinsic
innervation, or hormonal control, is mediated either myogenically
or neurogenically via intramural pathways.

Literatur

1 CHRISTENSEN J (ed) (1980) Gastrointestinal Motility. Raven
  Press, New York
2 VAN NUETEN JM, ENNIS C, HELSEN L, LADURON PM, JANSSEN PAJ
  (1978) Life Sci 23: 453-458
3 SCHUURKES JAJ, HELSEN L, VAN NUETEN JM (1982) Motility of the
  Digestive Tract. Wienbeck M (ed) Raven Press, New York

Dr. U. Hildebrandt, Chirurgische Universitätsklinik Homburg/Saar,
Abteilung Allgemeine Chirurgie und Abdominalchirurgie, D-6650
Homburg/Saar

32. Die Bedeutung immunkompetenter Zellen im Antrum bei der Stimulation von Verdauungsprozessen

Role of Cells of the Immune System in the Antrum in Stimulation of Digestive Processes

R. K. Teichmann[1], H. J. Andress[2], H. Liebich[3], J. Seifert[2], und W. Brendel[2]

[1]Chirurgische Klinik und Poliklinik, Klinikum Großhadern
[2]Institut für Chirurgische Forschung, Klinikum Großhadern
[3]Institut für Histologie und Embryologie der Tiere, Universität München

Es konnte gezeigt werden, daß nach vorausgegangener Sensibilisierung luminale Antigene im Antrum erkannt werden und eine Stimulation von Verdauungsprozessen in Gang setzen (1). Im Antrum ließen sich auch Bindungsstellen für das Antigen im Propria-Bindegewebe nachweisen. Ziel der vorliegenden Untersuchungen war es zu zeigen, ob bei der Antigenerkennung und immunologisch vermittelten Stimulation immunkompetente Zellen des Magens von Bedeutung sind.

Methodik

Eine Gruppe von 12 Bastard-Hunden wurde mit menschlichem Gamma-Globulin - als ein dem Hund unbekanntes Antigen - durch i.m. Injektionen immunisiert, bis präzipitierende Antikörper mit dem Doppelimmundiffusionstest nach Ouchterlony nachweisbar waren. Als Kontrolle erhielten 6 Hunde nur physiologische Kochsalzlösung. Beiden Gruppen wurde in Pentobarbital-Narkose 1 g menschliches Gamma-Globulin/100 ml Wasser über einen Magenschlauch intragastral gegeben. Periphere Blutproben wurden vor und nach Gabe von menschlichem Gamma-Globulin in den Magen zur Bestimmung von Serum Gastrin mittels eines spezifischen Radioimmunoassays entnommen. Eine Stunde nach der Antigengabe wurden die Tiere getötet, um Magenfundus, -corpus und -antrum zu entnehmen.

Technik der Doppelimmunfluorescenz. Zur Klärung der Frage, inwieweit Bindungsstellen für menschliches Gamma-Globulin auf immunkompetenten Zellen, die immunassoziierte Antigene auf ihrer Oberfläche tragen (Ia-positive Zellen) repräsentiert sind, wurden doppelimmunfluorescenzmikroskopische Analysen durchgeführt. Die Präparate wurden dabei zuerst mit menschlichem Gamma-Globulin incubiert (Abb. 1). Nach Wässerung des Präparates in Phosphatpufferlösung wurde Tetramethylrhodamin-isothiocyanat (TRITC) konjugiertes Anti-Human-IgG (Dako Immunglobulin, Boehringer, Ingelheim)

Chirurgisches Forum '84
f. experim. u. klinische Forschung
Hrsg.: L. Koslowski
© Springer, Berlin Heidelberg 1984

Doppelimmunfluorescenz

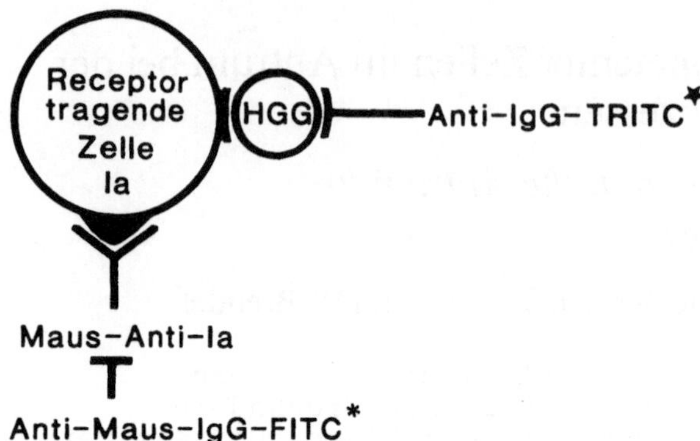

Abb. 1. Der Nachweis von menschlichem Gamma-Globulin an eine mögliche receptortragende Zelle erfolgt mit TRITC-konjugiertem Anti-IgG. Der Nachweis von Ia Antigenen auf Zellen wird sichtbar gemacht durch Zugabe von Maus-Anti-Ia-Immunglobulin, welches mit FITC-konjugiertem Ziege-Anti-Maus IgG nachgewiesen wird. Zwischen den einzelnen Immunglobulinen besteht keine Kreuzreaktivität

zugegeben. Zur Darstellung der Ia Antigen tragenden Zellen wurde der Schnitt zusätzlich mit monoklonalem Maus-Anti-Ratte Ia-Antiserum MRC OX 6 incubiert (2, Sera-Labs, U.K.). Anschließend wurde Fluorescein-isothio-cyanat (FITC) konjugiertes Anti-Maus IgG (Fa. Tago, Inc. Morlingane, USA) aufgetragen.

Lichtmikroskopische Untersuchungen. Die Präparate wurden in 6% Glutaraldehyd in Natriumcacodylat-Puffer fixiert, in aufsteigender Alkoholreihe entwässert und in Araldit eingebettet. Die mit einem Ultratom hergestellten Semi-Dünnschnitte wurden anschliessend mit 1% Toluidin-Blau-Lösung gefärbt.

Ergebnisse

1. Hormonfreisetzung. Bei Kontrolltieren kam es nach Gabe von menschlichem Gamma-Globulin in den Magen zu keiner Gastrinfreisetzung (1). Bei immunisierten Tieren jedoch kam es zu einer signifikanten Gastrinausschüttung über einen Zeitraum von 45 min (1).

2. Immunhistochemische Analysen (Doppelimmunfluorescenz). Es galt nachzuweisen, ob die Antigen-Bindungsstellen für menschliches Gamma-Globulin, die in der Lamina propria mucosae nachweisbar waren, auf Ia Antigen-tragenden immunkompetenten Zellen gelegen sind. Diese Ia-positiven Zellen lassen sich ebenfalls in der Lamina propria mucosae des Antrums und Corpus, nicht jedoch des Fundus des Magens von Kontrolltieren darstellen. Bei sensibilisierten Tieren fand sich eine starke Zunahme der Ia-Antigen tragenden Zellen, die für das Antrum 140% beträgt. Entsprechend der in Abb. 1 dargestellten Doppelimmunfluorescenztechnik ergab sich

bei übereinander Fotographieren beider Immunfluorescenzen eine
Addition der einzelnen Immunfluorescenzen. Daraus läßt sich
folgern, daß Bindungsstellen für menschliches Gamma-Globulin
somit auf Ia-positiven Zellen repräsentiert zu sein scheinen.

3. Lichtmikroskopische Befunde. Bei Kontrolltieren waren in der
Lamina propria mucosae Mast- und Plasmazellen erkennbar. Bei
sensibilisierten Tieren fiel die Zunahme der cellulären Elemente
in der Lamina propria mucosae auf. In der Antrummucosa zeigte
sich eine Zunahme der Mastzellen um 57%, der Plasmazellen um
54%. Auffallend war, daß jetzt vermehrt intraepithelial bevorzugt an der Epithelbasis lymphoide Zellen auftraten.

Diskussion

Es war erstmals gezeigt worden, daß nach vorausgegangener Sensibilisierung im Antrum Gastrin durch ein luminales Antigen freigesetzt wird (1). Die Antigenerkennung scheint über Zellen zu erfolgen, die Bindungsstellen für das antigene Protein besitzen und
gleichzeitig Ia-Antigen auf ihrer Oberfläche tragen. Diese Ia-
positiven Zellen sollen bei der Antigen Präsentation auf Makrophagen beteiligt sein sowie an der Interaktion von Lymphocyten
und Makrophagen (3). Der Nachweis von Ia-positiven Zellen in der
Lamina propria mucosae des Antrums, die gleichzeitig Bindungsstellen für das luminale Antigen besitzen, weisen auf eine Beteiligung dieser Zellen an immunologischen Mechanismen im Antrum
hin. Ia-positive Zellen scheinen so an dem Mechanismus einer
immunologischen Stimulation von gastralen Verdauungsprozessen
mitzuwirken. Damit ist erstmals gezeigt, daß Ia-Antigen tragende
Zellen des Antrums eine Schlüsselstellung bei der immunologischen
Induktion von Verdauungsprozessen einnehmen.

Zusammenfassung

Mit Hilfe immunhistochemischer und lichtmikroskopischer Analysen
der Magenschleimhaut sollte untersucht werden, ob bei immunologisch vermittelter Stimulation von Verdauungsprozessen immunkompetente Zellen des Magens von Bedeutung sind. Es war gezeigt worden, daß nach vorausgegangener Sensibilisierung luminale Antigene
erkannt werden können und eine Freisetzung von Gastrin induzie-
ren. Es konnte bei immunisierten Tieren und Antigengabe eine Zunahme von Mast- und Plasmazellen sowie von Zellen in der Lamina
propria mucosae des Antrums, die immunassoziierte (Ia) Antigene
auf ihrer Oberfläche tragen, nachgewiesen werden. Mit Hilfe der
Doppelimmunfluorescenztechnik ließ sich ferner zeigen, daß Ia-
positive Zellen gleichzeitig Bindungsstellen für das getestete
Antigen besitzen. Damit ist erstmals gezeigt, daß Ia-positive
Zellen des Antrums eine Schlüsselstellung bei der immunologischen
Stimulation von gastralen Verdauungsprozessen einnehmen.

Summary

The purpose of the study was to show by immunohistochemistry
and light microscopy whether cells of the immune system in the

stomach are involved in immunologically mediated stimulation of
digestive processes. It could be demonstrated that following
immunization, luminal antigens are recognized and induce gastrin
release. In immunized dogs and oral challenge, an increase in
mast cells and plasma cells as well as cells expressing IA-like
antigen was found. It could also be shown by double immunofluorescence that IA-positive cells also have binding sites for the antigen tested. Thus, IA-positive cells seem to play a key role in
immunologically mediated stimulation of gastric digestive processes.

Literatur

1 TEICHMANN RK, ANDRESS HJ, GYCHA S, SEIFERT J, BRENDEL W (1983)
  Die immunologische Reaktivität des Antrums zur Stimulation von
  Verdauungsprozessen. Langenbecks Arch Chir Suppl 5-8
2 MCMASTER WR (1981) A monoclonal antibody which detects a poly-
  morphic Ia antigenic determinant reacts with purified ß polypeptide chain. Immunogenetics 13: 347-350
3 KATZ D, BENACERRAF B (eds) (1976) In: The Role of Products of
  the Histocompatibility Gene Complex in Immune Responses. Ace-
  demic Press, London New York

Dr. R.K. Teichmann, Chirurgische Klinik und Poliklinik der
Universität, Klinikum Großhadern, Marchioninistr. 15, D-8000
München 70

33. Notfallendoskopie und chirurgische Taktik bei der Ulcusblutung: Ergebnisse einer prospektiven klinischen Studie

Emergency Endoscopy and Surgical Tactics in Patients with Bleeding Ulcer: Results of a Prospective Clinical Trial

H. Stöltzing, K. Thon, Ch. Ohmann, W. Lorenz, und H.-D. Röhrer

Zentrum für Operative Medizin I, Chirurgische Klinik und Abteilung für Theoretische Chirurgie, Philipps-Universität Marburg/Lahn

Einleitung

Für die Diagnose- und Ursachenfindung bei der oberen Gastrointestinalblutung ist der Wert der Notfallendoskopie (NE) unbestritten, für die Prognose der Blutungspatienten jedoch nicht geklärt (1). Kontrollierte Studien lassen hierbei Zweifel an einer Prognoseverbesserung aufkommen. Diese kann vermutlich auch nicht erwartet werden, solange der NE-Befund bei der Therapieplanung nicht ausreichend berücksichtigt wird.

Patienten und Methode

Alle Kranken mit einer oberen Gastrointestinalblutung wurden nach Klinikaufnahme mit einem speziellen Dokumentationsblatt ("Marburg-Bogen nach Rohde") mit definierter Terminologie für Anamnese, klinische Untersuchung, endoskopischen Befund und Verlauf erfaßt. Die NE wurde baldmöglichst, in der Regel innerhalb von 2 h nach Klinikaufnahme durchgeführt; der NE-Befund berücksichtigte Blutungsaktivität (2) und Blutungstyp (Tabelle 1). Ein am Ulcusgrund nachweisbarer "Gefäßstumpf" wurde wegen

Tabelle 1. Klassifizierung der Läsionen nach ihrer Blutungsaktivität während der Notfallendoskopie (modifiziert nach FORREST)

1. Läsionen mit sichtbar-aktiver Blutung und/oder hervorstehendem "Gefäßstumpf"

    A. Arteriell (pulsierender Blutstrahl oder hervorstehender Gefäßstumpf)
    B. Capillär (Sickerblutung)

2. Läsionen mit Zeichen der vorausgegangenen Blutung (hämatinbedeckter Grund, adhärentes Coagel, Appositionsthrombus, frisches Blut oder Coagel im oberen Gastrointestinal-Trakt)

3. Läsionen ohne sichtbare Blutungszeichen

Chirurgisches Forum '84
f. experim. u. klinische Forschung
Hrsg.: L. Koslowski
© Springer, Berlin Heidelberg 1984

seiner prognostischen Gleichwertigkeit mit einer arteriellen
Blutung (3) modifiziert nach FORREST dem Blutungsstadium 1A zu-
gerechnet. Nach Erstellung des Marburg-Bogens und Erhebung des
detaillierten NE-Befundes erfolgte im Zeitraum vom 1.1.1982 -
31.12.1983 die Behandlung nach dem in Tabelle 2 dargestellten
chirurgischen Therapiekonzept. Dieses basierte auf den Ergebnissen einer eigenen früheren Studie (3), in der Therapieversager
der endoskopischen Lasercoagulation (nicht stillbare Blutung/Re-
zidivblutung) bei 80% der Ulcera duodeni und 50% der Ulcera
ventriculi im Blutungsstadium 1A aufgetreten waren.

Tabelle 2. Chirurgische Taktik bei der Ulcusblutung in Abhängigkeit vom Blutungsstadium bei der Notfallendoskopie

| Läsion | Blutungs-stadium | Therapiekonzept | |
		Endoskopische Blutstillung	Operation
Ulcus duodeni	1 A	Nein	sofort
	1 A	Ja	frühselektiv (< 6 Stunden)
	1 B	Ja	Elektiv bei Ulcusanamnese
	2 + 3	–	elektiv bei Ulcusanamnese
Ulcus ventriculi	1 A	Nein	sofort
	1 A	Ja	elektiv[a] (< 24 Stunden)
	1 B	Ja	elektiv[a] bei Ulcusanamnese
	2 + 3	–	elektiv[a] bei Ulcusanamnese

[a]Ausnahme: Medikamentenulcus, hohes Operationsrisiko

Zur Bewertung des neuen Therapiekonzeptes wurde eine Studie mit
historischer Kontrolle an 257 Patienten durchgeführt und als
Zielkriterium die Klinikletalität gewählt. Mit Rücksicht auf
unterschiedliche prognostosche Faktoren wurden 2 Patientengruppen
gebildet: Gruppe A: Patienten mit Ulcusbildung als Einweisungs-
grund. Gruppe B: Patienten in stationärer Behandlung, die eine
Ulcusblutung als Komplikation entwickelten (Grunderkrankung z.B.
einfaches Trauma, arterielle Verschlußkrankheit). Ausschluß: Patienten mit Streßulcusblutung, deren Prognose im wesentlichen
durch die Grundkrankheit bestimmt wird.

Das Therapiekonzept in dem als historische Kontrolle dienenden
Studienzeitraum 1978 - 1981 beinhaltete den Einsatz der Laser-

therapie bei sichtbar-aktiver Blutung. Nach Lasercoagulation
sollten Patienten bei peptischen Ulcera innerhalb von 24 - 72 h
operiert werden. Im übrigen wurde die Operationsindikation nach
Anamnese und Blutverbrauch gestellt.

Ergebnisse

Im Studienzeitraum mit dem neuen Therapiekonzept wurden insgesamt 125 Notfallendoskopien bei 102 Patienten mit einer Ulcusblutung durchgeführt. Bei 72 Patienten war die Blutung Aufnahme-
anlaß (Gruppe A), bei 19 war sie Komplikation (Gruppe B) und 11
Patienten fielen unter die Ausschlußklausel.

In Gruppe A (Tabelle 3) lag die Op.-Rate bei Patienten mit U.d.
mit 60% deutlich höher als bei Patienten mit U.v. (34%). In Gruppe A verstarben nur 2 von 40 Patienten mit U.d. und 1 von 32 Patienten mit U.v.; dies entspricht einer sehr niedrigen Letalität
von 4%. In der Gruppe B verstarb je 1 Patient in der U.d.- und der
U.v.-Gruppe entsprechend einer Letalität von 10%.

Tabelle 3. Letalität und Anteil der operierten Patienten der
Gruppe A in Abhängigkeit von Blutungsstadium und Blutungstyp

Läsion	Stadium	Kranke	Operiert	Verstorben
Ulcus duodeni	1 A	12	11	1
	1 B	5	2	1
	2 + 3	23	11	-
Ulcus ventriculi	1 A	13	7	-
	1 B	4	1	-
	2 + 3	15	3	1
Gesamt		72	35 (49%)	3 (4%)

Im Studienzeitraum mit dem neuen Therapiekonzept konnte die Gesamtletalität der Ulcusblutung von früher 16% auf 5% gesenkt werden (Tabelle 4).

Tabelle 4. Vergleich der Letalitätsraten bei der Ulcusblutung
vor und nach Änderung des Therapiekonzeptes (Definition der Patientengruppen s. Text)

Ulcus-Patienten	1978 - 1981		1981 - 1983	
	Anzahl	Verstorben	Anzahl	Verstorben
Gruppe A	139	19 (14%)	72	3 (4%)
Gruppe B	27	7 (26%)	19	2 (10%)
Gesamt	166	26 (16%)	91	5 (5%)

Diskussion

Die Änderung des Therapiekonzeptes im zweiten Teil der Studie
betraf vor allem Ulcera mit arterieller Blutung oder einem sicht-
baren Gefäßstumpf. Die Senkung der Gesamtletalität wurde deshalb
vor allem auf die frühzeitige Operation im Blutungsstadium 1A
zurückgeführt. Tatsächlich wiesen über 50% der 1978 - 1981 nach
Ulcusblutung verstorben Patienten ein Blutungsstadium 1A auf.

Unsere Ergebnisse werden von HUNT et al. (4) unterstützt, bei
denen in einer prospektiven Studie ein festgelegtes Therapiekonzept mit frühzeitiger Endoskopie und aktivem chirurgischen Vorgehen eine Senkung der Letalität beim blutenden Ulcus duodeni
von 6% auf 2% erbrachte. DRONFIELD et al. (5) fanden eine höhere
Letalität der Ulcusblutung bei Zunahme der Operationshäufigkeit,
doch wurde in ihrer Studie ein Konzept ohne Berücksichtigung des
NE-Befundes angewendet.

Zusammenfassung

Die Notfallendoskopie erbringt Entscheidungshilfen für eine primär
konservative oder chirurgische Therapie bei der Ulcusblutung.
Richtet sich das Behandlungsregime nach dem detaillierten NE-
Befund, ist eine Verbesserung der Prognose bei der Ulcusblutung
möglich.

Summary

Emergency endoscopy helps to decide between primarily conservative
and operative treatment in gastroduodenal ulcer bleeding. Basing
the therapy regimen on the detailed endoscopic findings can improve the prognosis of ulcer bleeding.

Literatur

1 ROHDE H, TROIDL H, LORENZ W, FISCHER M, VESTWEBER K (1978)
  Med Klin 73: 773-780
2 FORREST J, FINLAYSON N, SHERMAN D (1974) Lancet 394-397
3 THON K, STÖLTZING H, ROHDE H, FISCHER M, OHMANN CH, RÖHER
  H-D (1982) Langenbecks Arch Klin Chir 358: 585
4 HUNT P, KORMAN M, HANSKY J, MARSHALL R, PECK G, McCANN W
  (1979) Br J Surg 66: 633-635
5 DRONFIELD M, ATKINSON M, LANGMAN M (1979) Lancet 1126-1128

Dr. H. Stöltzing, Zentrum für Operative Medizin I, Chirurgische
Klinik der Philipps-Universität, Robert-Koch-Str. 8, D-3550
Marburg/Lahn

34. Gastrinreceptoren im Gastrointestinaltrakt des Menschen – Verhalten bei Carcinom und Gastroduodenalulcus*

Gastrin Receptors in the Human Gastrointestinal Tract: Binding Differences in Gastric Cancer and Ulcer Disease

W. Peitsch

Klinik für Allgemeinchirurgie der Universität Göttingen

Die Pathogenese des Gastroduodenalulcus ist nach wie vor ungeklärt. Eine gesteigerte Stimulation der Parietalzelle durch Gastrin konnte bislang nur bei Vorliegen seltener Erkrankungen wie Gastrinom, G-Cell-Hyperplasie usw. nachgewiesen werden, nicht aber bei der gewöhnlichen Ulcuserkrankung. Möglicherweise liegen wie beim Diabetes mellitus Störungen der Receptorfunktion vor. Der direkte Nachweis des von GROSSMAN (1967) postulierten spezifischen Receptors für Gastrin gelang TAKEUCHI, SPEIR und JOHNSON (1979).

Methodik

Magenresektate nach Magencarcinom oder Gastroduodenalulcus wurden zu Bindungsstudien benutzt. Die Präparation erfolgte in geringer Modifikation der von TAKEUCHI, SPEIR und JOHNSON (1979) angegebenen Methode. Direkt nach der Entnahme des Resektates wurde die Muscularis von der Mucosa getrennt, beide in verschiedenen Puffern gewaschen, homogenisiert und zentrifugiert. Die 270-30000 g-Fraktion der Mucosa und Muscularis wurde in 10 mmol/l Trispuffer aufgeschwemmt und nach Einstellen einer Proteinkonzentration von 150-250 µg/Teströhrchen zu Bindungsstudien verwendet, nachdem der Suspension (^{125}J)15-Leu-G-17 zugesetzt wurde. Die registrierte Gastrinbindung bestand aus 2 Komponenten, der nicht sättigbaren unspezifischen Bindung und der sättigbaren spezifischen Gastrinbindung (fmol/mg Protein). Gleichzeitig wurde in Mucosa und Muscularis die Gewebegastrinkonzentration (µg Gastrin/g Gewebe) und im Blut der Serumgastrinspiegel (pg Gastrin/l) bestimmt.

Wegen der Wirkung des Gastrins auf die Motorik und Sekretion des Magens wurden Gastrinreceptoren sowohl in der Mucosa als auch in der Muscularis erwartet.

---

*Mit finanzieller Unterstützung der DFG Pe 238/2-1

Chirurgisches Forum '84
f. experim. u. klinische Forschung
Hrsg.: L. Koslowski
© Springer, Berlin Heidelberg 1984

Ergebnisse

1. Gewebegastrin

Lediglich die Schleimhaut des Antrums enthält signifkante Mengen
Gastrins, während die Corpusmucosa sowie die Muscularis von Corpus
und Antrum weniger als 0,03 µg Gastrin/g Gewebe aufweisen (Abb.
1, 2). Die Antrummucosa enthält bei Vorliegen eines Gastroduodenalulcus signifikant höhere Gewebegastrinkonzentrationen als bei
Carcinompatienten (p < 0,01).

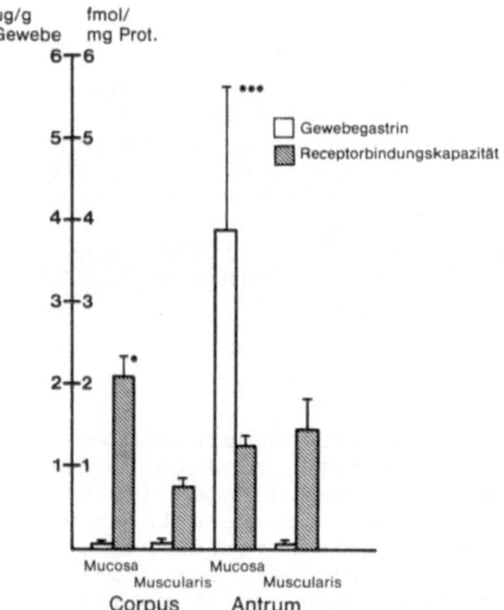

*Abb. 1. Gewebegastrin und Gastrin-
receptorbindungskapazität in Corpus und Antrum des menschlichen Magens bei Magencarcinom (n = 10).
*p < 0,05, ***p < 0,01*

2. Gastrinreceptoren

Spezifische Gastrinreceptoren sind in allen untersuchten Gewebe-
fraktionen nachweisbar (Abb. 1, 2), im Gegensatz zur antralen
Gewebegastrinkonzentration ist die Receptorbindungskapazität der
Corpusmucosa signifikant höher als jene der Antrummucosa (p <
0,025). Die Analysen der Gastrinbindung nach SCATCHARD charakte-
risieren näher das Verhalten der Gastrinreceptoren im Magen
(Abb. 3). Dargestellt ist der Quotient gebundenes/freies Gastrin
(B/F) bei steigenden Konzentrationen spezifisch gebundenen Gastrins. Der parallele Kurvenverlauf mit ähnlichen Dissoziations-
konstanten (Kd) zeigt, daß eine Klasse von Receptoren vorliegt,
die sich lediglich in der Zahl ihrer Bindungsstellen (Rechtsver-
schiebung bei Duodenalulcus) unterscheiden.

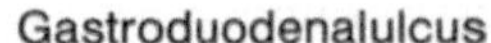
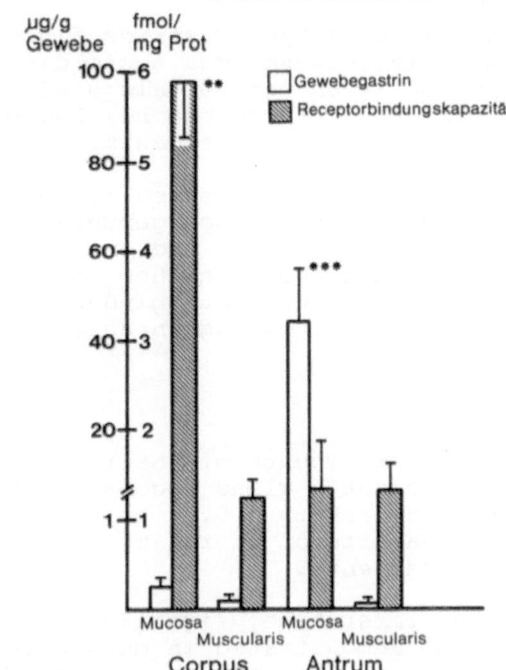

*Abb. 2. Gewebegastrin und Gastrin-
receptorbindungskapazität in Corpus und Antrum des menschlichen
Magens bei Gastroduodenalulcus (n
= 8). **p < 0,025, ***p < 0,01.*

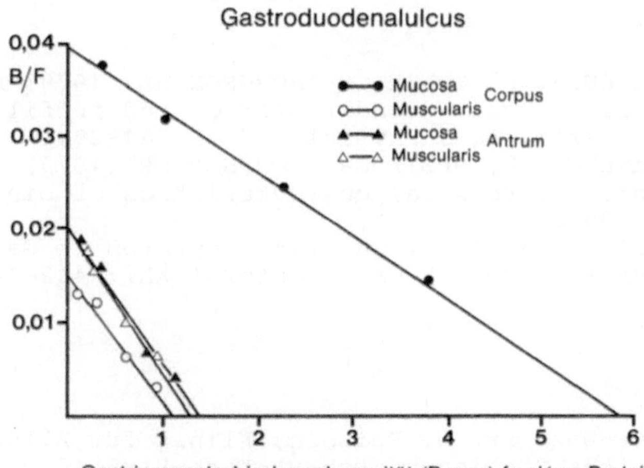

*Abb. 3. Charakteristi-
sche Scatchard-Analyse
der 125J-Gastrin-17 Bin-
dung der Membranen von
Mucosa und Muscularis
des menschlichen Magens
bei Vorliegen von Ga-
stroduodenalulcera*

3. Serumgastrin

Signifikante Unterschiede des Serumgastrinspiegels zum Zeitpunkt
des Absetzens des Magenresektates bestehen innerhalb der untersuchten Patientengruppe nicht.

Zusammenfassung

Signifikante Mengen Gastrins finden sich in der Mucosa des Antrums, die Corpusmucosa sowie die Muscularis von Corpus und Antrum besitzen weniger als 0,03 μg Gastrin/g Gewebe. Das Gewebegastrin der Antrummucosa bei Duodenalulcus liegt signifikant höher als beim Magencarcinom.

Erstmals konnten im menschlichen Gastrointestinaltrakt signifikante Mengen spezifisch gebundenen Gastrins in der Mucosa und Muscularis von Corpus und Antrum nachgewiesen werden. Ulcuspatienten weisen bei gleichem Serumgastrin eine signifikant höhere Zahl von Gastrinreceptorbindungsstellen der Corpusmucosa gegenüber Magencarcinomträgern auf.

Summary

Significant amounts of gastrin were found in antral mucosa, whereas oxyntic gland mucosa and muscularis of corpus and antrum contained less than 0.03 μg gastrin/g tissue. In ulcer patients, tissue gastrin of antral mucosa was significant higher than in cancer patients.

For the first time, significant amounts of specific bound gastrin could be demonstrated in mucosa and muscularis of human stomach. There are no differences in serum gastrin, but a significant higher gastrin receptor binding capacity in ulcer patients compared with cancer patients.

Literatur

1 TAKEUCHI K, SPEIR GR, JOHNSON LR (1979) Mucosal gastrin receptor. I. Assay standardization and fulfillment of receptor criteria. Am J Physiol 237: E 284-294
2 TAKEUCHI K, SPEIR GR, JOHNSON LR (1979) Mucosal gastrin receptor. II. Physical characteristics of binding. Am J Physiol 237: E 295-E300
3 PEITSCH W (1983) Gastrinrezeptoren im Gastrointestinaltrakt des Menschen. Z Gastroenterol XXI: 442-443

Priv.-Doz. Dr. W. Peitsch, Klinik für Allgemeinchirurgie der Universität Göttingen, Robert-Koch-Str. 40, D-3400 Göttingen

35. Analsphincterfunktion beim Descending-Perineum-Syndrom (DPS)

Anal Sphincter Function in the Descending Perineum Syndrome (DPS)

S. Athanasiadis

Proktologische Klinik, Prosper-Hospital Recklinghausen

Bisherige Untersuchungen beim DPS sprechen für eine Neuropathie des N. pudentus (1, 3).

Sowohl der patho-physiologische Mechanismus als auch das therapeutische Procedere sind noch nicht vollständig geklärt (2). (Abb. 1, 2)

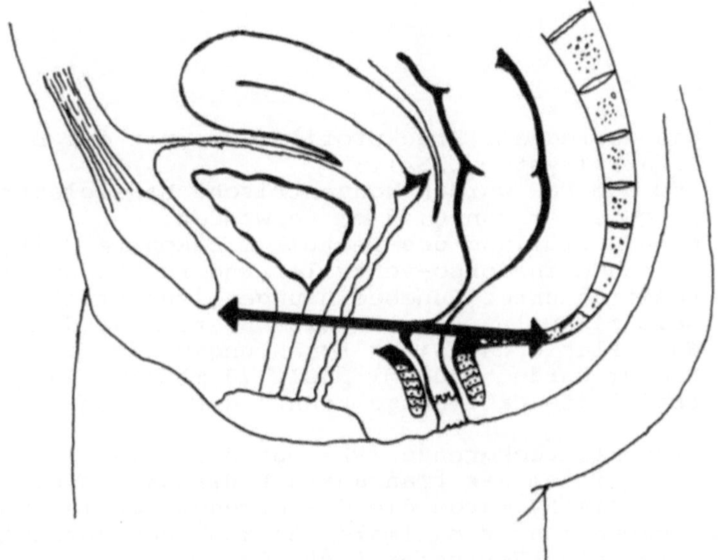

Abb. 1. Die normale Position des oberen Analkanals liegt auf der Linea pubococcygealis, die den unteren Rand der Symphyse mit der Spitze des Steißbeins verbindet. Der anorectale Winkel beträgt bei aufrechter Körperlage ca. 90°. Beim Pressen verschiebt sich der Analkanal nicht mehr als 2 cm caudalwärts

Bei 13 Patienten mit DPS (10 Frauen, 3 Männer, Ø-Alter 52,7 ± 10 J.) wurde eine funktionelle Untersuchung des Anorectums durchgeführt, die folgende Untersuchungen beinhaltete: 1. Anorectale

Chirurgisches Forum '84
f. experim. u. klinische Forschung
Hrsg.: L. Koslowski
© Springer, Berlin Heidelberg 1984

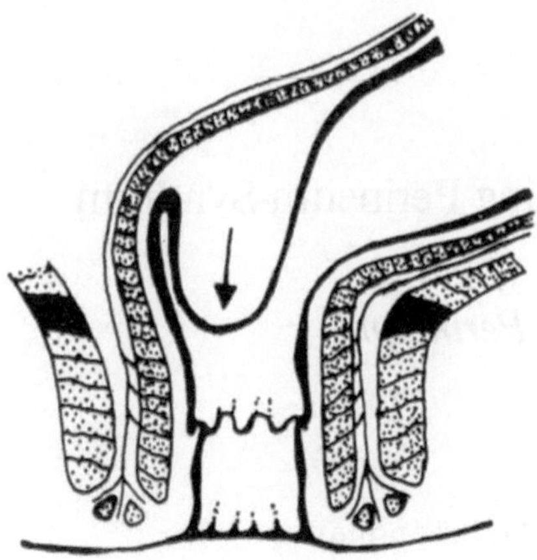

Abb. 2. Beim DPS drückt die Mucosa der Rectumvorderwand auf den Anankanal. Der hohe intrarectale Druck, der während der Defäkation entsteht, ist nicht in der Lage, den sogenannten Klappenmechanismus aufzuheben. (Circulus vitiosus). Der intrarectale Bolus ermöglicht es nicht, die untere Rectumwand vom Analkanal abzudrängen

Durchzugmanometrie, 2. Elektromyographische Untersuchungen (EMH) des M. sphincter externus, 3. Proktogramm bei Ruhe und Defäkation, 4. Bestimmung der RL und der Retentionsfähigkeit des Anorectums mittels Instillation von 1500 ml NaCl.

Als Kontrollgruppe dienten 13 gesunde Personen ($\emptyset$-Alter 49,9 $\pm$ 5,8 J.), die keinerlei Hinweise für einen Descensus oder Inkontinenz hatten.

Methodik

A) Das anorectale Druckprofil wurde mit der Durchzugsmanometrie erfaßt (System DISA).
B) Für die EMG wurden konzentrische Nadelelektroden mit einem Durchmesser von 0,45 mm verwendet.
C) Nach Auffüllung des Rectums mit Kontrastmittel wurde je eine Aufnahme in dorso-ventraler und rechts seitlich anliegender Position unter Ruhebedingungen (zur Ermittlung des ARW) und beim maximalen Pressen (zur Bestimmung der LPC) angefertigt.
D) Nach Plazierung einer Ernährungssonde ($\emptyset$ 3 mm) im mittleren Rectum wurden 1500 ml NaCl (70 ml/min) instilliert. Die nicht retinierte NaCl-Menge konnte direkt abgelesen werden.

Als rectale Leckgrenze (RL) wurde das instillierte Volumen definiert, bei dem der transanale Flüssigkeitsverlust mehr als 10 ml betrug. Als RV wurde die Gesamtmenge der infundierten Flüssigkeit angenommen (unter maximaler Beckenbodenkontraktion) abzüglich des sog. rectalen Verlustes festgelegt.

Ergebnisse

1. Patienten mit DPS hatten einen signifikant niedrigeren Druck als gesunde Personen, sowohl bei Ruhe (BD) als auch bei willkürlichen Beckenbodenkontraktionen (MD).

BD: 109,3 $\pm$ 38   v.   132,5 $\pm$ 45,1 cm H_2O $p < 0,05$
MD: 191,7 $\pm$ 53,4 v.   246,0 $\pm$ 60   cm H_2O $p < 0,01$

Ein signifikanter Unterschied bestand ebenso in der Analkanal-
länge: 3,32 ± 0,53 v. 4,17 ± 0,93 cm   p < 0,01
2. Das benötigte Volumen, um eine komplette Internusrelaxation
   hervorzurufen, war in der Patientengruppe signifikant niedriger: 28 ± 11 v. 54 ± 9 ml   p < 0,01
3. Bei 4 Patienten mit einer langjährigen Anamnese wurde elek-
   tromyographisch eine myogene Schädigung des M. sphincter ext.
   mit gleichzeitiger Läsion des peripheren Motoneurons festgestellt. Alle 4 Patienten waren klinisch inkontinent.
4. Der ARW betrug unter Ruhebedingungen 112 ± 5°. Die PCL ver-
   schob sich beim Pressen um 5,7 ± 1,3 cm kaudalwärts.
5. Sowohl die RL als auch das RV waren bei den Fällen mit DPS
   deutlich erniedrigt.
   RL: 838,6 ± 469 v. 1238 ± 247   p < 0,01
   RV: 1050 ± 222 v. 1299 ± 217   p < 0,05
6. 7 der untersuchten Patienten (53%) konnten weniger als 1000 ml
   retinieren, während beim gesunden Kollektiv dies nur 2 x (15%)
   der Fall war.

Schlußfolgerung

Die vorgestellten Ergebnisse zeigen, daß es sich beim DPS um eine
neuromyogene Schädigung der Beckenbodenmuskulatur handelt (LWS-
Trauma, schwere Entbindungen, exzessives Pressen bei chronischer
Obstipation). Hieraus resultieren Abnormalitäten der Sphincter-
funktion. Diese führen zu Inkontinenzerscheinungen.

Zusammenfassung

Der basale und Kneifdruck waren signifikant niedriger bei den
Patienten mit DPS. Für die Internusrelaxation wurde in der Patientengruppe ein niedrigeres Volumen benötigt als im gesunden
Kollektiv. Der ARW unter Ruhebedingungen war abnorm bei 10 Patienten. Mehr als die Hälfte der Patienten (53%) war bei einer
rectalen Instillation unfähig, mehr als 1000 ml NaCl zu retinieren, verglichen mit 15% der Kontrollpersonen.

Summary

Basal and squeeze pressure were significantly lower in patients
with DPS. A lower rectal volume was required to inhibit internal
sphincter tone in patients with DPS than in control subjects. Ano-
rectal angle was abnormal at rest in 10 patients. Seven of the
thirteen patients (53%) were unable to retain more than 1000 ml
rectally infused saline, compared with two of thirteen normal
subjects (15%).

Literatur

1 BARTOLO DCC, REAG NW, JARRATT JA, JOHNSON AG (1983) Descending
  perineum syndrome: neuropathy and sphincter dysfunction. Br J
  Surg 70: A 894 (Summary)

2 GIRONA J, ATHANASIADIS S (1984) Results of Treatment for
  Descending Perineum Syndrome. Follow up about 23 Patients.
  Association of Surgeons of Great Britain and Ireland, Annual
  Meeting, Dundee
3 PARKS AG, PORTER NH, HARDCASTLE J (1966) The Syndrome of the
  Descending Perineum. Proc Roy Soc Med 59: 477-482

OA Dr. S. Athanasiadis, Proktologische Klinik, Prosper-Hospital,
D-4350 Recklinghausen

36. Beeinflussung der Kollagenasekonzentration durch verschiedene Nahtmaterialien in der Colonchirurgie

The Influence of Different Suture Materials on Collagenase Activity in the Large Bowel

B. Lünstedt[1], A. Thiede[1], D. Quill[2] und H. Dudley[2]

[1]Abteilung für Allgemeine Chirurgie (Direktor: Prof. Dr. H. Hamelmann), Zentrum Operative Medizin I der Christian-Albrechts-Universität Kiel
[2]St. Mary's Hospital, London, UK

Ein neuer Ansatzpunkt zur Klärung der Problematik der frühen Anastomoseninsuffizienz in der Colonchirurgie ist die Erhöhung der Kollagenolyse im Anastomosenbereich. Das in der Submucosa gelegene Kollagen gilt als das Widerlager der Anastomosennaht. Kommt es in der frühen postoperativen Phase zu einem vermehrten Abbau des Kollagens und einem nicht Schritthalten der Kollagensynthese so wäre eine Insuffizienz die mögliche Folge. Als ein wichtiges Enzym für den Abbau des nativen Kollagens gilt die gewebeständige Kollagenase. In Basisuntersuchungen prüften wir den Einfluß von verschiedenen Nahtmaterialien, die üblicherweise in der Colonchirurgie Verwendung finden, auf das Verhalten der gewebeständigen Kollagenase in der frühen postoperativen Phase.

Methode

In einer tierexperimentellen Studie am Kaninchen wurden vier verschiedene Nahtmaterialien in die intakte Colonwand implantiert. Als Nahtmaterial fanden Verwendung: Prolene, Nylon, Polydioxanon und Stahlklammern. Als Kontrolle im selben Tier diente der alleinige Nadeldurchstich ohne Faden. Benutzt wurde nur der Dickdarm ohne Tänie. Das Nahtmaterial wurde in festem Abstand zueinander nach der Latin-Square-Methode randomisiert. Es wurden drei Gruppen mit 6 Tieren gebildet und die Kollagenaseaktivität im Gewebe nach drei, sieben und 28 Tagen bestimmt. Die Enzymbestimmung erfolgte nach der Methode von MASUI et al. (3), wobei die Enzymaktivität quantitativ anhand der Spaltung des für die Wirbeltierkollagenase spezifischen Substrates, DNP-Peptid, durch die Gewebekollagenase spektralphotometrisch bei 365 nm gemessen wurde. Die Kollagenasekonzentration wird angegeben in µg gelöstem DNP-Peptid aus 1 g Colongewebe (µg/g). Es wurde der Mittelwert und die Standardabweichung vom Mittelwert errechnet ($\bar{x} \pm s\bar{x}$) sowie die Signifikanz mit dem Mann-Whitney-U-Test angegeben.

Chirurgisches Forum '84
f. experim. u. klinische Forschung
Hrsg.: L. Koslowski
© Springer, Berlin Heidelberg 1984

Ergebnisse

Alle untersuchten Nahtmaterialien hoben die Kollagenaseaktivität
am 3. und 7. postoperativen Tag signifikant ($P < 0,05$) (s. Tabelle 1). Es bestand kein signifikanter Unterschied zwischen
den einzelnen Nahtmaterialien hinsichtlich der Aktivitätsstei-
gerung. Das Trauma durch den bloßen Nadeldurchstich ohne Faden,
hatte den gleichen Einfluß auf die Kollagenase. Nach 28 Tagen
kehrte die Kollagenasekonzentration bei allen Nahtmaterialien
auf Normalwerte zurück. Zwischen dem 3. und 7. postoperativen
Entnahmezeitpunkt bestand kein signifikanter Enzymaktivitätsunter-
schied.

Tabelle 1. Ergebnisse: Kollagenasekonzentration (μg/g Colongewebe;
$\bar{x} \pm s\bar{x}$)

Tage p.Op.	n	nativ Darm	Nadel-durchstich	Prolene	Nylon	PDS	Stahl-klammer
3	6	10,42+3	18,52+ 9,53	15,19+7,42	18,23+8,19	17,43+4,31	16,83+3,83
7	6	10,42+3	20,10+10,76	17,73+4,92	20,58+8,57	19,81+6,09	17,39+2,83
28	6	10,42+3	12,07+3,69	11,15+4,38	11,93+4,04	12,57+5,65	13,35+2,84

Diskussion

Die vorliegenden Untersuchungen zeigen einen deutlichen Einfluß
der Naht auf die kollagenolytische Aktivität im Colon in der
frühen postoperativen Phase. Das Nahtmaterial spielt dabei an-
scheinend keine wesentliche Rolle, da durch das Gewebetrauma
allein die selben Aktivitätssteigerungen hervorgerufen wurden.
Die gewählte Versuchsanordnung ermöglichte die isolierte Betrachtung des Nahtmaterials hinsichtlich ihres Einflusses auf
die Kollagenaseaktivität, was bei Versuchsanordnungen mit reseziertem Darm und Anastomose nicht möglich ist, da auch die
Durchblutung und Nahttechnik einen Einfluß auf die Kollagenolyse
haben könnten. Die Inhibition der Kollagenase durch spezifische
Substanzen stellt einen möglichen Ansatzpunkt zur Verbesserung
der Anastomosenheilung dar. Die Ergebnisse dieser tierexperimentellen Untersuchung lassen eine Inhibition der Kollagenase in
den ersten sieben Tagen postoperativ als sinnvoll erscheinen.
Diese Erkenntnis steht im Einklang mit Ergebnissen von Berstungs-
druckuntersuchungen an Anastomosen, die am 10. postoperativen
Tag wieder Normalwerte erreichten.

Zusammenfassung

Ein Ansatzpunkt zur Klärung der Problematik der frühen Anastomoseninsuffizienz in der Colonchirurgie ist die Erhöhung der Kollagenolyse im Anastomosenbereich. In einem Tierexperiment wurde
der Einfluß verschiedener Nahtmaterialien auf die Kollagenaseaktivität in der Colonwand untersucht. Mit Hilfe des synthetischen
Substrates für die Wirbeltierkollagenase, dem DNP-Peptid, wurde

am 3., 7. und 28. postoperativen Tag die gewebeständige Kollagenase bestimmt. Alle untersuchten Nahtmaterialien hoben die Kollagenasekonzentration signifikant am 3. und 7. Tag postoperativ. Es bestand kein signifikanter Unterschied zwischen den einzelnen Nahtmaterialien bezüglich der Wirkung auf die Enzymaktivität. Das Trauma durch den Nadeldurchstich hatte den gleichen Einfluß auf die Kollagenase. Nach 28 Tagen kehrte die Kollagenasekonzentration auf Normalwerte zurück. Eine Hemmung der Kollagenase erscheint nur in den ersten 10 Tagen als sinnvoll.

Summary

Collagenase is a proteolytic enzyme responsible for the intense collagenolysis which takes place at the colonic anastomosis in the early postoperative period. A rabbit animal model was used to determine the effect of different suture materials implanted in the intact colon on collagenase activity. The enzyme activity was estimated at 3, 7, and 28 days postoperatively using the colorometric assay of MASUI. There was a significant increase in collagenase activity for all suture materials after days 3 and 7, but no difference between materials. The trauma inflicted by the passage of a control sutureless needle had the same influence on collagenase activity. Collagenase activity returns to normal values 28 days postoperatively. Inhibition of collagenase only seems useful in the first 10 days postoperatively.

Literatur

1 JIBORN H, AHONEN J, ZEDERFELDT B (1980) Healing of experimental colonic anastomoses. Am J Surg 139: 398-405
2 HAWLEY PR, PAGE FAULK W, HUNT TK, DUNPHY JE (1970) Collagenase activity in the gastrointestinal tract. Brit J Surg 57: 896-900
3 MASUI Y, TAKEMOTO T, SAKAKIBARA S, HORI H, NAGAI Y (1977) Synthetic substrates for vertebrate collagenase. Biochem Med 17: 215-221

Dr. B. Lünstedt, Abteilung für Allgemeine Chirurgie, Zentrum Operative Medizin I der Christian-Albrechts-Universität, Hospitalstr. 40, D-2300 Kiel

37. Der Einfluß von Carnitin auf die Ischämietoleranz der Schweineleber am Modell der partiellen Leberischämie

The Influence of Carnitine upon the Ischemia Tolerance of Pig Liver Using a Model of Partial Liver Ischemia

P. Schleicher, St. v. Sommoggy, M. Walter, A. Lohninger[1] und W. Erhardt[2]

Chirurgische Klinik und Poliklinik am Klinikum Rechts der Isar der Technischen Universität München (Direktor: Prof. Dr. J.R. Siewert)
[1]Institut für Medizinische Chemie der Universität Wien (Direktor: Prof. Dr. E. Kaiser)
[2]Institut für Experimentelle Chirurgie am Klinikum Rechts der Isar der Technischen Universität München (Direktor: Prof. Dr. G. Blümel)

Die Ischämietoleranz der Leber divergiert laut Literaturangaben zwischen 1 - 6 h. In eigenen früheren experimentellen Untersuchungen am Schwein konnte eine erstaunliche Ischämietoleranz der Schweineleber nachgewiesen werden. Die temporäre 2 bzw. 3-stündige Leberischämie mit dem Modell nach MISRA führte nur zu rasch vorübergehenden Änderungen der Gerinnungsparameter (1).

In den jetzigen Versuchen wurden an einem geänderten Ischämiemodell, nämlich der partiellen temporären Leberischämie, erneut Untersuchungen zur Ischämietoleranz der Schweineleber und zu einer möglichen protektiven Wirkung von L-Carnitin bei präischämischer Applikation durchgeführt. Die physiologische Funktion des Carnitins ist ein Carriermechanismus für langkettige Fettsäuren über die inneren Mitochondrienmembran zur Energiegewinnung durch die Betaoxidation. Carnitin ist eine natürlich vorkommende Substanz in der Nahrung und wird endogen aus Lysin und Methionin synthetisiert. Carnitinmangel führt zu gestörter Leberfunktion und anormaler Fettablagerung in der Leber. Die Ischämietoleranz des Herzmuskels konnte unter Carnitinsubstitution gesteigert werden (2). Durch exogene Administration von Carnitin und damit einer Steigerung der Betaoxidation von freien Fettsäuren kann eine Verbesserung der Energieversorgung der Leberzelle erwartet werden. Dadurch könnten sowohl postischämische reparative Vorgänge positiv beeinflußt als auch durch Carnitinvorbehandlung eine Erhöhung der Ischämietoleranz erreicht werden.

Material und Methode

Verwendet wurden junge deutsche Landschweine beiderlei Geschlechts, Durchschnittsgewicht 23,5 kg. Nach Prämedikation mit

Chirurgisches Forum '84
f. experim. u. klinische Forschung
Hrsg.: L. Koslowski
© Springer, Berlin Heidelberg 1984

Atropinsulfat und Stressnil (Azaperone 60 - 80 mg) i.m., dann
Hypnodil i.v. (Metomidate 75 - 125 mg) wurden die Tiere intubiert. Bei Spontanatmung wurde die Narkose über eine Etomidate-
infusion gesteuert. In Rückenlage wurde über die V. jugularis
interna ein Venenkatheter in die suprahepatische V. cava bis unmittelbar nach der Einmündung der Venae hepaticae vorgeschoben.
Ein 2. Katheter wurde in die A. carotis comm. gelegt. Auf der
Basis von 70%igen Leberresektionen wurde ein entsprechendes Modell
entwickelt, bei dem ebenfalls 70% der skelettierten Leber durch
Abklemmen aus dem Kreislauf ausgeschaltet wurde. Die Entlastung
der portalvenösen Stromgebiete erfolgte dabei über den Lobus
dexter lateralis. Abgeklemmt waren alle restlichen Leberlappen,
wobei durch die Klemme Portalvenenäste wie auch A. hepatica Äste
abgeklemmt waren. Die noch bestehende Entlastung des portalvenösen Strombettes entspricht etwa einem Zustand nach 70%iger Leber-
resektion. Als Ischämiezeit wurde eine 120minütige Abklemmzeit
gewählt, wobei die bei klinischen Lebereingriffen maximale warme
Ischämiezeit von ca. 60 min verdoppelt wurde. Untersucht wurden
randomisiert eine Kontrollgruppe (n=11), eine Therapiegruppe
(n=9) bei der präischämisch L-Carnitin in einer Dosierung von
150 mg/kg Körpergewicht i.v. verabreicht wurde. Die überlebenden
Tiere wurden am 2. postop. Tag getötet und Gewebsproben zur
licht- und elektronenmikroskopischen Histologie entnommen. Blut-
entnahmen arteriell und venös zu den Zeitpunkten 0 (vor Ischämie),
115 min (5 min vor Ischämieende), 120 min (bei Ischämieende), 140
min, 180 min, 240 min,24 h, 48 h. Gemessene Parameter: Letalität,
Überlebenszeit, Transaminasen, Gerinnungsparameter (Quick, Fibri-
nogen, Thrombinzeit, PTT, Antithrombin III), Aminosäurenanalyse,
Gesamt-, freies und Acylcarnitin.

Ergebnisse

Die mittlere Überlebenszeit in der Kontrollgruppe betrug 1,4
Tage, in der Therapiegruppe 2,25 Tage (Signifikanzniveau: p <
0,01). Die Überlebensquote nach 2 Tagen betrug in der Kontrollgruppe 9,9% und in der Therapiegruppe 50% (Signifikanzniveau: p
< 0,005). Die Transaminasen zeigten in beiden Gruppen vergleich-
bare Anstiege (GOT, GPT, LDH). Die Gerinnungsparameter fielen
postischämisch sowie am 1. postop. Tag ab, zeigten am 2. Tag bei
den überlebenden Tieren bereits wieder annähernd normale Werte.
Die Werte von Carnitin (Gesamt, freies und verestertes Carnitin)
zeigten in der Kontrollgruppe bei niedrigen Ausgangswerten keine
charakteristischen Veränderungen (Abb. 1). In der Therapiegruppe
fielen die initial deutlich erhöhten Werte von Ges. Carnitin und
Acylcarnitin ab, während freies Carnitin auf gleichbleibenden
Werten blieb. In den posthepatisch abgenommenen Carnitinwerten
zeigte sich unmittelbar postischämisch ein deutlicher Anstieg des
Gesamtcarnitins und des Acylcarnitins, während das freie Carnitin
zum gleichen Zeitpunkt einen Abfall zeigte (Abb. 2). Elektronenmikroskopisch zeigte sich postischämisch eine ausgeprägte Mito-
chondrienschwellung mit starker Rarefizierung der Cristae. Diese
Veränderungen waren in der Kontroll- und Therapiegruppe gleich
stark ausgeprägt. Ebenfalls war der Glykogengehalt in beiden Gruppen stark vermindert. In den Nekrosebezirken der Leber war fast
ausschließlich Fett eingelagert. Die Disseschen Räume waren im
ischämischen Lappen zum größten Teil verstopft. Im Lobus dexter
lateralis, dem nicht ischämischen Lappen, waren die Veränderungen
auffallend ähnlich wie in den ischämischen Lappen.

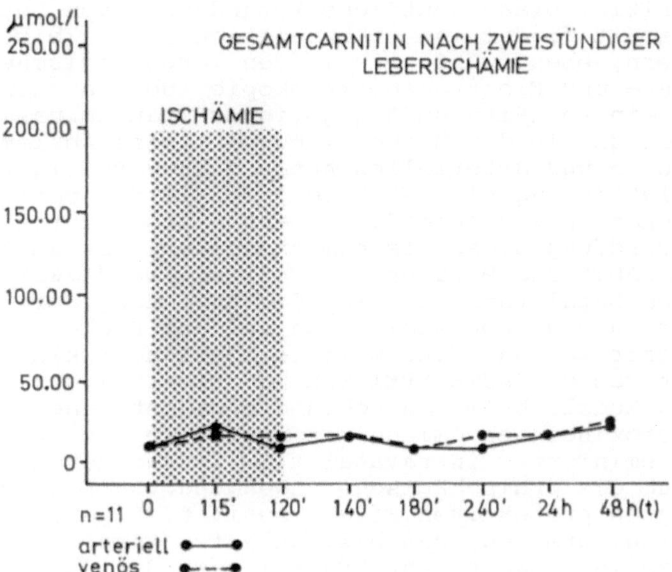

Abb. 1. Kontrollgruppe ohne Carnitin

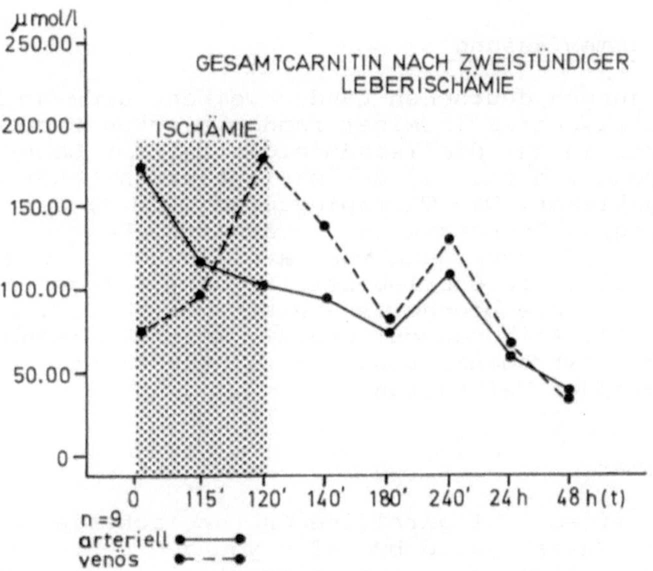

Abb. 2. Therapiegruppe: Applikation von 150 mg Carnitin/kg Körpergewicht
vor Ischämiebeginn

Diskussion

Überraschendster Befund der Untersuchungen ist die Steigerung der
Überlebensrate ebenso wie die Verlängerung der Überlebenszeit der
untersuchten Tiere durch präischämische Verabreichungen von L-

Carnitin. Diese deutliche Veränderung von Letalität und Überlebenszeit findet keine Korrelation in den biochemischen Meßparametern, ebensowenig wie in den morphologischen Befunden durch Licht- und Elektronenmikroskopie. Überraschend in beiden Gruppen ist ein verhältnismäßig geringer Transaminasenanstieg, obwohl durch das in der Methodik beschriebene Abklemmen von portalvenösen und arteriellen Ästen nach vorheriger vollständiger Leberskelettierung eine sichere Ischämie der betroffenen Leberlappen angenommen werden muß. Notwendig erscheint eine angiographische Überprüfung dieses Ischämiemodelles, das am Kaninchen bereits von RAUTE und Mitarbeitern (3) angewandt wurde. Als Ursache der hohen Letalitätsrate kann die Anwendung der Ischämie am narkotisierten und unphysiologisch auf dem Rücken gelagerten Tier diskutiert werden. Eine weitere mögliche Erklärung liefert die Arbeit von U. RAUTE-KREINSEN und Mitarbeitern, die an einem ähnlichen Modell beim Kaninchen die wesentliche Todesursache in einer Endotoxineinschwemmung mit nachfolgendem Kreislaufschock und disseminierter intravasaler Gerinnung sehen (4). Offen bleibt, warum die präischämische Anwendung von L-Carnitin einen so ausgeprägten protektiven Effekt besitzt. Experimentelle Untersuchungen lassen vermuten, daß beim Anlaufen reparativer Vorgänge die Leberzelle zunächst ihre Energie aus der Oxidation freier Fettsäuren bezieht (5). Weitere Untersuchungen zum Gehalt des Lebergewebes an energiereichen Phosphaten unter denselben Versuchsbedingungen werden gegenwärtig durchgeführt.

Zusammenfassung

An jungen deutschen Landschweinen wurde am Modell der partiellen Leberischämie in einer randomisierten Studie der Einfluß von L-Carnitin auf die Ischämietoleranz der Leber untersucht. Dabei wurden 2 h ca. 70% der skelettierten Leber arteriell und venös abgeklemmt. Die Therapiegruppe (n = 9) bekam vor Ischämiebeginn 150mg/kg Körpergewicht L-Carnitin. Kontrollgruppe (n = 11). Durch präischämische Gabe von Carnitin konnte die Überlebensrate von 11% auf 50%, die Überlebenszeit von 1,4 Tagen auf 2,24 Tage gesteigert werden. Die biochemischen Parameter (GOT, GPT, LDH, Gerinnung, AT III, Aminosäuren) und die morphologischen Befunde der Licht- und Elektronenmikroskopie zeigten nicht die erwarteten korrespondierenden Veränderungen.

Summary

The effects of carnitine on the ischemia tolerance of the liver were investigated by using young domestic Landrace pigs under application of a model of partial liver ischemia in a randomized study. For a period of 2 h approximately 70% of the skeletized liver was clamped off from arterial and venous perfusion. Before starting the ischemia, the therapy group (N = 9) received an amount of 150 mg/carnitine per kg body weight intravenously. Control group (N = 11). Due to preischemic administration of carnitine, the survival rate was raised from 11% to 50%, the survival time from 1.4 to 2.2 days. The biochemical parameters such as GOT, GPT, LDH, coagulation parameters, AT III, and aminoacids, as well as the morphological findings of light and electron microscopy did not show the anticipated corresponding changes.

Literatur

1 v SOMMOGGY ST, FRITSCHE H-F, STEMBERGER A, FISCHER M, BLÜMEL
  G (1981) Zur Pathogenese des Gerinnungsdefektes im akuten Leberversagen - Tierexperimentelle Untersuchungen. In: Experimentelle und Klinische Hepatologie, 3. Arbeitstagung Marburg/
  Lahn, S 171-174
2 SUZUKI Y, KAMIKAWA I, YAMAZAKI N (1980) Protective Effects of
  L-carnitine on Ischemic Heart In: Carnitine.Biosynthesis.
  Metabolism and Functions. Acad Press NY 341-352
3 RAUTE-KREINSEN U, RAUTE M, THIELE H, HAUX P, PFIESTER P (1980)
  Morphologische und laborchemische Untersuchungen an der Leber
  bei experimenteller passagerer Ischämie mit und ohne Cortison-
  prämedikation. In: Experimentelle und Klinische Hepatologie,
  2. Arbeitstagung Marburg/Lahn, S 171-174
4 RAUTE-KREINSEN U, KLAR E, RAUTE M, KRAMER H (1981) Die Bedeutung
  der Darmsterilisation bei experimenteller passagerer Leberischämie und die konsekutive Fibrosierung. In: Experimentelle
  und Klinische Hepatologie, 3. Arbeitstagung Marburg/Lahn, S
  167-169
5 NAKATAMI I (1982) Changes in the energy substrate after hepatectomy - preferential utilization of fatty acids and its
  effect on hepatic regeneration after major hepatectomy. Nippon
  Gekan Hokan 3: 365-381

Dr. P. Schleicher, Chirurgische Klinik und Poliklinik, Klinikum
Rechts der Isar, Ismaninger Str. 22, D-8000 München 80

38. Tierexperimentelle Untersuchungen zur Analyse des Pankreas-Sektretes unter Normalbedingungen und akuter Pankreatitis durch Gel-Focussierung und Densitometrie

Experimental Studies of Pancreatic Fluid Under Normal Conditions and in Acute Pancreatitis Using Analytical Electrofocusing and Densitometry

M. Clemens[1], J. Meyer[1], E. Pott[2], M. Schneider[2], P. Reckels[1] und E. Brockhoff[1]

[1]Chirurgische Klinik und Poliklinik - Allgemein- und Unfallchirurgie - (Direktor: Prof. Dr. H. Bünte)
[2]Medizinische Klinik B (Direktor: Prof. Dr. U. Gerlach), West-
fälische Wilhelms-Universität Münster

Untersuchungen zur tierexperimentellen akuten Pankreatitis weisen
im wesentlichen zwei Schwerpunkte auf. Der eine Block umfaßt die
pathomorphologischen Veränderungen bei akuter tierexperimenteller
Pankreatitis, während der andere Block sich mit Veränderungen
pankreasspezifischer Enzyme im Serum befaßt. Nur in geringem Umfang sind aus der Literatur Arbeiten bekannt, die sich mit dem
Pankreassekret beschäftigen. Hier werden unter Ruhebedingungen
sowie nach Reiz Veränderungen der Gesamtproteinausschüttung sowie
des Bicarbonatgehaltes beschrieben.

Ziel der vorliegenden Untersuchung war die Differenzierung des
Proteinmusters im Pankreassekret unter normalen Bedingungen sowie
nach Setzen einer akuten Pankreatitis.

Material und Methodik

Die Untersuchungen wurden an 26 Hausschweinen mit einem Gewicht
von ca. 25 kg durchgeführt.

Beim Schwein mündet der Ductus wirsungianus 10 bis 15 cm distal
des Pylorus isoliert in das Duodenum.

Nach medianer Laparotomie wurde durch eine Längsduodenotomie über
die Papilla vateri das Duodenum eröffnet und eine modifizierte
Thomas-Kanüle direkt über der Papille implantiert.

Um eine ungehinderte Speisepassage zu gewährleisten sowie Ver-
unreinigungen des Pankreassekretes durch Ingesta, Magen- sowie
Duodenalsaft und Gallesekret zu verhindern, wurde zusätzlich
proximal der implantierten Thomas-Kanüle das Duodenum quer durchtrennt und in seinem aboralen Anteil stumpf verschlossen. Der

Chirurgisches Forum '84
f. experim. u. klinische Forschung
Hrsg.: L. Koslowski
© Springer, Berlin Heidelberg 1984

proximale Duodenalanteil wurde dann hinter dem Treitzschen Band mit dem Jejunum im Sinne einer Rouxschen Y-Anastomose vereinigt, die Thomas-Kanüle selbst durch eine isolierte Incision durch die Rectusscheide geführt und in der Haut implantiert. Durch einen Schraubverschluß konnte so von außen ungehindert die Papilla vateri eingestellt und kanüliert werden.

Im Serum wurde die Amylase, die Normwerte bis 800 U/l aufweist, sowie die Lipase, die Normwerte bis 80 U/l aufweist, bestimmt. Im Pankreassekret wurde der Proteingehalt, der Normwerte zwischen 50 und 80 g/l aufweist, bestimmt. Weiterhin erfolgte im Sekret die Bestimmung der Amylase, Lipase, Trypsin sowie Chymotrypsin in Prozent der Gesamteiweißfraktion des jeweils gewonnenen Pankreassekretes. Die Abnahme erfolgte in zeitlich genau definierten Abständen.

Das Pankreassekret wurde durch Gel-Focussierung, einer Sonderform der Elektrophorese, getrennt. Die Zuordnung der einzelnen Eiweißfraktionen erfolgte, soweit vorhanden, durch Referenzsubstanzen. Hieran schloß sich die densitometrische Auswertung der Gel-Platten durch einen Ultrocan-Laser-Densitometer an. Zwei Tiere wurden 36 h nach Setzen der Pankreatitis getötet, das Pankreas entnommen und histologisch aufgearbeitet, um auch den pathomorphologischen Nachweis der akuten Pankreatitis zu führen.

Zunächst wurden die Tiere in der oben angeführten Form operiert und die Thomas-Kanüle implantiert. Dann erfolgte über 5 Tage die Bestimmung der Serum- sowie Sekretwerte, um Normalbefunde zu erhalten. Bei Vorliegen stabiler Ausgangswerte wurde dann durch Kanülierung der Papilla vateri und retrograde Instillation unter Druck von 20 ml wasserlöslichem Kontrastmittel eine akute Pankreatitis erzeugt.

Ergebnisse

Durch das Operationstrauma bei Implantation der Thomas-Kanüle in das Duodenum kommt es zu einem Anstieg der Amylase auf Mittelwerte von 2.000 bis 3.000 U/l. Diese Werte normalisieren sich jedoch rasch. Am 3. postoperativen Tag sind die Ausgangswerte von 800 bis 1.000 U/l wieder erreicht. Ursache für diesen Amylasenanstieg ist offensichtlich die mechanische Irritation bei der Präparation sowie die intraoperativen Kanülierungsversuche zur definitiven Lagebestimmung der Papilla vateri. Nach Erreichen des Ausgangswertes wurde dann nach der oben angegebenen Methode eine akute Pankreatitis gesetzt. Die Messung der Serumamylasewerte erfolgte im 12-Stunden-Rhythmus. Es zeigte sich, daß direkt nach Setzen der akuten Pankreatitis es zu einem Amylaseanstieg kommt, der nach 12 h einen Mittelwert von 9.300 U/l zeigt. Nach 24 h ist ein Mittelwert von fast 10.000 U/l erreicht. In den darauffolgenden Tagen kommt es zu einem steilen Abfall der Serumamylasewerte, die sich am 5. postoperativen Tag wieder normalisiert haben.

Die Serumlipase hat einen Normwert bis zu 80 U/l. Auch hier zeigt sich vergleichbar zur Amylase jedoch in deutlich geringerem Ausmaße ein offensichtlich operationsbedingter Serumlipase-Anstieg nach Implantation der Thomas-Kanüle.

Die erste Messung nach Setzen der Pankreatitis eine Stunde später ergibt schon einen deutlichen Anstieg der Serumlipase. Das Maximum ist nach 12 h erreicht und weist einen 10-fach erhöhten Wert mit 800 U/l auf. Analog zum schnellen Abfall der Amylasewerte findet auch hier eine rasche Reduktion der Serumlipase statt, so daß am 3. und 4. Tag nach Setzen der Pankreatitis die Ausgangs- bzw. Normwerte wieder erreicht sind.

Die Normalwerte des Eiweißgehaltes im Pankreassekret reichen fütterungsabhängig bis zu 80 g/l. Nach iatrogener Läsion durch Implantation der Thomas-Kanüle sowie Durchführung der Rouxschen Y-Anastomose kommt es zu einem Anstieg des Eiweißgehaltes auf das 3-fache der Norm mit 230 g/l. Dieser Wert normalisiert sich jedoch bis zum 2. postoperativen Tag.

Nach Setzen der Pankreatitis läßt sich aufgrund der ödematösen Schwellung bedingt durch die Pankreatitis in den ersten zwei Tagen kein Pankreassekret gewinnen. Nach 48 h kommt es dann zu einem schrittweisen Anstieg des Eiweißgehaltes, der am 6. Tag ein Maximum erreicht. Dieses liegt bei 200 g/l.

Die durch die densitometrische Untersuchung gewonnenen Dichte-Messungen wurde in Prozentsätze umgerechnet und ergeben einen Mittelwert für die Sekretamylase beim unbehandelten Tier von 27,1%.

Die Bestimmung der Amylase im Pankreassekret konnte aufgrund der wahrscheinlich anatomisch bedingten Veränderungen im Bereich der Papille erst ab dem 2. Tag nach Setzen der Pankreatitis erfolgen. Es zeigt sich im weiteren Verlauf ein geringgradiger Abfall der Werte, die am 5. Tag mit 22,5% ihren geringsten Wert aufweisen. Danach kommt es zu einem Anstieg auf den Mittelwert von 27%, der in der darauffolgenden Zeit überschritten wird. Hier lassen sich Höchstwerte von ca. 32% nachweisen. Ein signifikanter Unterschied zu den vorher festgestellten Mittelwerten läßt sich nicht nachweisen.

Die Sekretlipase hat einen Mittelwert von 17,6% beim unbehandelten Tier. Es findet sich hier analog zu den Sekretamylasewerten daß innerhalb der ersten 48 h eine Sekretgewinnung und somit Lipasebestimmung nicht möglich ist. Nach dem zweiten Tag nach Setzen der Pankreatitis kommt es hier zu einem eindeutigen signifikanten Anstieg auf Werte von fast 30%. Es bildet sich hier ein Plateau aus, das bis zum 8. Tag anhält, dann sich wieder normalisiert bis zum 10. Tag und bis zum 14. Tag sogar auf unter normale Werte abfällt. Auch hier findet sich im Vergleich zur Serumlipase ein zeitlich divergierender Verlauf der Kurven.

Der Trypsingehalt des Pankreassekretes weist einen Mittelwert von 5,5% auf. Dieser Wert konnte nach Implantation der Thomas-Kanüle nachgewiesen werden.

Bei der erneut einsetzenden Messung 48 h nach Setzen der Pankreatitis läßt sich Trypsin im Pankreassekret bis zum 9. Tag überhaupt nicht nachweisen. Erst dann kommt es zu einem langsamen Anstieg der Trypsinwerte, die am 10. postoperativen Tag 2% betragen. Am 12. Tag nach Setzen der Pankreatitis ist der Ausgangswert von 5,5% dann überschritten und steigt bis auf Werte von 10% an.

Der Anteil des Chymotrypsins zeigt am 2. Tag nach Setzen der Pankreatitis eine Erhöhung auf 8%. Ein signifikanter Anstieg findet sich dann jedoch ab dem 6. Tag. Der höchste Wert wird mit 32% am 7. Tag nach Setzen der Pankreatitis erreicht. Es kommt dann zu einem langsamen partiellen Abfall auf Werte von 25% am 12. Tag. Danach erfolgt bis zum letzten gemessenen - dem 15. Tag - ein kontinuierlicher Abfall der Chymotrypsinwerte im Pankreassekret.

Zusammenfassung

1. Die Erzeugung einer akuten tierexperimentellen Pankreatitis ist möglich durch Applikation von 20 ml wasserlöslichem Kontrastmittel in den Ductus wirsungianus. Als causaler Mechanismus für die Auslösung der Pankreatitis muß der Überdruck im Gangsystem sowie Parenchym angesehen werden.

2. Durch Gel-Focussierung und Densitometrie ist eine partielle Aufschlüsselung des Enzymmusters des Pankreassekretes möglich.

3. Die Serumamylase und Serumlipase steigen als Ausdruck der gesetzten Pankreatitis auf das 10-fache der Norm an.

4. Im Verlauf der Sekretamylase lassen sich keine signifikanten Unterschiede zum Mittelwert feststellen. Der Verlauf der Sekretlipase zeigt hingegen einen signifikanten Anstieg 48 h nach Setzen der Pankreatitis. Trypsin läßt sich während der ersten 10 Tage nach Setzen der Pankreatitis im Sekret nicht nachweisen. Chymotrypsin zeigt einen Anstieg über den Mittelwert, der vom 4. Tag an beginnt und am 7. Tag einen signifikanten Unterschied aufweist.

5. Anhand der durchgeführten Untersuchungen im Serum sowie Pankreassekret läßt sich eine deutliche zeitliche Divergenz der Kurvenverläufe nachweisen. Während innerhalb der ersten 48 h es zu einem massiven Anstieg der Serumwerte kommt, läßt sich ein Anstieg Chymotrypsin und Lipase erst ab dem 2. bis 4. und Trypsin ab dem 10. Tag im Sekretmuster nachweisen.

Summary

1. Acute experimental pancreatitis can be induced by application of 20 ml water-soluble contrast medium into the duct of Wirsung. Hypertension (excess pressure) in the ductal system and parenchymal tissue is the causative mechanism that triggers pancreatitis in this system.

2. Electrofocusing on polyacrylamide gels combined with densitometry permits partial analysis and decoding of enzyme patterns in the pancreatic fluid.

3. Serum amylase and serum lipase are elevated to values tenfold higher than norm values as an expression of experimental pancreatitis.

4. Secrete amylase monitoring shows no significant deviations from mean values. In contrast, secrete lipase shows a signifi-

cant rise 48 h after the induction of pancreatitis. There is
no evidence of trypsin in the secrete during the first 10
days after the start of pancreatitis. Chymotrypsin begins to
rise above mean values on day 4, and shows a significant difference on day 7.

5. Separate measurements of serum and secrete values signal a
marked divergence in time of the two curves: While serum
values show a substantial rise during the first 48 h, eleva-
tion of chymotrypsin and lipase is observed in the secrete
pattern between the 2nd and 4th day after the onset of pancreatitis, the rise of trypsin after the 10th day.

Prof. Dr. M. Clemens, Chirurgische Klinik und Poliklinik, Junge-
blodtplatz 1, D-4400 Münster

39. Effekt der Intestinalisierung von Pankreasfragmenten mit akuter nekrotisierender Pankreatitis in Hunden

Effect of Intestinalization of Pancreas Fragments with Acute Pancreatitis in Dogs

N. Senninger[1*], F. G. Moody[2] und D. H. van Buren[2]

[1]Chirurgische Universitätsklinik Heidelberg
[2]University of Texas Health Science Center at Houston, Department of Surgery, 6431 Fannin, Houston, Texas, 77 030, USA

Zielsetzung

Die hohe Morbidität und Mortalität resezierender Eingriffe am Pankreas werden bedingt durch Insuffizienz der pankreatodigestiven Anastomose (1), durch Pankreatitiden mit Nekrosenbildung (1, 2) sowie durch Entgleisung des Glucosestoffwechsels infolge des Verlustes der Inselzellen (2, 3). Eine Operationsmethode ist somit erforderlich, die eine Insuffizienz der Anastomose unmöglich macht, eventuell entstehende Pankreasnekrosen drainiert, gleichzeitig das verbleibende Organ denerviert und dessen endokrine Funktion nicht beeinträchtigt.

In der vorliegenden Arbeit wird ein neues Verfahren vorgestellt. Es werden vascularisierte Pankreasfragmente innerhalb eines Jejunum-Pouches im Langzeitexperiment untersucht.

Material und Methodik

Operationsverfahren ("Intestinalisierung")

Der Pankreasschwanz, an den Milzgefäßen hängend, wird isoliert, denerviert, die abführenden Lymphgefäße durchtrennt. Der Drüsenkörper wird an der Grenze zum Pankreasschwanz durchtrennt und blind verschlossen, der Gang des Schwanzfragmentes bleibt offen. Eine Jejunumschlinge (Y-Roux-Technik) von 6facher Fragmentlänge wird 10 cm hinter dem Treitzschen Band ausgeschaltet, das proximale Ende als Stoma im rechten Oberbauch durch die Bauchdecke ausgeleitet. Die Mitte der isolierten Schlinge wird nunmehr nach mechanischer Reinigung durch Ausstreifen und Spülen zu einem doppelläufigen Pouch von Pankreasfragmentlänge umgestaltet. Vor

---

*Unterstützt durch DFG-Ausbildungsstipendium Se 409-1/1

Chirurgisches Forum '84
f. experim. u. klinische Forschung
Hrsg.: L. Koslowski
© Springer, Berlin Heidelberg 1984

dem vollständigen Verschluß des Pouchdaches wird nach Splenektomie das gesamte Schwanzfragment in das Pouchinnere verlegt und dort fixiert, das Pouchdach anschließend bis zum dichten Abschluß um die eindringenden Milzgefäße verschlossen. Eine zusätzliche Abdichtung dieser Region erfolgt durch eine Omentumplastik.

Gruppe I ("Pilotstudie")

Bei 9 erwachsenen Bastardhunden beiderlei Geschlechts wurde nach 16stündiger Nahrungskarenz unter Halothannarkose der Pankreasschwanz (ca. 1/3 der Drüse) intestinalisiert. Bei 4 Tieren dieser Gruppe (Ia) wurde der duodenale Anteil des Pankreas belassen, bei 5 Tieren (Ib) vollständig entfernt unter peinlicher Schonung der duodenalen Durchblutung. Intraoperativ sowie für 2 folgende Tage erfolgte antibiotische Abdeckung mit 3 x 1 g Baycillin. Intraoperativ sowie für 2 folgende Tage wurden je 1500 ml physiologische Kochsalzlösung infundiert. Freier Zugang zu Wasser war zu jeder Zeit gegeben, Nahrungskarenz wurde am 3. postoperativen Tag beendet.

Bei allen Hunden wurde der Verlauf von Amylase, Lipase, Hämatokrit und Serumelektrolyten alle 2 Tage bis zum Ablauf von 14 Tagen bestimmt, die Tiere wurden einmal pro Woche gewogen.

Bei den 5 Tieren der Gruppe Ib wurden präoperativ sowie 14 Tage, 2, 4, 6, 8 und 10 Monate postoperativ i.v. Glucose-Toleranz-Teste mit 0,5 g Glucose/kg Körpergewicht durchgeführt und die k-Werte (4) errechnet. Die Kontrolle der exokrinen Restfunktion bei diesen 5 Tieren erfolgte klinisch an Hand von Gewichtsverlust und Steatorrhoe. Bei Bedarf wurde mit entsprechenden Enzympräparaten substituiert. Zur Gewinnung histologischer Proben wurden die 4 Tiere aus Ia nach 5, 14 und 28 Tagen sowie 4 Monaten geopfert, die Proben nach Fixierung in 10%igem, gepuffertem Formalin und Paraffineinbettung mit Hämatoxylin-Eosin gefärbt. Die 5 Tiere der Gruppe Ib wurden zur Durchführung von Langzeitstudien bisher geschont (Dezember 1983: 10 Monate).

Gruppe II ("Komplikation mit Intestinalisierung")

Um zu testen, ob Intestinalisierung einen Schutz vor schweren Komplikationen seitens des Pankreas bietet, erzeugten wir bei 9 Hunden - gleiches Protokoll wie Ia - vor Intestinalisierung des Fragments eine akute nekrotisierende Pankreatitis im Pankreasschwanz: (1 ml Blut + 1 ml Galle + 2000 μ krist. Trypsin) mal kg Körpergewicht mal 1/3 wurden nach Kanülierung des Fragmentganges unter kontrolliertem Druck von 40 cm Wasser retrograd injiziert.

Gruppe III ("Komplikation ohne Intestinalisierung")

Bei 3 Hunden wurde nach dem gleichen Verfahren wie in II eine akute Pankreatitis erzeugt, das Fragment wurde aber weder isoliert noch intestinalisiert.
Bei den Tieren aus II und III wurde postoperativ für 48 h ein Kreislaufprotokoll (Pulsfrequenz, systolischer Blutdruck) er-

stellt. Amylase, Lipase, Hämatokrit und Serumcalcium wurden präoperativ sowie 2, 4, 8, 16, 24, 36 und 48 h und 7, 14 und 30
Tage postoperativ bestimmt. Die Tiere, die länger als 2 Wochen
überlebten, wurden zu unterschiedlichen Zeiten zwischen 1 und 6
Monaten zwecks Histologiegewinnung geopfert (morphologische Methodik wie Gruppe I).

Die statistische Auswertung für alle drei Gruppen erfolgte
mittels t-Test für gepaarte und ungepaarte Stichproben.

Befunde

Gruppe I ("Pilotstudie")

8 (89 %) der 9 Tiere überlebten den Eingriff mit unkompliziertem
postoperativem Verlauf, ein Tier aus Ia mußte nach 5 Tagen wegen
Anastomoseninsuffizienz am Y-Anschluß geopfert werden. Alle 4
Tiere aus Ia sowie ein Tier aus Ib blieben exokrin suffizient.

Alle 5 Tiere aus Ib blieben normoglykämisch: Die Nüchternglucose
betrug präoperativ 75 + 12, nach 2 Wochen 94 + 14 und nach 6 Monaten 96 + 17 mg/dl (nicht signifikant). Die Höchstwerte im i.v.
Glucose-Toleranz-Test nach 10 min waren zwar signifikant (p <
0,05) erhöht (präoperativ 187 + 17, nach 2 Wochen 234 + 29, nach
6 Monaten 231 + 23, nach 10 Monaten 216 + 21 mg/dl), der Ausgangswert zu Beginn des Tests war jedoch in allen Fällen nach 30 min
wieder erreicht. Die k-Werte als Maß der Geschwindigkeit der
Glucoseelimination änderten sich trotz Entfernung von 2/3 der
Pankreasmasse nicht signifikant (präoperativ 2,8 + 0,3, nach 2
Wochen 2,3 + 0,4, nach 6 Monaten 2,5 + 0,3, nach 10 Monaten 2,6
+ 0,5). Die Parameter Hämatokrit (42 + 4 %) und Serumcalcium (9,4
+ 0,4 mg/dl) änderten sich nie signifikant. Amylase (präop. 542
+ 126 u/l) war nach signifikanter Erhöhung am 1. postop. Tag
(1254 + 212 u/l, p < 0,005) bereits am 3. postoperativen Tag wieder normalisiert, ebenso Lipase (präop. 163 + 44 mu/l; 1. postop.
Tag 425 + 102 mu/l; p < 0,005). Die wesentlichen morphologischen
Veränderungen bestanden in der Organisation einer 2 - 3 mm starken fibrösen Kapsel um das Pankreasgewebe nach 3 Wochen, das sei-
nerseits infolge acinärer Atrophie auf ca. 50 % seines ursprünglichen Volumens in dieser Zeit geschrumpft war. Der Inselzell-
apparat war prominent und zeigte keine pathologischen Veränderungen.

Gruppen II und III

8 Tiere aus II überlebten die Pankreatitis bei intestinalisier-
tem Fragment mit unkompliziertem postoperativem Verlauf (89 %).
Die Vollständigkeit der Pankreatitis wurde endoskopisch überprüft. Ein Hund verstarb an abszedierender Pneumonie 5 Tage postoperativ.

Alle Tiere aus III hingegen verstarben innerhalb von 48 h infolge
der in situ erzeugten segmentalen akuten Pankreatitis (Mittel
38 h). Die nach 24 h gemessenen Parameter Amylase (II: 2190 +
320; III: 2472 + 386 u/l), Lipase (II: 742 + 210; III: 923 + 233

mu/l) lagen signifikant über den Ausgangswerten (Amylase II: 489
+ 120, III: 530 + 143 u/l; Lipase II: 147 + 25; III: 169 + 37
mu/l), die Calciumspiegel signifikant unter den Ausgangswerten
(II präop. 9,7 + 0,4; III präop. 9,8 + 0,6; II n. 24 h: 7,1 + 0,4;
III n. 24 h: 6,8 + 0,6 mg/dl). Signifikanzniveau für alle drei
Parameter war p < 0,001.

Der Hämatokrit hingegen, in II statistisch unverändert (41 + 4 %),
stieg in III (43 + 3 %) kontinuierlich an und erreichte nach 16 h
65 + 7 % (p < 0,001).

Gruppe II zeigte ein unauffälliges Kreislaufprofil über 48 h nach
Erzeugung der Pankreatitis, der Schockindex (Puls/syst. Blutdruck)
war beständig kleiner als 1. Bei Gruppe III zeigten sich hingegen
frühzeitig Veränderungen im Sinne des ablaufenden Schockgesche-
hens: Schockindex nach 1 h 1,3 + 0,2. nach 4 h 1,5 + 0,1, nach
8 h 1,8 + 0,2. nach 16 h 2,1 + 0,3 (8 und 16 h signifikant gegen
Gruppe II, p < 0,005).

Die endoskopische Untersuchung ergab, daß im Verlauf der ersten
7 Tage in Gruppe II der größte Teil des erkrankten Pankreasgewe-
bes sequestriert wurde und über den Darm problemlos drainiert wurde. Die histologische Aufarbeitung ergab überlebendes Restpankreas in 7 Tieren aus Gruppe II von ca. 10 % der Ausgangsgröße,
in 2 Tieren konnte kein Restpankreas gefunden werden.

Zusammenfassung

Ein neues Operationsverfahren (Intestinalisierung) wird vorgestellt, bei dem als Alternative zu resezierenden Eingriffen am
Pankreas die Erhaltung der Inselzellfunktion bei gleichzeitigem
Schutz der Bauchhöhle vor Pankreassekret, -lymphe und -debris ver-
wirklicht wird. Hierzu werden vascularisierte Pankreasschwanz-
fragmente von 1/3 der Drüsenmasse in das Innere eines Jejunum-
pouches (Y-Roux) verlegt, welcher endoskopisch zugänglich ist.
Intestinalisierung behindert die endokrine Funktion des betreffen-
den Fragmentes nicht. Zur Testung der Schutzfunktion der neuen
Methode wurde in einer experimentellen Serie ein Fragment mit
akuter nekrotisierender Pankreatitis intestinalisiert, was in
einer dramatischen Verbesserung der Überlebensrate von 0 % in
der Kontrollgruppe auf 89 % resultierte. Über die genannten Vorteile hinaus entfällt im Vergleich zu ektopischer Autotransplantation auch die Notwendigkeit thromboseträchtiger Gefäßanasto-
mosen.

Summary

A new operative technique is introduced (intestinalization) which
realizes the conservation of islet function together with protect-
ion of the abdominal cavity from pancreatic secretions, lymph,
and debris as an alternative to pancreatic resections. The vascu-
larized pancreatic tail of one-third of the total glandular mass
is placed inside a jejunum pouch (Y-Roux), which is endoscopically
accessible. Intestinalization does not change the endocrine
function of that fragment. To test the protective function of

this procedure, an experiment was designed in which a fragment
with acute necrotizing pancreatitis was intestinalized. The
result was a dramatic improvement of the survival rate from 0 %
in a control group to 89 %. In contrast to extopic autotransplantation, there is no need in our method for vascular anastomoses
with the risk of thrombosis.

Literatur

1 SCHRIEFERS KH (1969) Exokrines Pankreas. In: Spezielle Chirurgie für die Praxis, Baumgartl F, Kremer K, Schreiber HW (Hrsg),
  Bd II, Tl 1. Thieme, Stuttgart, S 593 f
2 SUTHERLAND DER (1981) Pancreas and Islet Transplantation.
  I. Experimental Studies. Diabetol 20: 161-185
3 ROSSI RL et al (1983) Segmental Pancreatic Autotransplantation
  for Chronic Pancreatitis. Am J Surg 145: 437-442
4 LUNDBAEK K (1962) Intravenous Glucose Tolerance as a Tool in
  Definition and Diagnosis of Diabetes mellitus. Br Med J 1: 1507
  -1513

Dr. N. Senninger, Chirurgische Universitäts-Klinik Heidelberg,
Im Neuenheimer Feld 110, D-6900 Heidelberg

40. Charakteristika der CCK-Freisetzung beim Menschen

Characteristics of Cholecystokinin Release in Man

A. Schafmayer, M. Werner, M. Fuchs und H. D. Becker

Chirurgische Universitätsklinik Göttingen

Einleitung

Die physiologische Bedeutung von Cholecystokinin (CCK) konnte bisher durch das Fehlen spezifischer radioimmunologischer Bestimmungsmethoden nicht geklärt werden. Dies war vor allem zurückzuführen auf die Markierungstechnik nach Greenwood und Hunter, die C-terminale Identität mit Gastrin, fehlende Charakterisierung der Antikörperbindungsstellen beim CCK-Molekül sowie eine immer wieder beschriebene Plasmainterferenz zum Antikörper. Wir entwickelten einen spezifischen und sensitiven Radioimmunoassay (RIA) für CCK ($\underline{1}$). Der Antikörper wird in einer Verdünnung von 1 : 100.000 im Assaysystem eingesetzt und zeigt eine gleiche molare Bindungskapazität zu CCK_8 und CCK_{33}. Die Sensitivität des Assays beträgt 2 pMol/l. Der Intra- und Interassayvariationskoeffizient lag zwischen 5,6 und 15,9 %. Die Bestimmung von CCK erfolgte in Äthanol-extrahiertem Plasma. In der folgenden Studie haben wir bei Normalpersonen mit verschiedenen Stimuli die CCK-Freisetzung stimuliert; ebenfalls wird das Verhalten von CCK bei Patienten mit exokriner Pankreasinsuffizienz und bei Ratten mit einer exokrinen Pankreasatrophie beschrieben.

Methode

Die Untersuchungen wurden bei 10 Probanden (Gruppe I) und bei 10 Probanden (Gruppe II) vorgenommen. Alle Normalpersonen hatten ein Alter zwischen 22 und 31 Jahren. Nach 12-stündigem Fasten wurde die V. basilica kanüliert. Zwei basale Blutproben für die Bestimmung der Plasma-CCK-Konzentrationen wurden gewonnen. Danach erhielt jeder Proband der Gruppe I ein normales Frühstück bestehend aus Kaffee, Brötchen, Ei, Butter und einer Scheibe Wurst. Innerhalb 15 min mußte das Frühstück beendet sein. Die Personen der Gruppe II erhielten eine hochkalorische flüssige Testmahlzeit. Das Gesamtvolumen der Testmahlzeit betrug 550 ml. Das Testmahl bestand aus 400 ml Dextro-OGT, 100 ml süßer Sahne und 100 g Molico Instant. Das Testmahl hatte eine Osmolarität von 1280 mosmol/l und einen Caloriengehalt von 4,31 Mega-Joule. Nach der Basalperiode wurden Blutproben in 15-minütigen Abständen während der 180 min gewonnen. Das Blut wurde in Kühlzentrifugen sofort zentrifugiert und eingefroren. Bei 7 weiteren Probanden wurde un-

Chirurgisches Forum '84
f. experim. u. klinische Forschung
Hrsg.: L. Koslowski
© Springer, Berlin Heidelberg 1984

ter Röntgenkontrolle eine Duodenalsonde plaziert. Intraduodenal
wurde mit 30 ml 0,1 n HCl und 60 ml angesäuerter Mayonnaise(pH
2,0) (Gruppe III) stimuliert.

Die exokrine Atrophie des Pankreas wurde an männlichen Wistar-
Ratten (n = 10) durch Verfütterung einer Cu-Mangeldiät kombiniert
mit Penicillamin erzeugt. Als Kontrollen dienten Ratten mit einer Cu-Mangeldiät ohne Penicillamin. Bei den nüchternen Tieren
wurde CCK im Plasma und im Gewebe gemessen. Des weiteren bestimmten wir bei 10 Patienten mit schwerer chronischer Pankreatitis die
Plasma-CCK-Spiegel vor und nach der oben beschriebenen hochcalorischen Testmahlzeit. Bei den Patienten bestand durchschnittlich
eine Steatorrhoe zwischen 50 und 80 g/die. Die Enzymsubstitution
wurde 3 Tage vor Testbeginn nicht mehr gegeben.

Ergebnisse

Gruppe I (Abb. 1): Die basale Cholecystokininkonzentration bei
den 10 Normalpersonen lag bei 6,2 + 0,4 pMol/l. Nach 15 min
stiegen die Plasma-CCK-Spiegel deutlich an und erreichten nach
60 min ein Maximum von 24 + 2,7 pMOL/l, einen vierfachen Anstieg
im Mittel über basal. Danach kam es zu einem geringen Abfall der
CCK-Konzentrationen, die jedoch zwischen 90 und 180 min mit einem
Mittelwert von 14,3 + 1,2 pMol/l immer noch um das Doppelte über
dem mittleren Basalwert lagen.

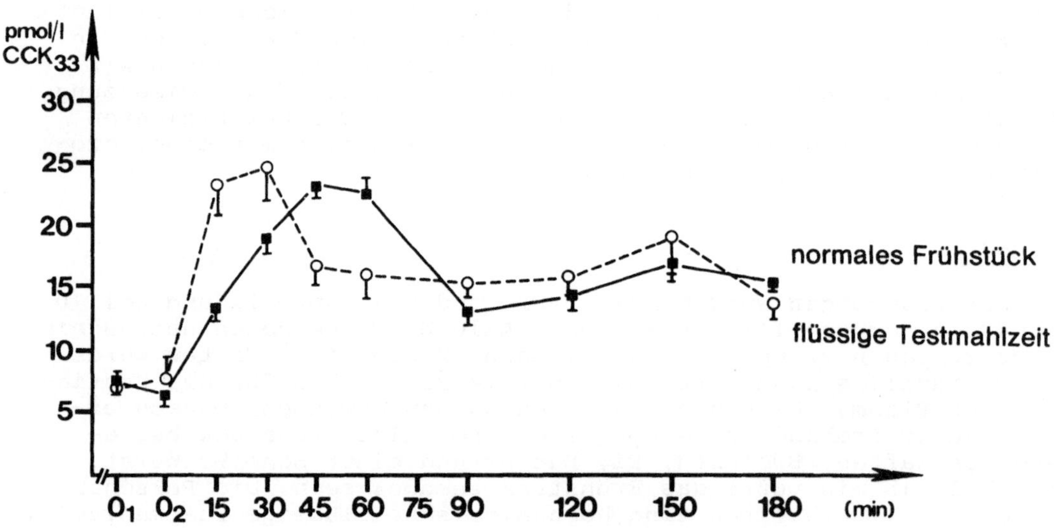

*Abb. 1. Verhalten der CCK-Spiegel nach einem normalen Frühstück und einer
flüssigen Testmahlzeit*

Gruppe II (Abb. 1): In dieser Gruppe betrugen die basalen CCK-
Spiegel ebenfalls 6,0 + 0,3 pMol/l. Unmittelbar nach 15 min kam
es zu einem deutlichen Anstieg der Plasma-CCK-Konzentration auf

25,5 $\pm$ 3,1 pMol/l. Danach kam es wiederum zu einem geringen Abfall der CCK-Spiegel, jedoch blieben die CCK-Werte auch hier um
das Doppelte des mittleren Basalwertes über die restliche Test-
zeit erhöht.

Gruppe III (Abb. 2): In dieser graphischen Darstellung sind die
Einzelwerte der 7 Testpersonen nach Säure- und Mayonnaisestimu-
lation wiedergegeben. Die basalen CCK-Konzentrationen befanden
sich zwischen 2,8 und 7,6 pMol/l (Mittelwert von 5,7 pMol/l). Nach
intraduodenaler Gabe von 30 ml 0,1 n HCl stiegen die Plasma-CCK-
Konzentrationen im Mittel auf das Dreifache an (15,7 pMol/l).
Dieser Anstieg war im Vergleich zur Mayonnaise sehr viel geringer.
Hierbei wurden maximale Konzentrationen zwischen 53,8 und 20,5
pMol/l gemessen (Mittelwert von 30,5 pMol/l).

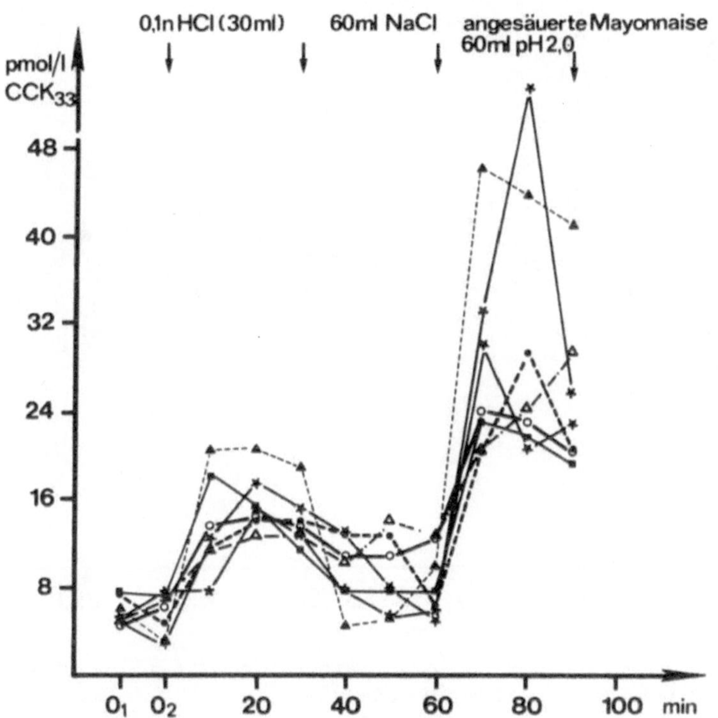

*Abb. 2. Freisetzung von Cholecystokinin nach HCl und angesäuerter Mayonnaise
bei 7 Testpersonen*

Ergebnisse der CCK-Konzentrationen bei exokriner Pankreasinsuffizienz

Die Plasma-CCK-Spiegel der Tiere mit exokriner Pankreasatrophie
waren um das Dreifache gegenüber den Kontrolltieren erhöht: 21,2
$\pm$ 7,8 pMol/l bzw. 6,1 $\pm$ 1,0 pMol/l; (p < 0,001). Dagegen fand
sich im proximalen Duodenum eine signifikante Verminderung des
CCK-Gehaltes von 52,3 $\pm$ 5,8 pMol/g Gewebe auf 30,6 $\pm$ 6,4 pMol/g
Gewebe.

Bei den Patienten mit chronischer Pankreatitis lagen die basalen
Plasma-CCK-Spiegel bei 19,5 pMol/l (Abb. 3). Dieser basale Plasma-
CCK-Spiegel lag deutlich höher im Vergleich zu 10 Normalpersonen,
bei denen die Plasmakonzentrationen 8,7 pMol/l betrugen (p <
0,01). Nach der hochcalorischen Testmahlzeit waren die Cholecysto-
kininkonzentrationen bei den Patienten mit chronischer Pankreatitis signifikant höher (37,0 $\pm$ 4,6 pMol/l) als bei den Testpersonen (22,5 $\pm$ 3,1 pMol/l). Nach 60 min fielen die Plasma-CCK-
Spiegel bei den Patienten mit chronischer Pankreatitis ab. Es bestand dann in beiden Gruppen über 180 min eine Identität in den
Plasmaspiegeln.

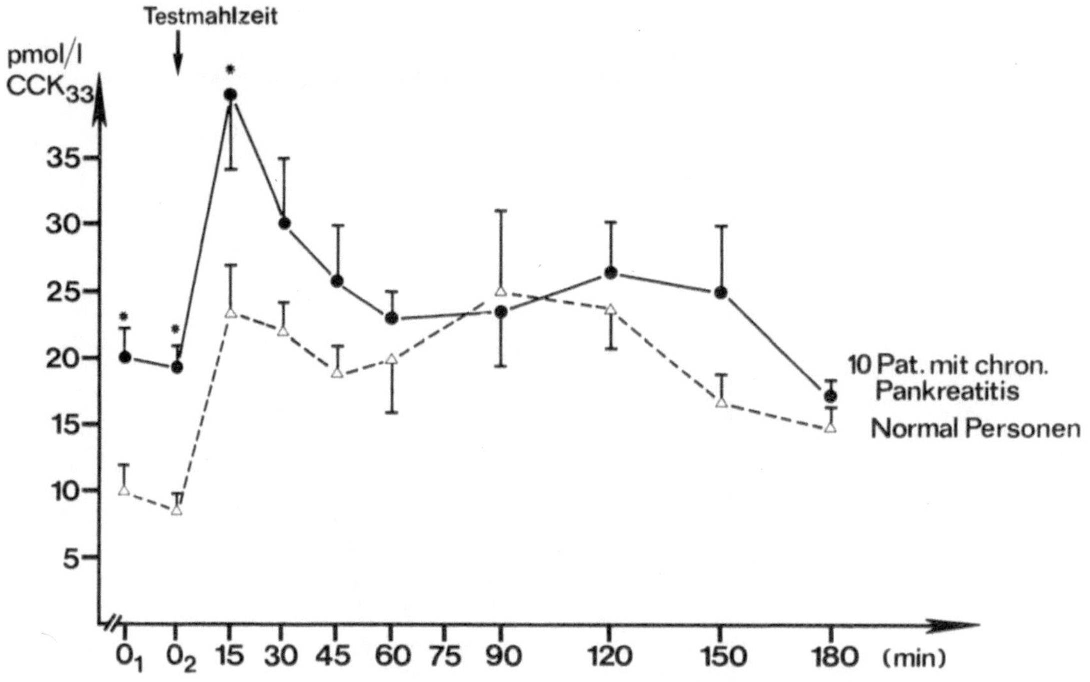

*Abb. 3. Verhalten der Cholecystokininspiegel bei 10 Patienten mit chronischer
Pankreatitis und 10 Normalpersonen*

Diskussion

Diese Untersuchungen zeigen deutlich, daß normales Essen sowie
eine hochcalorische flüssige Testmahlzeit die Cholecystokininfrei-
setzungen stimulierten. Darüber hinaus kommt es nach intraduodenaler Gabe von HCl sowie Mayonnaise zu einem erhöhten Anstieg
der Plasma-CCK-Konzentrationen. Die Ergebnisse zeigen außerdem,
daß die orale Gabe einer Testmahlzeit sowie die intraduodenale
Verabreichung von Säure und Mayonnaise CCK freisetzen und somit
sicherlich für die Enzymsekretion des Pankreas mit verantwortlich
sind. BURNES et al. (2) beschrieben ebenfalls einen postprandialen Anstieg von CCK auf Werte von maximal 24,4 pMol/l nach einer

Testmahlzeit. Aufgrund des sehr ähnlichen Assaysystems und der CCK-Antikörper liegen bei dieser Arbeitsgruppe ebenfalls die Basalwerte in einem vergleichbaren Bereich von 6,3 pMol/l. Dagegen waren die beschriebenen basalen CCK-Konzentrationen bei JANSEN und LAMERS (3) zwischen 0,5 und 3,1 pMol/l bei einer Sensitivität des Assaysystems von 0,5 pMol/l Plasma. Postprandial stiegen bei dieser Arbeitsgruppe die Werte auf durchschnittlich 8 pMol/l an. Diese Unterschiede in den CCK-Konzentrationen sind sicher zurückzuführen auf die unterschiedlichen Antikörperbindungsstellen des Assaysystems.

Bei Tieren mit exokriner Pankreasinsuffizienz sowie bei Patienten mit chronischer Pankreatitis fanden wir erhöhte Plasma-CCK-Konzentrationen. Die vorliegenden Untersuchungen zeigen, daß bei einer Verminderung der duodenalen Pankreasenzyme die CCK-Plasmakonzentrationen ansteigen. Dies ist ein starker Hinweis darauf, daß die Cholecystokininsekretion durch die Proteinasekonzentration im Darmlumen beeinflußt wird und daß CCK bei negativer Rückkopplung der Pankreasenzymsekretion durch Trypsin beteiligt ist.

Zusammenfassung

Ein hochcalorisches Testmahl sowie ein normales Frühstück stimulieren signifikant die CCK-Freisetzung. Weitere potente intraduodenale Stimuli der CCK-Freisetzung sind Mayonnaise sowie 0,1 n HCl. Patienten mit chronischer Pankreatitis zeigten im Vergleich zu 10 Normalpersonen deutlich erhöhte basale Plasma-CCK-Spiegel. Ebenfalls waren die postprandialen CCK-Konzentrationen bei Patienten mit chronischer Pankreatitis erhöht. Bei Tieren mit einer exokrinen Pankreasatrophie kam es ebenfalls zu einer Erhöhung der basalen CCK-Spiegel; dagegen fielen die CCK-Werte im Gewebe bei Tieren mit exokriner Pankreasatrophie ab.

Summary

CCK values were significantly increased after a normal German breakfast, a high-calorie test meal, 0.1 n HCl, and acidified mayonnaise. The basal plasma values in patients with chronic pancreatitis were significantly higher than in a control group of 10 normal subjects. After the ingestion of the test meal there was a significantly higher increase in the early period compared to normals. In rats with exocrine atrophy of the pancreas the basal values were increased compared to normal rats, but in tissue the CCK values decreased. The findings indicate a close relationship between plasma CCK concentrations and exocrine pancreatic secretion.

Literatur

1 SCHAFMAYER A, WERNER M, BECKER HD (1982) Radioimmunological determination of cholecystokinin in tissue extract. Digestion 24: 146
2 BYRNES DJ, HENDERSON L, BORODY T, REHFELD JF (1981) Radioimmunoassay of cholecystokinin in human plasma. Klin Chem Acta 111: 81

3 JANSEN JBMJ, LAMERS CBHW (1982) Plasma-Cholecystokinin-con-
  centration in normal subjects and patients with pancreatic in-
  sufficiency using sequence specific radioimmunoassays. Digestion
  25/1: 41, Abstract 72

Dr. A. Schafmayer, Klinik und Poliklinik für Allgemeinchirurgie
der Universität Göttingen, Robert-Koch-Str. 40, D-3400 Göttingen

41. Stabilitätsprüfung verschiedener Osteosyntheseverfahren nach Symphysenruptur und Sprengung der Ileosacralfuge

Testing of Stability of Different Osteosynthetic Methods after Rupture of the Pubic Symphysis and Ileosacral Joint

H. Ecke, H. Burger, D. Hofmann, P. Nazari und K. Maier

Aus der Unfallchirurgischen Klinik und Poliklinik der Justus Liebig-Universität Gießen (Leitender Arzt: Prof. Dr. med. H. Ecke) und dem Institut für Werkstofftechnik der Fachhochschule in Gießen (Leiter: Prof. Dr.-Ing. H. Burger)

Einleitung

Ausgehend von den Diskussionen um die Beckenchirurgie auf dem 100. Kongreß der Deutschen Gesellschaft für Chirurgie am 9.4.1983 tauchte die Frage auf, ob das von J. MÜLLER-FÄRBER, K.H. MÜLLER, H.J. JACOB (6) und W. BERNER, H.J. OESTERN und H. TSCHERNE (1), sowie H.J. EGBERS, D. HAVEMANN und L. SCHRÖDER (5) angegebene Verfahren der Plattenüberbrückung an der Symphyse und am Ileosacralgelenk (ISG) gegenüber der aus der eigenen Klinik entwikkelten und *über Jahre erprobten Methodik* der Zuggurtung an der Symphyse und am ISG (2, 3, 4) Vor- oder Nachteile bringt. Der Unterschied beider Verfahren besteht darin, daß im Falle der aus der Gießener Klinik stammenden Zuggurtung ein dynamisches Verfahren an der Symphyse und am ISG angewendet wird, was Beweglichkeiten in diesen Halbgelenken zuläßt und deshalb auch nicht zur knöchernen Überbrückung führt. Die vorliegende Untersuchung soll die Frage beantworten, ob die von uns inaugurierte Methode, was die Stabilität angeht, mit den rigideren Fixationen konkurrieren kann.

Material und Methoden

Mit Hilfe einer Werkstoffprüfmaschine der Firma Schenck und einer entsprechenden Halterung wurde die Möglichkeit geschaffen, frisch entnommene menschliche Becken von beiden Beckenkämmen her fest zwischen zwei Stempel einzupassen und zu fixieren und dann mit einer Kraft kontinuierlich zu belasten. Das Verfahren wurde einmal am bandmäßig und gelenkmäßig unverletzten Becken vorgenommen und es wurde die Beanspruchung gemessen, die zu einer Ruptur im Bereich der Symphyse und eines ISG führte. Anschließend wurden vier Gruppen von Überbrückungsfixationen am ISG und an der Symphyse getestet. Es handelte sich um folgende Gruppen:
1. Um 7 Becken, die auf die oben angegebene Weise in Symphyse und ISG luxiert waren und mit einer von uns angegebenen Zug-

Chirurgisches Forum '84
f. experim. u. klinische Forschung
Hrsg.: L. Koslowski
© Springer, Berlin Heidelberg 1984

gurtung an der Symphyse und am ISG fixiert wurden. Die Kraft, die zur bleibenden Verformung dieser Überbrückungsfixationen führte, wurde danach gemessen.

2. Die zweite Gruppe, es waren fünf Becken, wurde in bezug auf die Verletzung ebenso gehandhabt wie die erste Gruppe, es wurde aber statt der Zuggurtung an der Symphyse eine Rekonstruktionsplatte der AO über die Symphyse gelegt und eine Arthrodese mit zwei Spongiosaschrauben im ISG nach dessen Reposition vorgenommen.

3. Bei der dritten Gruppe – es handelt sich um sechs verschiedene Becken – wurde statt der Rekonstruktionsplatte der zweiten Gruppe eine schmale DC-Platte genommen und das ISG ebenfalls durch Arthrodese fixiert.

4. Die vierte Gruppe – es waren insgesamt sieben Versuche – bekam an der rupturierten Symphyse eine schmale DC-Platte und eine Zuggurtung am ISG.

Vier Becken wurden verworfen, weil es wegen der osteoporotischen Knochensubstanz zu Einbrüchen im Bereich des Beckenringes insbesondere an der Beckenschaufel nahe dem ISG kam und daher der Grundversuch in der vorliegenden Form nicht zur Durchführung kommen konnte.

Ergebnisse

Bei den Untersuchungen stellte sich folgendes heraus:

Die von uns durchgeführte Zuggurtung der Symphyse und die Zuggurtungsüberbrückung des ISG, die bei den klinischen Behandlungsfällen ausnahmslos zur Funktion der Halbgelenke führten (Versuch A), hielten bei der statischen Belastung im Mittel 55 % der zur Ruptur beider Gelenke führenden Ausgangsbeanspruchung stand (Abb. 1). Bei der Plattenosteosynthese mit einer Rekonstruktionsplatte der AO und einer Arthrodese des ISG mit zwei Spongiosaschrauben wurden dagegen lediglich 30 % der ursprünglichen Beanspruchung durchschnittlich erreicht (Versuch B). Bei der Verwendung von schmalen DC-Platten an der Symphyse und der Arthrodese des ISG (Versuch C) mit zwei Spongiosaschrauben konnten im Mittel 44 % der Ausgangsbruchlast erreicht werden und bei der Verwendung der schmalen DC-Platte an der Symphyse und der Anlegung einer Überbrückungszuggurtung über dem Ileosacralgelenk dorsal (Versuch D) wurde durchschnittlich 66 % der Ausgangsrupturlast erreicht (Abb. 2).

Diskussion

Betrachtet man die einzelnen Überbrückungsfixationen, ist zu sagen, daß die Anwendung der Rekonstruktionsplatte im Zusammenhang mit der Arthrodese des einen ISG bei der gewählten Versuchsanordnung die schlechtesten Ergebnisse erbrachte und nicht befriedigend ist. Die drei anderen Anordnungen hatten ansteigende Werte der Rupturlast, und zwar am geringsten die schmale DC-Platte mit der Arthrodese des ISG mit immerhin durchschnittlich 44 %, – dann mit etwa 55 % das bewährte Verfahren der Unfallchirurgie in Gießen mit einer Überbrückungszuggurtung an der Symphyse und am

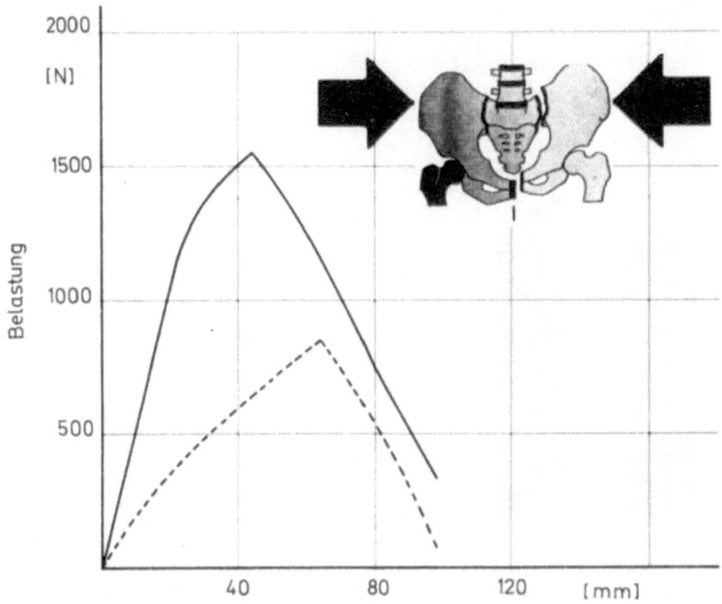

Abb. 1. ———— *Belastbarkeit frisch entnommener, unverletzter menschlicher Becken bei seitlicher Kompression bis zur Ruptur der Symphyse und eines Ileosacralgelenkes.* ----- *Belastbarkeit der durch Osteosynthesen versorgten Becken bei seitlicher Kompression (Kurvenverlauf idealisiert).*

Beispiel: Versuchsgruppe A: Symphyse: Zuggurtung
ISG   : Zuggurtung

ISG. Die Kombination zwischen schmaler DC-Platte und der Überbrückungszuggurtung über dem ISG dorsal erbrachte dann im Durchschnitt 66 % der Ausgangsrupturlast. Die drei zuletzt geschilderten Versuchsanordnungen sind also für klinische Zwecke alle als tauglich anzusehen. Es ist dabei zu beachten, daß die Anbringung von Osteosyntheseplatten an den Bereich der Symphyse im Gegensatz zu Überbrückungszuggurtung nicht an der Zugseite angreift und daß darüber hinaus überhaupt Schwierigkeiten bestehen, die Platte in der Form dem Becken anzugleichen. Außerdem haben wir bei früheren Überbrückungsplatten im Symphysebereich knöcherne Überbauungen der Symphyse erleben müssen; in einem Falle auch bei einer Frau im gebärfähigen Alter. So gesehen halten wir unbeirrbar an der Überbrückungszuggurtung der Symphyse und auch des ISG fest, weil mit verhältnismäßig einfachen Mitteln ein sehr hoher Fixationswert, wie diese Untersuchungen gezeigt haben, erreicht werden kann und weil auch die Präparationsarbeiten bei der Operation wesentlich weniger Aufwand bedeuten als beim Angleichen von Platten in diesem Bereich. Ein durchschnittlicher Wert von ca. 55 % der Ausgangsrupturlast garantiert eine genügende Fixation bis zur Ausheilung der in jedem Falle wiederherzustellenden Bänder im Bereich des ISG aber auch der Symphyse. Unsere experimentellen Ergebnisse haben am Modell die klinisch gefundenen Resultate vollauf bestätigt.

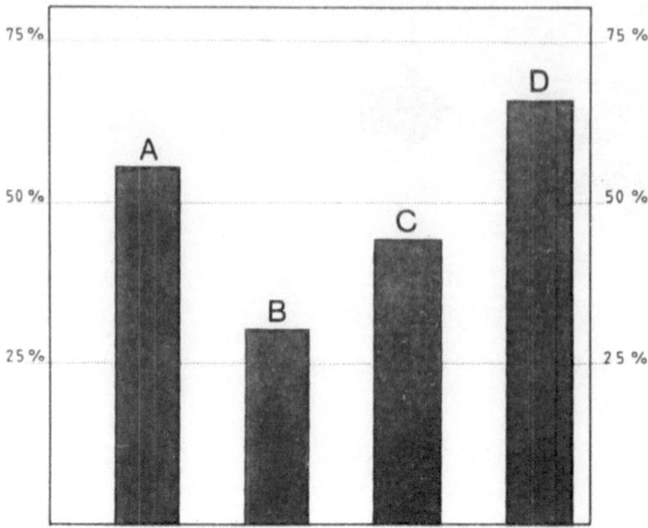

Abb. 2. Belastbarkeit verschiedener Osteosynthesen an frisch entnommenen menschlichen Becken bezogen auf die Belastbarkeit unverletzter Becken (100 %) bei seitlicher Kompression.

A: Symphyse: Zuggurtung
*   ISG   : Zuggurtung*

B: Symphyse: Rekonstruktionsplatte
*   ISG   : 2 Spongiosaschrauben*

C: Symphyse: schmale DC-Platte
*   ISG   : 2 Spongiosaschrauben*

D: Symphyse: schmale DC-Platte
*   ISG   : Zuggurtung*

Zusammenfassung

Es wird über Experimente an insgesamt 29 menschlichen Becken berichtet, von denen 25 zur Auswertung kamen. Untersucht wurde zunächst der Bruch- und Verrenkungsmechanismus bei seitlicher statischer Kompression. Nach erfolgter Ruptur im Ileosacralgelenk und in der Symphyse wurden diese Becken auf vier verschiedene Arten stabilisiert. Einmal wurden Zuggurtungsüberbrückungen der Gießener Klinik am ISG und der Symphyse vorgenommen. Die nächste Gruppe wurde durch Arthrodese des ISG und Überbrückungsrekonstruktionsplatten der AO an der Symphyse fixiert. Eine weitere Gruppe wurde ebenso gehandhabt, nur daß statt der Rekonstruktionsplatte eine schmale DC-Platte zum Einsatz kam und die vierte Gruppe schließlich erhielt eine schmale DC-Platte über die Symphyse und eine Zuggurtung des ISG. In den Ergebnissen zeigte sich, daß die Gießener Methode mit im Mittel 55 % das zweitbeste, insgesamt aber ein sehr gutes Ergebnis erzielte und daß in dieser Versuchsserie beim Einsatz einer schmalen DC-Platte an der Symphyse und einer Überbrückungszuggurtung über dem ISG durchschnittlich 66 % der Ausgangsrupturlast zu erreichen war. Die anderen Versuchsanordnungen blieben dahinter zurück.

Summary

Experiments were carried out on 29 human pelves, of which 25
pelves were evaluated. First we studied the mechanism of fracture
and luxation in lateral static compression. After separation of
the sacroiliac joint and the symphysis the pelves were stabilized
by four different methods. In the first group, tension band fixation of the sacroiliac joint and the symphysis - a method which
was developed at our clinic - was used. In the second group
arthrodeses of the sacroiliac joint and AO reconstruction plates
crossing the symphyses were employed. The third group was treated
in the same way, with the exception that the reconstruction plate
was replaced by a DC plate, and the fourth group had a DC plate
at the symphysis and a tension band at the sacroiliac joint.

The results showed that our own method achieved a very good second
place (55%) and that by using a DC plate at the symphysis and a
tension band at the sacroiliac joint 66% of the original rupture
loading was obtained. The other methods did not have such good
results.

Literatur

1 BERNER W, OESTERN HJ, TSCHERNE H (1983) Die Therapie der Bek-
  kenringluxation - operativ oder konservativ. Langenbecks Arch
  Chir 361: 780
2 ECKE H, KRAUS J (1975) Die mehrfachen Verletzungen des Beckenringes. Unfallchirurgie 1: 81
3 ECKE H (1976) Zu den Vertikalfrakturen und -rupturen des Bek-
  kenringes. Unfallchirurgie 2: 189
4 ECKE H (1978) Die operative Reposition und Fixation der Symphyse. Unfallchirurgie 4: 239
5 EGBERS H-J, HAVEMANN D, SCHROEDER L (1983) Vor- und Nachteile
  der äußeren Stabilisation bei Beckenfrakturen. Langenbecks
  Arch Chir 361: 781
6 MÜLLER-FÄRBER J, MÜLLER KH, JACOB HJ (1983) Die Osteosynthese
  der Kreuz-Darmbein-Fuge - Indikation und Technik. Langenbecks
  Arch Chir 361: 780

Prof. Dr. H. Ecke, Leiter der Unfallchirurgischen Klinik der
Justus Liebig-Universität in Gießen, Klinikstr. 29, D-6300 Gießen

42. Stabilitätsverhalten subtrochantärer Doppelplattenverbundosteosynthesen nach Kontinuitätsresektion

Stability of Connecting Osteosynthesis After Subtrochanteric Femur Resection

T. Mischowsky, W. Schult, W. Friedl und B. Gerber

Chirurgische Universitätsklinik Heidelberg (Direktor: Prof. Dr.
Ch. Herfarth)

In der Chirurgischen Universitätsklinik Heidelberg wurden in den
letzten 10 Jahren 149 pathologische Frakturen bei 91 Patienten
stationär versorgt. 50% der Frakturen betrafen die untere Extremität, 18% der Frakturen das proximale Femurende. Patienten mit
einer pathologischen Fraktur haben nur eine beschränkte Lebenserwartung, diese betrug in unserem Krankengut durchschnittlich
8 Monate. Zur Verbesserung der Lebensqualität in diesem kurzen
Zeitraum muß somit bei allen pathologischen Frakturen der unteren
Extremität eine sofortige volle Belastbarkeit angestrebt werden
(1, 5).

Zur Versorgung pathologischer Frakturen der subtrochantären Region verwenden wir eine Doppelplattenverbundosteosynthese (Abb.
1). Zur Bestimmung der maximalen Belastbarkeit und des Verfor-
mungsverhaltens der Femora nach Resektion des subtrochantären
Bereiches und Doppelplattenverbundosteosynthese führten wir mit
Hilfe einer Materialprüfungsmaschine eine Wechseldruckbelastung
sowie eine Maximalbelastung der Leichenfemora durch.

Material und Methode

Es wurden Leichenfemora von Patienten, die an cardiorespiratorischen Erkrankungen verstarben, untersucht. Bei 12 Leichenfemora
wurde unterhalb des Trochanter minor ein Schaftsegment mit einer
Höhe von 4 cm reseziert. Der Defekt wurde durch eine 9-Loch-
Condylenplatte und eine in die Markhöhle einzementierte 8-Loch-
Unterschenkelplatte überbrückt. Mit Hilfe einer eigens konstru-
ierten Einspannvorrichtung, die sowohl den Einwirkungswinkel der
Hüftresultante nach PAUWELS (4), wie auch die normale Adduktions-
stellung des Femurschaftes von 9° berücksichtigt, wurde das Stabi-
litätsverhalten überprüft (Abb. 1). Mit Hilfe einer Materialprüfungsmaschine wurde eine Wechseldruckbelastung von jeweils 1000
Cyclen bei 500 N, 1000 N, 1500 N und 2000 N durchgeführt. Anschließend wurden alle Femora einer zunehmenden Belastung bis
zur Instabilität ausgesetzt. Vor und nach der Osteosynthese sowie nach dem Belastungsversuch wurde eine Röntgenkontrolle des

Chirurgisches Forum '84
f. experim. u. klinische Forschung
Hrsg.: L. Koslowski
© Springer, Berlin Heidelberg 1984

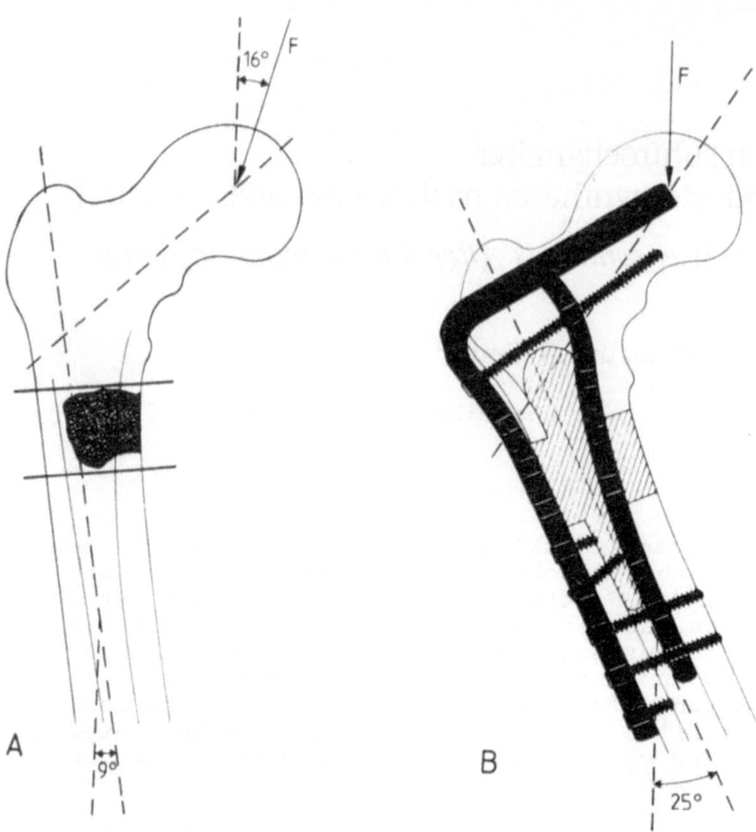

*Abb. 1. Schematische Darstellung der Krafteinwirkung auf das proximale Femur-
ende bei subtrochantärer Osteolyse: A = physiologische Situation; B = in der
Einspannvorrichtung der Materialprüfungsmaschine nach durchgeführter subtrochantärer Resektion der Osteolyse und Doppelplattenverbundosteosynthese*

proximalen Femurendes durchgeführt. Als Kontrolle wurden 6 nicht
osteotomierte Femora dem gleichen Belastungsversuch unterworfen.
Das durchschnittliche Alter der untersuchten Leichenfemora betrug
in der Doppelplattenosteosynthesegruppe 71 + 8,7 Jahre und in
der Kontrollgruppe 66 + 14,5 Jahre. Die Geschlechtsverteilung
beider Gruppen war gleich.

Ergebnisse

Bei keinem Femur trat eine Instabilität während der Wechseldruck-
belastungen bis 2000 N auf. Die maximale Belastbarkeit nach Verbundosteosynthese unterscheidet sich nicht wesentlich von der
Stabilität nicht osteotomierter Femora. Sie betrug nach Doppelplattenverbundosteosynthese 7415,83 + 1762,34 N im Vergleich zu
7920 + 1846,35 N bei den nicht osteotomierten Femora. Auch die
Streubreite der Maximalbelastung ist abhängig vom Alter der untersuchten Femora und dem Ausmaß der Osteoporose des proximalen
Femurs (Abb. 2). In keinem Fall trat eine Instabilität im Bereich
der Doppelplattenverbundosteosynthese auf. Alle Instabilitäten

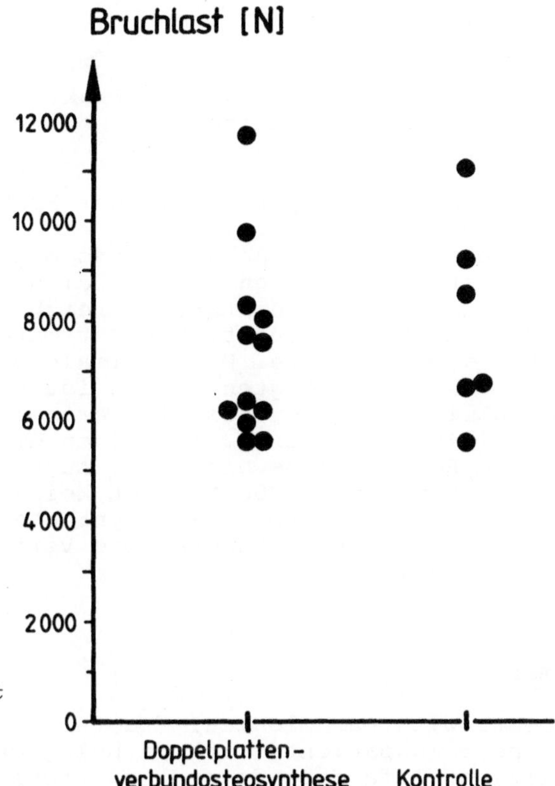

Abb. 2. Die maximale Belastbarkeit von Leichenfemora mit und ohne subtrochantäre Resektion und Doppelplattenverbundosteosynthese

traten im Bereich des Schenkelhalses auf. Der Frakturtyp unterscheidet sich nicht bei den resezierten- und den Kontrollfemora. Die elastische Verformung ist insgesamt gering: 1,2 ± 0,47 mm bei den mit Doppelplattenverbundosteosynthese und 0,645 ± 0,19 mm bei den nicht osteotomierten Femora. Der absolute Unterschied beträgt nur 0,6 mm und ist somit minimal.

Diskussion

Durch die Doppelplattenverbundosteosynthese wird eine Maximalbelastbarkeit erreicht, die weit höher als die bei der normalen Schrittbelastung auftretende Krafteinwirkung im Trochanterbereich ist. Diese beträgt nach PAUWELS (4) in der Mitte der Standbeinphase 2000 N. Die maximale Belastbarkeit liegt auch wesentlich höher als die durch alleinige Osteosynthese zu erreichende Stabilität. Diese beträgt z.B. bei pertrochantären Femurfrakturen nach Endernagelung 4663 ± 834 N und nach 145°-Winkelplattenosteosynthese 484 ± 862 N (2).

Mit der Doppelplattenverbundosteosynthese besteht somit eine optimale Versorgungsmöglichkeit bei subtrochantären Osteolysen und pathologischen Frakturen. Diese Versorgung ermöglicht eine dem gesunden Knochen vergleichbare Belastbarkeit und zeigte ein ähnliches Verformungsverhalten. Sie ermöglicht somit eine erhebliche Verbesserung der Lebensqualität bei insgesamt kurzer Lebenserwartung der betroffenen Patienten.

Zusammenfassung

Wegen der kurzen Lebenserwartung von Patienten mit eingetretenen oder drohenden pathologischen Frakturen muß das Behandlungsziel bei der unteren Extremität die sofortige Wiederherstellung einer vollen Belastbarkeit sein.

Für die Versorgung pathologischer Frakturen im subtrochantären Bereich wurde in unserer Klinik eine Doppelplattenverbundosteosynthese entwickelt. Anhand eines experimentellen Modells wurde das Belastungsverhalten von 12 Leichenfemora nach einer Segmentresektion im subtrochantären Bereich und Doppelplattenverbundosteosynthese untersucht. 6 nicht osteotomierte Leichenfemora dienten als Kontrolle. Die maximale Belastbarkeit der mit Verbundosteosynthese versorgten Femora ist mit 7415,83 $\pm$ 1762,34 N nur unwesentlich geringer als die der nicht osteotomierten Femora, die 7920 $\pm$ 1846,25 N betrug. In beiden Gruppen trat die Instabilität nicht im Resektionsbereich auf. Auch die Verformung bei Wechseldruckbelastung bis 2000 N zeigt keine wesentlichen Unterschiede zwischen den mit Verbundosteosynthese versorgten Femora und den nicht osteotomierten Femora. Die Verformung nimmt mit zunehmender Belastung zu.

Summary

Patients with pathological fractures have only a short life expectancy. In patients with pathological fractures of the leg the quality of life depends on the stress tolerance of the osteosynthesis. For the osteosynthesis of subtrochanteric pathological fractures we developed a double-plate methylmetacrylate connecting osteosynthesis. Twelve human femora were examined for stabilization behavior after subtrochanteric resection and double-plate methylmetacrylate connecting osteosynthesis. Six femora were examined in a control group.

The maximum stress tolerance of the connecting osteosynthesis group is 7415.83 $\pm$ 1762.34 N and in the control group 7920 $\pm$ 1846.25 N. All instabilities were outside the resection area. The distorsion is also similar in both groups.

Literatur

1 BRÜGGEMANN H, MUHR G (1981) Ergebnisse der Verbundosteosynthese im Experiment und Klinik. Zentralbl Chir 106: 649-658
2 FRIEDL W, MISCHKOWSKY T, SCHULT W (1984) Experimentelle Untersuchungen zur Belastbarkeit und Verformung pertrochantärer Osteotomien bei extra- u. intramedullären Osteosyntheseverfahren. Unfallchir Bd 10 (im Druck)
3 HARRINGTON KB, FRANKLIN HS (1976) Methylmetacrylate as an adjuvant internal fixation of pathological fractures. J Bone Joint Surg 58A: Nr 8, 1047-1054
4 PAUWELS F (1973) Atlas zur Biomechanik der gesunden und kranken Hüfte. Springer, Berlin Heidelberg New York

5 ZICKEL RE, MOURADIAN WH (1976) Intramedullary fixation of
  pathological fractures and lesions of the subtrochanteric
  region of the femur. J Bone Joint Surg 58A: Nr 8, 1061-1066

Priv.-Doz. Dr. T. Mischkowsky, Chirurgische Universitätsklinik
Heidelberg, Im Neuenheimer Feld 110, D-6900 Heidelberg

43. Biomechanische Untersuchungen vom resorbierbaren Bandersatz und deren klinische Bedeutung

Biomechanical Investigation of Resorbable Materials for Logament Replacement

K. E. Rehm, K. H. Schultheis, P. Bopp und H. Ecke

Unfallchirurgische Klinik der Justus Liebig-Universität Gießen

Die Eignung eines alloplastischen Materials zum Ersatz von Bändern kann nach verschiedenen Kriterien beurteilt werden. Unter den mechanischen Eigenschaften stehen Dehnung, Reißfestigkeit und Knickbarkeit an erster Stelle. Biologisch ist die Kompatibilität ebenso von Bedeutung wie ein gewisser proliferativer Reiz zur Bildung gerichteten kollagenen Fasermaterials - die histologische Imitation des verlorenen Bandes. Die biologische Ersatzbildung anstelle einer auf Dauer implantierten Bandprothese sollte Ziel der Entwicklung sein.

Material und Methoden

Serie 1: An 28 männlichen Ratten wurden 6 cm lange geflochtene Bänder aus Vicryl (Polyglactin 910) und PDS (Polydioxanon) paraspinal subcutan implantiert. Nach 42, 56, 70, 84, 98 und 112 Tagen wurden die Bänder wieder entnommen. Die Prüfung der Reißfestigkeit erfolgte auf einem Instron Tensiometer mit einer Geschwindigkeit von 5 mm/min. In histologischen Querschnitten mit Methacrylateinbettung sollte die Bindegewebseinsprossung beobachtet werden.

Serie 2: Zur Festlegung der Ausgangswerte wurde an je 6 Kaninchenknien das Dehnungsverhalten ermittelt. An weiteren 28 Kniegelenken wurde das mediale Seitenband und das vordere Kreuzband reseziert. Mit 2,0 mm-Bohrkanälen in Verlängerung der Kreuzbandachse und dicht oberhalb des distalen Ansatzes vom Collateralband wurde eine Einbandtechnik zum Ersatz beider Bänder ausgeführt. Wechselweise kam ein rundes Geflecht aus Polyglactin 910 mit einer mittleren Reißfestigkeit von 225 N und Polydioxanon mit 185 N zur Anwendung. Nach 9, 12, 19, 30 und 52 Wochen wurden die Präparate gewonnen und einer mechanischen sowie feingeweblichen Untersuchung unterzogen.

Serie 3: An 12 Schafsknien wurden rund geflochtene, kollagenbeschichtete PDS-Bänder eingezogen. Die mittlere Reißfestigkeit betrug hier 480 N. An 6 Knien wurde allein das vordere Kreuzband, an den übrigen wieder beide Bänder ersetzt. Für die gradlinige Bohrung im Verlauf des Kreuzbandes wurde die eigene Technik (4) angewandt. Die Versuchsdauer ist auf 18 Wochen begrenzt.

Chirurgisches Forum '84
f. experim. u. klinische Forschung
Hrsg.: L. Koslowski
© Springer, Berlin Heidelberg 1984

208

Serie 4: Als klinische Pilotstudie wurde PDS-Band im Sinne einer
Augmentationsplastik bei 10 Patienten angewandt, besonders dann,
wenn die Fascia lata schwach ausgefallen war. Dazu wurde in üb-
licher Hay Groves-Technik verfahren. Das alloplastische Band
wurde in den Fascienstreifen eingescheidet, separat gespannt und
gemeinsam mit einer 3,5 mm Kleinfragmentschraube mit Unterleg-
scheibe fixiert. Der Eingriff liegt bei den Patienten 6 - 18
Monate zurück, alle konnten klinisch, 6 endoskopisch und histologisch untersucht werden.

Ergebnisse

Serie 1: Polyglactin ist nach 6 Wochen bereits soweit resorbiert,
daß kaum eine Zugfestigkeit meßbar wird (unter 1%). Dagegen fällt
die Belastbarkeit von Polydioxanon-Geflechten wesentlich langsamer ab (Abb. 1). Nach 6 Wochen standen noch 58%, nach 8 immer
noch 32% zur Verfügung. Die Dehnung an der Linearitätsgrenze betrug anfänglich 30% und veränderte sich in den ersten 6 Wochen
nicht. Dieser Wert entspricht demjenigen der menschlichen Bänder,
wie er von anderen Autoren ermittelt wurde (1). Ebenso liegt die
Steifigkeit im Bereich der Werte für humane Kreuzbänder: Nach 6
Wochen wurden 121 N/mm gemessen.

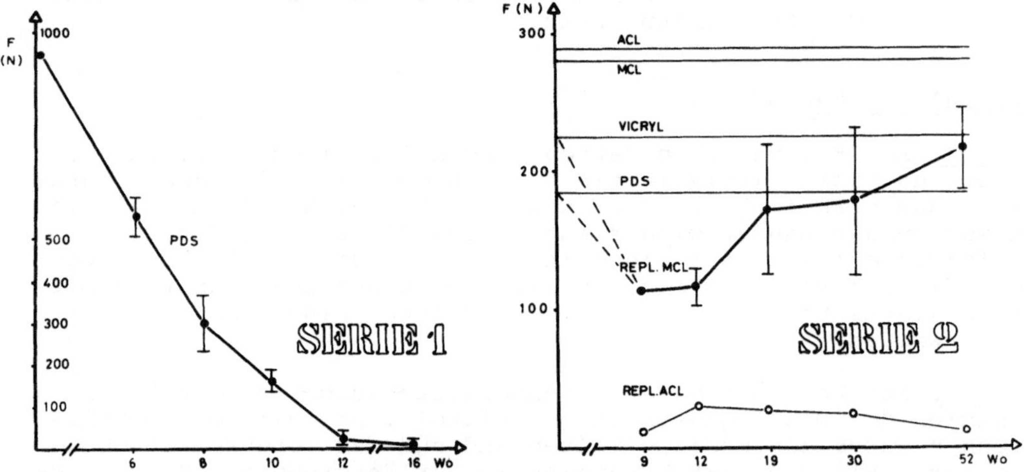

*Abb. 1. Serie 1: In vivo-Abnahme der Reißfestigkeit von geflochtenem PDS-
Band mit einem Ausgangswert von 948 ± 14 N. Serie 2: Ersatz des vorderen
Kreuzbandes und medialen Seitenbandes am Kaninchen wechselweise mit PDS-
und Vicryl-Band. Zunahme der Reißfestigkeit beim Ersatz des Seitenbandes
(REPL.MCL). Weitgehend ersatzlose Resorption der Kreuzbandplastik (REPL.ACL)*

Histologisch kann man nach 6 Wochen noch histiocytäre Makrophagen sowie ein Granulationsgewebe mit Fibroblastenproliferaten
und zahlreichen Capillaren beobachten. Nach 12 Wochen hat die
histiocytäre Zellage auf 2 - 3 Reihen abgenommen. Das interstitielle Bindegewebe zeigt eine zunehmende Kollagenfasereinlage-
rung.

Serie 2: Beim Kaninchen wurde das vordere Kreuzband nicht wieder
aufgebaut, es kam vielmehr zur fortschreitenden, reaktionslosen
Resorption, unabhängig vom angewandten Material. Das mediale
Collateralband zeigte, wieder ohne signifikante Unterschiede zwischen den Materialien aufzuzeigen, einen anfänglichen Abfall der
Zugfestigkeit und erreichte nach 4 Monaten die Werte des alloplastischen Materials, um auch danach noch weiter anzusteigen (Abb.
1).

Serie 3: Der Beobachtungszeitraum beträgt derzeit 8 Wochen. Die
abschließenden Ergebnisse liegen zum Kongreß vor. Sämtliche Tiere
standen am ersten postoperativen Tag auf, die Gelenke sind nach
Beurteilung eines unabhängigen Veterinärmediziners bandstabil
(Abb. 2).

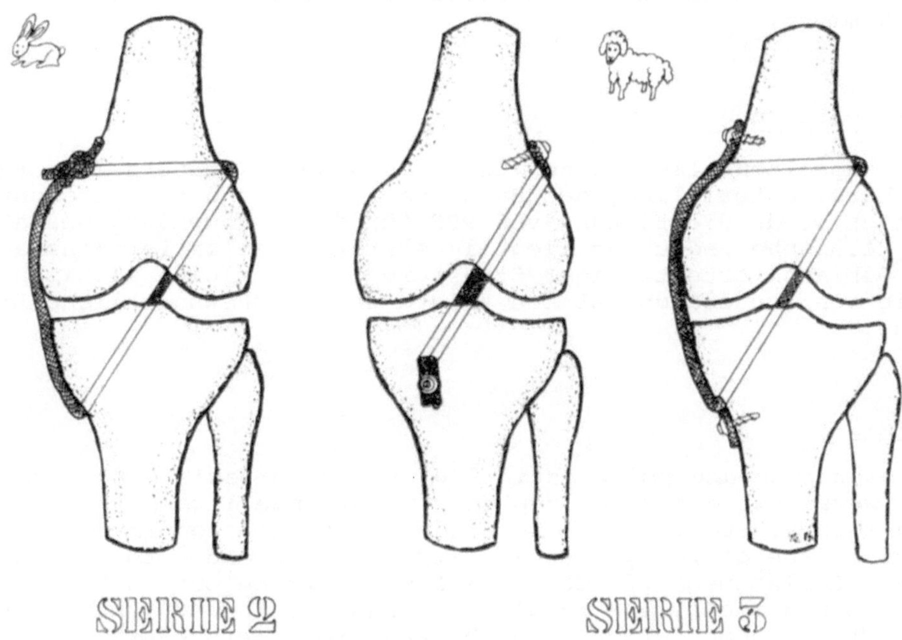

*Abb. 2. Die Formen des Bandersatzes im Experiment. Serie 2: Einbandtechnik
mit Verknotung des Ersatzbandes beim Kaninchen. Serie 3: Alleiniger Ersatz
des vorderen Kreuzbandes mit gedoppeltem PDS-Band. Bei der anderen Hälfte
Einbandtechnik mit Doppelung des medialen Seitenbandes*

Serie 4: Die Augmentationsplastik des vorderen Kreuzbandes führte
in 9 von 10 Fällen zu einer Wiederherstellung der Bandstabilität.
Der einzige Versager mit einer Instabilität ++ nach Hughston
wurde nach Nicholas nachoperiert und das Kreuzband zusätzlich in
derselben Art ersetzt. Bei 6 endoskopischen Kontrollen ist ein
straffes Regenerat erkennbar. Probeexcisionen des extraarticulä-
ren Anteils nahe der fixierenden Schraube zeigten das erwünschte
längsgerichtete kollagene Fasernetz um die PDS-Reste.

Diskussion

PDS scheint in geflochtener Form für den Ersatz von menschlichen
Bändern besonders geeignet zu sein, da seine mechanischen Eigenschaften denen der Kreuz- und Seitenbänder weitgehend entsprechen. Die Resorption des voluminöseren Geflechtes scheint noch
langsamer abzulaufen als die des Einzelfadens, da unsere Werte
deutlich über den Untersuchern des Nahtmaterials liegen (3). Ein
wesentliches Problem stellt der lange avasculäre Verlauf des vorderen Kreuzbandes dar, womit die schlechten Ergebnisse gedeutet
werden müssen. Unproblematisch scheint dagegen ein gut weich-
teilgedecktes Band wie das mediale Seitenband zu sein. Spannung
und Bewegung scheinen auf die Neubildung von tragfähigem Faser-
gewebe einen wesentlichen Einfluß zu haben, wie der Vergleich
der Serie 1 und 2 vermuten läßt. Die Ergebnisse der kleinen klinischen Serie sind gerade am undankbaren Kreuzband hoffnungsvoll
und ermutigen uns, den resorbierbaren Bandersatz weiter zu ver-
vollkommnen.

Zusammenfassung

In 3 experimentellen Reihen über das Resorptionsverhalten resor-
bierbarer Materialien, den Bandersatz am Knie des Kaninchens und
Schafes wurde die Eignung von PDS für diese Anwendung bestätigt.
Die klinische Bedeutung liegt in erster Linie im Verzicht auf
den Gebrauch ortsständiger Strukturen. Eine kleine klinische
Serie von Kreuzbandplastiken zeigte überdurchschnittliche Ergebnisse.

Summary

Polydioxanone and polyglactin 910, two resorbable suture materials, were tested for the replacement of knee ligaments in three
experimental studies: In one study, on resorption in the subcutaneous tissue of rats, breaking strength descended to 58% in 6
weeks. Replacement of ACL and MCL was carried out in knees of
rabbits and sheep. The results are bad for the ACL, but fair for
the MCL. In combination with the Hey Groves procedure, nine of
ten patients showed excellent results.

Literatur

1 CLAES L (1983) Biomechanische Eigenschaften menschlicher Bänder. In: Alloplastischer Bandersatz. Aktuel Probl Chir Orthop
   25: 12
2 PLITZ W, WIRTH CJ (1981) Dynamische Festigkeitsuntersuchungen
   an Kunststoffbändern für die temporäre Gelenkführung. In:
   Kapselbandläsionen des Kniegelenks. Thieme, Stuttgart New York,
   S 209
3 RAY JA, DODDI N, REGULA D, WILLIAMS JA, MELVEGER A (1981) Polydioxanone (PDS), a novel monofilament synthetic absorbable
   suture. Surg Gynecol Obstet 153: 497

4 REHM KE (1983) Neues Zielgerät zur Bandplastik am Kniegelenk.
  Unfallchirurgie 9 Nr 3: 177

Priv.-Doz. Dr. K.E. Rehm, Leitender Oberarzt der Unfallchirurgischen Klinik am Zentrum der Chirurgie der Justus-Liebig-Universität, Klinikstr. 29, D-6300 Gießen

44. Vergleichende Untersuchungen der biologischen Wertigkeit frei transplantierter Beckenkamm- und Rippenspäne

Comparative Investigations of Biological Parameters of Free Transplanted Iliac Crest and Rib Chips

L. Faupel und Kl. Kunze

Klinik für Unfallchirurgie der Justus Liebig-Universität Gießen
(Leiter: Prof. Dr. med. H. Ecke)

Das Problem der Defektüberbrückung bei langen Röhrenknochen ist seit Jahren Gegenstand intensiver Forschung (5). Als das geeignetste Material hat sich dabei die autologe Spongiosa oder ein autologer corticospongiöser Span erwiesen, wenn kein gestieltes Knochentransplantat, wie bei einer Fibula-pro-Tibia-Operation zur Verfügung steht (4). Aber auch autologe Spongiosa oder ein autologer corticospongiöser Span steht nur in begrenzter Menge zur Verfügung. In den meisten Fällen wird dabei auf die Beckenkammspongiosa oder einen corticospongiösen Beckenkammspan zurückgegriffen. Ziel unserer Untersuchung war es, die Wertigkeit auch anderer Knochen hinsichtlich ihrer Durchblutung als mögliche Transplantate zu untersuchen. Wir benutzten dabei die Tracer microspheres-Methode zur Messung der Knochendurchblutung (3). Mit dieser Methode ist es möglich, die Flow-Werte der Knochendurchblutung zu bestimmen, wie vorangegangene Untersuchungen gezeigt haben (1, 2). Mit der Tracer microspheres-Methode haben wir eine Möglichkeit, den tatsächlichen Durchblutungsfluß in ml/100 g Gewicht und pro Minute festzustellen. Die Methode basiert auf dem Prinzip der Indikatorverdünnungsmethoden. Zur Bestimmung des regionalen Blutflusses in der Einheit ml/100 g·min werden "tracer microspheres" (TM) in die arterielle Strombahn eingebracht. Im strömenden Blut verhalten sie sich wie Erythrocyten, sind aber wegen ihrer Größe und Starrheit nicht in der Lage, die Capillaren zu passieren. Werden TM in das linke Herz injiziert, embolisieren sie beim ersten Blutumlauf in den Capillaren des großen Kreislaufes. Bei einer gleichmäßigen Durchmischung der TM mit dem Blut ist das Verhältnis der Gesamtzahl der injizierten TM zu der in einem Organ oder Organbezirk embolisierten Zahl von TM gleich dem Verhältnis des Herzminutenvolumens zu dem Blutvolumen, mit dem das interessierende Organ oder der Organbezirk in der gleichen Zeit durchblutet werden (3).

In der vorliegenden tierexperimentellen Untersuchung galt es, auf die zwei Fragen einzugehen:

1. Wie hoch ist die Durchblutung eines transplantierten autologen Rippenspanes im Vergleich zu einem frei transplantierten autologen corticospongiösen Beckenkammspan?

Chirurgisches Forum '84
f. experim. u. klinische Forschung
Hrsg.: L. Koslowski

2. Wie verhält sich die Durchblutung eines frei transplantierten
   autologen Rippenspanes im Vergleich zu einer nicht transplantierten Rippe?

An bisher 8 Schäferhundbastarden wurden diese Untersuchungen
durchgeführt. Wir haben bei jedem Versuchstier die 7. oder 8.
Rippe einer Seite entnommen. Die Rippe wurde deperiostiert, anschließend wurde ein vollständiges Rippensegment auf den intakten
Femur aufgeschraubt. Bei dem gleichen Versuchstier wurde ein Bekkenkammspan entnommen, der beiderseitig mit Corticalis bedeckt
war. Auch dieser wurde mit 3,5 mm Schrauben auf den intakten Femur
an einer anderen Stelle fixiert. Die Fixationsorte wurden dabei
bei den einzelnen Versuchstieren ausgetauscht. Die Durchblutungsmessungen wurden präoperativ, 14 Tage postoperativ und vier Wochen postoperativ durchgeführt. Nach der letzten Durchblutungsmessung wurden die Tiere getötet. Die verpflanzten Knochenspäne wurden zur Messung der Radioaktivität in 2 g schwere Proben unterteilt. Dort wo der Span auf der Femurcorticalis auflag, wurden
Gewebeproben auch histologisch aufgearbeitet.

Ergebnisse

Die Ergebnisse zeigen, daß die Durchblutungswerte für die Rippe
und für den corticospongiösen Beckenkammspan präoperativ in der
gleichen Größenordnung um 9 ml/100 g Gewebe und pro Minute liegen
(Abb. 1). 14 Tage nach der freien Transplantation zeigen sich
Durchblutungswerte sowohl für die Rippe als auch für den transplantierten Beckenkammspan, die um 8 ml/100 g Gewebe und pro Minute liegen. Vier Wochen postoperativ werden diese Werte deutlich

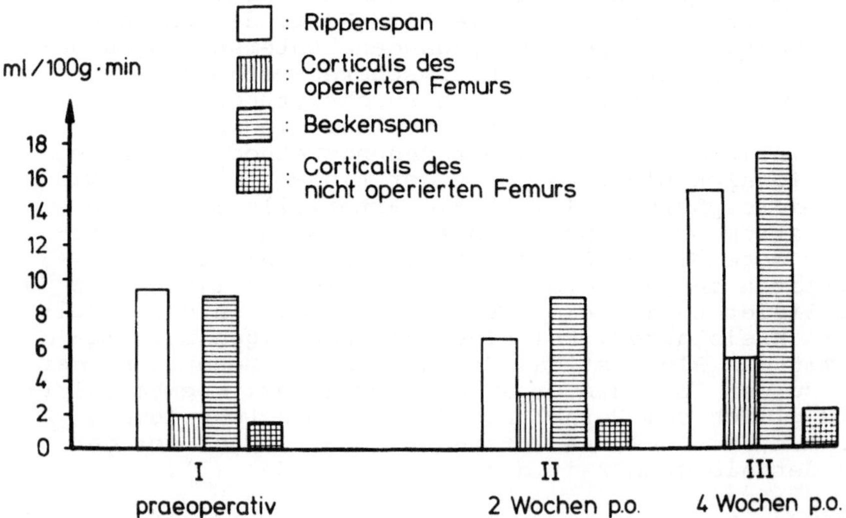

*Abb. 1. Mittelwerte der Durchblutung frei transplantierter Beckenkammspäne,
Rippenspäne und der Femurcorticalis des operierten und des nicht operierten
Laufes präoperativ, 14 Tage postoperativ und 4 Wochen postoperativ*

überschritten. Bei beiden Knochenabschnitten liegen die Werte
um 16 ml/100 g und Minute. Weniger stark ausgeprägt ist die Stei-
gung der Durchblutung im Wirtslager, der Femurcorticalis, des
operierten Knochens und nur gering ausgeprägt findet sich eine
Steigerung im gegenseitigen Femur. Diese Steigerung der Durchblutungswerte, auch bei den nicht operierten Knochen, zeigt eine
gemeinsame Steuerung der Knochendurchblutung. Diese Steigerung
der Werte ist aber schwächer ausgeprägt als bei den operierten
Knochen und wesentlich geringer als bei den Transplantaten. Klinisch waren bei allen Versuchstieren die Transplantate fest an-
geheilt. Die histologische Aufarbeitung zeigte grundsätzlich zwei
verschiedene Typen der Verbindung zwischen Transplantat und
Wirtslager. Bei einem Typ, offensichtlich im Bereich hoher Druck-
zonen in unmittelbarer Nähe der Schrauben, zeigt sich eine kitt-
linienartige Verbindung zwischen Transplantat und Wirtslager. In
den übrigen Bereichen zeigte sich eine fingerförmig ineinander
greifende Verzahnung von neu gebildeten Knochenbälkchen zwischen
Wirtslager und Transplantat. Diese histologischen Bilder waren
zwischen Rippentransplantation und Beckenkammtransplantation
weitgehend identisch. Besonders interessant ein weiterer Aspekt,
daß sich in der Markhöhle des nicht frakturierten Femurs, bei
dem die Markhöhle lediglich durch die Bohrlöcher für die Schrau-
benfixation eröffnet war, eine ausgeprägte endostale Callusbildung
zeigte, obwohl in diesem Bereich keine Osteotomie gesetzt war und
somit auch keine Instabilität vorhanden war. Diese endostale Callusbildung hat uns zu weiteren Versuchsreihen angeregt, derge-
stalt, daß wir Spongiosatransplantationen bei Defektbildungen vorgenommen haben, um die Wertigkeit der transplantierten Spongiosa
bei Defektbildungen gegenüber der Wertigkeit der endostalen Callusbildung abzugrenzen. Über diese Untersuchungen wird später
berichtet werden. Vergleicht man die Durchblutungswerte der frei
transplantierten Rippenspäne mit den Werten belassener Nachbar-
rippen, so zeigt sich, daß auch diese eine deutliche Steigerung
der Durchblutungswerte aufweisen, ähnlich dem Wirtslager am Fe-
murschaft. Auch hier also die Zeichen einer übergeordneten Steuerung der Durchblutungswerte für das gesamte Skelettsystem.

<u>Zusammenfassung</u>

Die Messung der Durchblutung frei transplantierter Rippen- und
frei transplantierter corticospongiöser Beckenkammspäne hat gezeigt, daß kein wesentlicher Unterschied in den Durchblutungswer-
ten dieser Knochen in ihrer Eigenschaft als Transplantat besteht.
In beiden Fällen kommt es bei einer sicheren Fixierung zu einer
primären Knochenbruchheilung zwischen Wirtslager und Transplantat. Sowohl im Wirtslager als auch bei den belassenen Nachbar-
rippen kommt es während der Versuchsdauer zu einer deutlichen
Steigerung der Durchblutungswerte.

<u>Summary</u>

Measurement of blood flow in free grafting of rib chips and
cancellous iliac crest chips showed no marked difference in
these bone grafts. In case of good fixation a primary bone healing between host site and graft is achieved with both transplants. During the experiment a marked increase of blood flow at
the host site and adjacent ribs is seen.

Literatur

1 KUNZE K-G, KRAUS J, WINKLER B, WÜSTEN B (1978) Messung der
  Knochendurchblutung mit der tracer-microspheres-Methode. Unfallchir 4: 253-255
2 KUNZE K-G, FAUPEL L, KENNE M (1982) Die Knochendurchblutung und
  ihr Verhalten nach Osteotomien und Osteosynthesen - Langzeit-
  untersuchungen bei Schäferhunden. In: Hefte Unfallheilkd 158.
  Springer, Berlin Heidelberg New York, S 54-59
3 SCHAPER W, LEVY W, FLEMING W (1973) Myocardial steal produced
  by coronary vasodilatation in coronary artery occlusion. Basic
  Res Cardiol 68
4 SCHWEIBERER L, BRENNEISEN R, DAMBE T, EITEL F, ZWANK L (1981)
  Derzeitiger Stand der auto-, hetero- und homoplastischen Kno-
  chentransplantation. In: Cotta H, Martin AK (Hrsg) Implantate
  und Transplantate in der Plastischen und Wiederherstellungschirurgie. Springer, Berlin Heidelberg New York, S 15
5 THIELMANN FW, SCHMIDT K, KOSLOWSKI L (1978) Neue Aspekte in
  der Behandlung größerer Knochendefekte. Akt Traumatol 13: 115-
  119

Dr. L. Faupel, Klinik für Unfallchirurgie der Justus Liebig-
Universität, Klinikstr. 29, D-6300 Gießen

45. Die biomechanische Belastbarkeit von Knorpeltransplantaten[*]

Biomechanical Behavior of Different Cartilage Transplants

W. Mutschler, L. Claes und G. Helbing

Klinik für Unfallchirurgie, Plastische und Wiederherstellungschirurgie der Universität Ulm (Ärztlicher Direktor: Prof. Dr.
C. Burri)

Einleitung

Der hyaline Gelenkknorpel hat die Aufgabe, alle Kräfte, die bei
der Bewegung und Belastung von Gelenken auftreten, gedämpft auf
den Knochen zu übertragen. Er weist deshalb viscoelastische Ma-
terialeigenschaften auf, die entsprechend der unterschiedlichen
Belastung einzelner Gelenke variieren. Wird zum Verschluß von
Knorpeldefekten in Belastungszonen von Gelenken eine Knorpeltransplantation vorgenommen, so hängt das Langzeitschicksal des
Transplantates von seiner mechanischen Belastung und Belastbarkeit ab. Die Belastbarkeit kann nur durch ein biomechanisches
Testverfahren direkt geprüft werden. Wir etablierten daher einen
Eindrücktest, der in vitro standardisiert und im Tierexperiment
für die Prüfung frischer autologer und homologer Knorpelstücktransplantate mit dünner Knochenschuppe sowie kryopreservierter
homologer Chondrocytenzellsuspensionen verwendet wurde.

Methodik

Bei 40 Schafen wurden je 2 Knorpel-Knochendefekte (Ø 7 mm) am
medialen und lateralen Femurcondylus des rechten Kniegelenks geschaffen und mit den verschiedenen Transplantaten besetzt. Dabei
wurde darauf geachtet, daß alle Transplantate sowohl in wenig
belastete Gelenkanteile (Abb. 1, Pos. 1+3) als auch in vollbe-
lastete Gelenkareale (Abb. 1, Pos. 2+4) transplantiert wurden.
Das linke Kniegelenk diente als Kontrolle. 6 Monate nach der Operation erfolgte die Tötung der Tiere. Als biomechanisches Prüf-
verfahren wurde folgender Eindrücktest gewählt: ein Rundstempel
(Ø 2 mm) wurde mit einer konstanten Geschwindigkeit von 1 mm/min
(Materialprüfmaschine Zwick 1454) senkrecht gegen die Knorpel-
oberfläche gedrückt, bis eine maximale Kraft von 8,5 N erreicht
war. Aufgezeichnet wurde dabei die Eindrücktiefe des Rundstempels. Anschließend hielten wir die erzielte Deformation des Knor-

---

*Mit Unterstützung der DFG

Chirurgisches Forum '84
f. experim. u. klinische Forschung
Hrsg.: L. Koslowski
© Springer, Berlin Heidelberg 1984

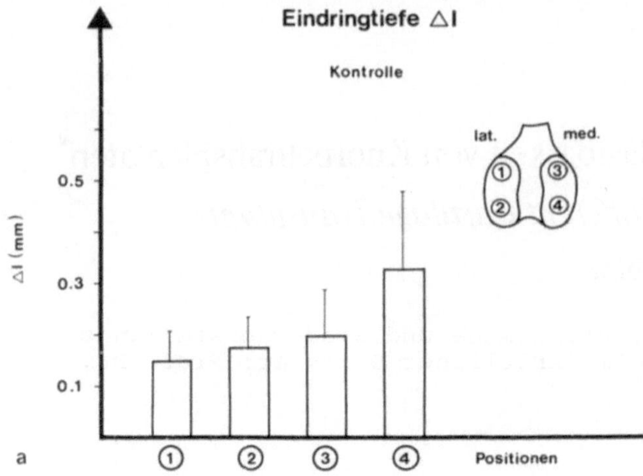

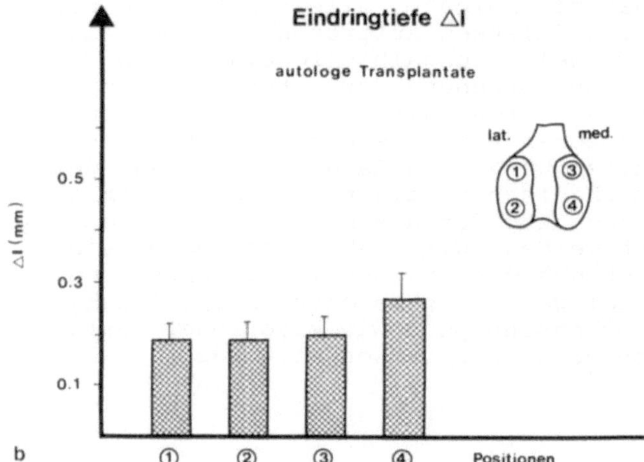

Abb. 1a–d. Eindringtiefe Δl des Rundstempels in Abhängigkeit von den gewählten Transplantationsverfahren und von der Position auf den Femurcondylen (planer Rundstempel, Durchmesser 2 mm, aufgebrachte Kraft 8,5 N, Belastungsgeschwindigkeit 1 mm/min). a Kontrolle (nicht operiertes linkes Kniegelenk, Femurcondylen). b Autologe Knorpelstücktransplantate

pels konstant und ermittelten die Relaxation und die verbleibende Restkraft des Knorpels über 2 min. Aus diesen beiden Meßwerten wurde nach Ermittlung der Knorpeldicke der Schubmodul nach KEMPSON (2) und der Restkraftmodul als Maß für die viscoelastischen Knorpeleigenschaften berechnet. Die biomechanischen Untersuchungen ergänzten wir durch Lichtmikroskopie, Elektronenmikroskopie, autoradiographische Funktionsanalyse und Mikroangiographie.

Ergebnisse

1. Hyaliner Gelenkknorpel der Kontrollseite: Die wesentlichen Ergebnisse aus der Druckprüfung des Knorpels der Kontrollseite waren, daß die Eindringtiefe des Rundstempels von Pos. 1 - 4 zunahm (Abb. 1a) und daß die Restkraft nur 10,2% der aufgebrachten Last betrug. Da auch die Knorpeldicke von Pos. 1 - 4 wuchs, war der Schubmodul annähernd gleich, während der Modul der elastischen Restkraft von Pos. 1 nach Pos. 4 anstieg.

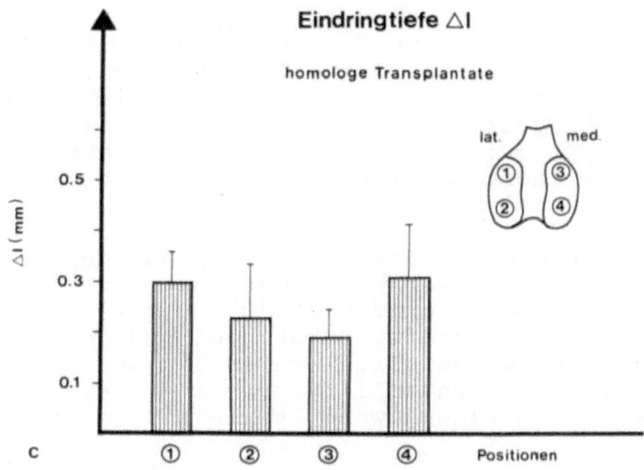

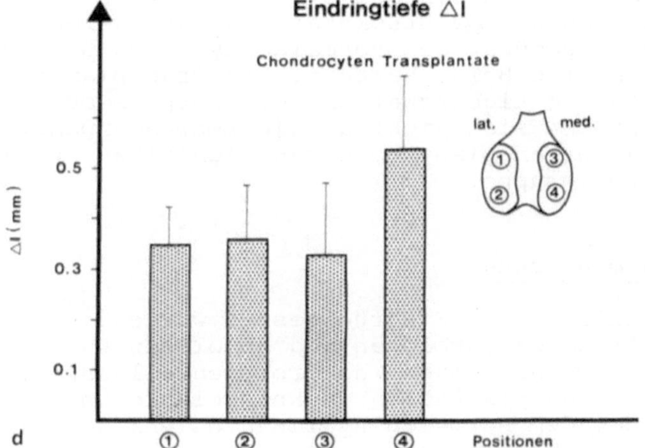

Abb. 1. c Homologe Knorpelstücktransplantate. d Homologe Chondrocytenzellsuspensionen

2. Autologe Transplantate: Die Druckprüfung der autologen Transplantate zeigte, daß generell die Eindringtiefe des Rundstempels im Vergleich zur Spenderposition zunahm. Die Werte lagen aber eher im Meßbereich der Spenderposition als in dem der Empfängerposition. Die Restkraft war niedriger als in der Kontrollgruppe. Die Knorpeldicke der Spenderposition wurde beibehalten. Der Schubmodul und der Modul der elastischen Restkraft waren vermindert. Lichtmikroskopisch hatte die mittransplantierte dünne Knochenschuppe stets festen knöchernen Kontakt zum Transplantatlager. Die typische Schichtung des hyalinen Gelenkknorpels war erhalten, die Transplantate erschienen auch elektronenmikroskopisch und autoradiographisch voll funktinsfähig.

3. Homologe Transplantate: Auch bei den homologen Transplantaten war in der Druckprüfung eine höhere Rundstempeleindringtiefe zu verzeichnen. Die Restkraft war geringer als in der Kontroll-

gruppe. Die Dicke der Transplantate entsprach der Spender-
und nicht der Empfängerposition. Der Schubmodul und der Modul
der elastischen Restkraft nahmen ab. Bei der lichtmikroskopischen Untersuchung stellten wir als auffälligsten Befund eine
lymphocytäre Infiltration der mittransplantierten Knochenschuppe bei festem knöchernen Kontakt zum Lager und bei erhal-
tenem Knorpelschichtaufbau fest. Der Knorpel war auch trans-
missionselektronenoptisch und autoradiographisch intakt.

4. Homologe Chondrocytenzellsuspensionen: Die Eindringtiefe des
   Rundstempels war bei dieser Art der Knorpeltransplantation
   statistisch signifikant (p < 0,05) höher als bei der Kontrollgruppe. Restkraft, Schubmodul und Modul der elastischen Restkraft waren deutlich erniedrigt und zeigten die größten Differenzen zur Kontrollgruppe. Lichtmikroskopisch waren die Defekte
   teils mit Bindegewebe, teils mit Faserknorpel aufgefüllt.

Schlußfolgerungen

Die gemessenen viscoelastischen Eigenschaften der autologen und
homologen Knorpelstücktransplantate waren einander ähnlich und ergaben gegenüber dem normalen hyalinen Gelenkknorpel eine etwas
verminderte Belastbarkeit. Die Transplantate behielten im wesentlichen die Eigenschaften des Knorpels aus der Spenderposition bei
und paßten sich nicht an die Empfängerposition an. Homologe Chon-
drocytentransplantate waren signifikant weniger belastbar als die
Kontrollgruppe.

Zusammenfassung

Mit Hilfe eines Eindrücktestes wurde das biomechanische Verhalten
von frischen autologen und homologen Knorpelstücktransplantaten
sowie von homologen Chondrocytenzellsuspensionen 6 Monate nach
ihrer Transplantation in Kniegelenke von Schafen ermittelt. Gegenüber dem normalen hyalinen Gelenkknorpel zeigten autologe und
homologe Transplantate ähnliche viscoelastische Eigenschaften
mit einer etwas verminderten Belastbarkeit. Homologe Chondrocyten-
transplantate waren signifikant weicher als die Kontrollgruppe.
Die biomechanischen Ergebnisse wurden zu lichtmikroskopischen,
elektronenmikroskopischen, autoradiographischen und mikroangio-
graphischen Befunden in Bezug gesetzt.

Summary

In a sheep experiment mechanical properties of fresh autologous
and homologous osteochondral shell grafts and of homologous chon-
drocyte cell suspensions were examined 6 months after transplantation using an indentation test. Applying a force of 8.5 N,
both types of osteochondral shell grafts showed a marked but not
significant decrease of load capacity. The viscoelastic properties of homologous chondrocytes were significantly different
from normal articular cartilage and were judged to be insufficient
for load bearing.

Literatur

1 BROWN KL, CRUESS RL (1982) Bone and cartilage transplantation in orthopaedic surgery. J Bone Joint Surg 64A: 271
2 KEMPSON GE (1979) Mechanical properties of articular cartilage. In: Freeman MAR (ed) Adult articular cartilage. Pitman Medical, London, p 333

Dr. W. Mutschler, Klinik für Unfallchirurgie und Wiederherstellungschirurgie der Universität Ulm, Steinhövelstr. 9, D-7900 Ulm

46. Synthetische und biologische Knochenersatzmittel. Tierexperimentelle Untersuchungen der osteoinduktiven Eigenschaft

Synthetic and Biological Implant Materials for Bone Replacement: Investigation of Their Osteoinductive Property in an Animal Model

J. M. Rueger, H. R. Siebert, K. Wagner und A. Pannike

Unfallchirurgische Klinik der Johann-Wolfgang-Goethe-Universität
Frankfurt a.M. (Leiter: Prof. Dr. A. Pannike)

Zielsetzung

Osteoinduktion ist ein nach Implantation im Gewebe ausgelöster
Vorgang, der am heterotopen Ort zur Knochenneubildung führt.
Osteostimulation ist die im Knochen nach Implantation ausgelöste
vermehrte Knochenbildung. Verschiedenen osteoinerten oder osteo-
stimulativen Knochenersatzmitteln (1, 2, 3, 4) wird eine osteoinduktive Eigenschaft zugeschrieben. Allen diesen Substanzen ist
gemein, daß sie Bestandteile der Matrix und/oder der minerali-
schen Phase des Knochens sind. Teilweise sind sie synthetisier-
bar (Tricalciumphosphatkeramik und Hydroxylapatit), teilweise
werden sie durch Extraktion aus Knochen (demineralisiertes Knochenpulver und Knochengelatine) oder anderem biologischem Material (lyophilisiertes Kollagen) gewonnen. Bei positiver Beeinflussung der Osteoinduktivität können ihre in der Regel schlechten plastischen Eigenschaften durch die Mischung mit Prolaminlösung oder Fibrinkleber verbessert werden (5). In der hier vorliegenden Untersuchung sollte die osteoinduktive Eigenschaft
verschiedener Knochenersatzmittel durch Implantation am heterotopen Ort überprüft werden. Ziel war es, durch die Kombination von
zwei über unterschiedliche Mechanismen wirkenden Knochenersatzmitteln die osteoinduktive Potenz zu verstärken.

Material und Methode

Bei 112 Sprague-Dawley-Ratten (durchschnittliches Körpergewicht
290 g) wurden die zu überprüfenden Substanzen, jeweils 50 mg,
in sechs Taschen des rectus abdominis implantiert. Bei allen
Tieren wurde eine intravitale Doppelmarkierung mit Tetracyclin
vorgenommen. 21, 42 und 180 Tage nach der Operation wurden die
gesamte Rectus-Muskulatur entnommen, Mammographieaufnahmen zum
Kalknachweis angefertigt und zwei Präparate pro Tier unentkalkt
in Polymethylmetacrylat eingebettet. Zwei weitere Präparate
wurden zum Enzymnachweis kaltpolymerisierend und ebenfalls unentkalkt in Kunststoff eingebettet. Schnitte von den Polymethylmet-
acrylat-Blöcken wurden nach Anfärbung (Trichromfärbung MASSON-

Chirurgisches Forum '84
f. experim. u. klinische Forschung
Hrsg.: L. Koslowski
© Springer, Berlin Heidelberg 1984

GOLDNER, VAN KOSSA) lichtmikroskopisch oder fluorescenzoptisch
untersucht. Der histochemische Nachweis der alkalischen Phosphatase erfolgte an Schnitten, die von den kaltpolymerisierten
Blöcken hergestellt worden waren. Implantiert wurden:

1. Hochporöses Hydroxylapatit: Ceros 80 (Herst.: Mathys, Bett-
   lach/Schweiz), das in sechs verschiedenen Formen mit unter-
   schiedlichem Porenvolumen, Porendurchmesser und Korngröße
   vorlag.
2. Tricalciumphosphatkeramikpulver.
3. Tricalciumphosphatkeramikpulver in Kombination mit humanem
   Fibrinkleber (Herst.: Immuno, Wien/Österreich).
4. Tricalciumphosphatkeramikpulver in Kombination mit Prolaminlösung: Ethibloc (Herst.: Ethicon/Deutschland
5. Demineralisiertes Knochenpulver.
6. Lyophilisiertes Kollagen als Netz (alle Kollagene Herst.:
   Braun/Melsungen, Deutschland).
7. Lyophilisiertes Kollagen als Block.
8. Lyophilisiertes Kollagen als Netz in der Kombination mit
   Hydroxylapatit.
9. Lyophilisiertes Kollagen als Netz in der Kombination mit Tricalciumphosphatkeramikpulver.
10. Knochengelatine.
11. Knochengelatine in der Kombination mit Hydroxylapatit.
12. Knochengelatine in der Kombination mit Tricalciumphosphatke-
    ramikpulver.

Ergebnisse

Bei der Verwendung von Hydroxylapatit, Tricalciumphosphatkeramikpulver oder seiner Kombinationen mit der Prolaminlösung oder dem
Fibrinkleber konnte zu keinem Zeitpunkt eine Knochenneubildung
nachgewiesen werden. Demineralisiertes Knochenpulver zeigte keine osteoinduktive Wirkung. Kollagen allein war, unabhängig von
der verwendeten Form, ebenfalls nicht osteoinduktiv.

Die Mischung von Kollagen mit einer Calciumphosphatverbindung
führte nach 21 Tagen zu einer partiellen Mineralisation. Lichtmikroskopisch ließ sich schollig mineralisiertes, teilweise aus
unverändertem Implantat hervorgehendes Kollagen neben bindege-
webig abgegrenztem Hydroxylapatit oder Tricalciumphosphat nachweisen. Knochenzellen waren nicht darstellbar. Nach 180 Tagen
war in den Präparaten weder mineralisiertes noch nichtminerali-
siertes Kollagen nachweisbar. Das histologische Bild glich zu
diesem Zeitpunkt dem einer alleinigen Implantation von Hydroxylapatit oder Tricalciumphosphat.

Die Implantation von Knochengelatine führte nach 21 Tagen zur
Neubildung ringförmigen vitalen Geflechtknochens. Im Inneren dieses Ringes fand sich markartiges Gewebe mit vereinzeltem vom
inneren Rand ausgehendem osteoblastärem Aufbau auf der Außen-
seite. Zwischen Knochenringen lagen felderförmig vitale Trabekel.
Nach 42 Tagen fand sich nur noch vereinzelt ein Knochenring bei
Überwiegen der felderförmigen Anordnung. Nach 180 Tagen waren
die Querschnitte der noch nachweisbaren Knochenringe bei unverändertem strukturellem Aufbau eindeutig kleiner. Die Kombination

von Knochengelatine mit Hydroxylapatit und Tricalciumphosphat bewirkte ebenfalls am 21. Tag die Ausbildung von besonders großen,
vitalen Knochenringen mit den Vorstufen der Hämatopoese und Mark-
sinusoiden in den Zentren. Die Hydroxylapatitpartikel führten
durch ihre Größe zu einer möglicherweise mechanisch bedingten Unterbrechung der entstehenden Knochenringe. Hier kam es zu einem
direkten Kontakt des neugebildeten Knochens mit der Keramik.

Die Tricalciumphosphat/Knochengelatine Kombination induzierte die
größten Knochenringe mit stärkstem osteoblastärem Anbau auf der
Ringinnenseite, was sich aufgrund der hohen Aktivität der alkalischen Phosphatase in diesen Bezirken histochemisch eindeutig nachweisen ließ. Nach 42 Tagen war nur bei der Kombination des Tricalciumphosphat mit der Knochengelatine lamellärer Knochen nachweisbar.

Der direkte Einbau der Tricalciumphosphatkeramik in den neugebildeten Knochen konnte im histologischen Bild aufgrund der ko-
rallenartigen Struktur aufgezeigt werden.

In der Hydroxylapatitkombination fand sich nach 180 Tagen nur
noch ein kleiner knöcherner Ring neben mehreren, direkt die Poren
der implantierten Keramik ausfüllenden trabeculären Knocheninseln.
Zu diesem Zeitpunkt hatte sich der durch die Tricalciumphosphat-
kombination induzierte Knochenring verkleinert, die früher nachweisbaren Umbauvorgänge hatten ebenfalls an Intensität abgenommen.

Tabelle 1. Übersicht der histol. und histochem. Befunde.
HA - Hydroxylapatit, TCP - Tricalciumphosphat, PL - Prolaminlösung, FKL - Fibrinkleber

Knochenersatzmittel	Osteoinduktivität nachweisbar nach		
	21 d	42 d	180 d
HA	o	o	o
TCP	o	o	o
Tricalciumphosphat mit PL oder FKL	o	o	o
Kollagen (2 Formen)	o	o	o
Kollagen mit TCP oder HA		Calcifikation	o
Demin. Knochenpulver	o	o	o
Knochengelatine	+	+	+
Knochengelatine mit HA	++	+	+
Knochengelatine mit TCP	++	++	+

Diskussion

Die bei der Verwendung von lyophilisiertem Kollagen in Verbindung mit calciumphosphathaltigen Substanzen beobachteten Phäno-
mene können nicht als Osteoinduktion gewertet werden, sondern
müssen als passive, nicht durch spezifische Zellen ausgelöste Mineralisation des implantierten Kollagens verstanden werden (3).

Unerwartet war die Ineffektivität des demineralisierten Knochen-
pulvers, das von anderen Autoren als wirksames Osteostimulans

eingesetzt wurde (2). Allein Knochengelatine bzw. seine Kombination mit Hydroxylapatit oder Tricalciumphosphatkeramikpulver bewirkte die angestrebte Osteoinduktion. Nur hier bildete sich vitales Knochengewebe (mit allen aktiven Knochenzellen), an welchem sich die physiologischen Umbauvorgänge zeigten. Die Zugabe von Tricalciumphosphat bewirkte eine augenfällige Steigerung der Knochenneubildung. Offensichtlich ist die Bereitstellung einer Substanz, welche die cellulären Elemente der Knochenneubildung induziert (Knochengelatine) ebenso notwendig wie die Anwesenheit einer calciumphosphathaltigen Verbindung, um wirksam eine Knochenneubildung mit normaler Mineralisation zu erzielen.

Die von uns erstmals verwendete Kombination von Tricalciumphosphatkeramikpulver und Knochengelatine zeigte sich in allen unseren Versuchen als hocheffizientes osteoinduktives Knochenersatzmittel. Diese Mischung kann für die Defektfüllung im ersatzgeschwächten Lager klinische Bedeutung gewinnen.

Zusammenfassung

Die Osteoinduktivität verschiedener Knochenersatzmittel und ihrer Kombinationen (n = 17) wurde an 112 Ratten nach Implantation in den rectus abdominis nach 21, 42 und 180 Tagen lichtmikroskopisch, fluorescenzoptisch und durch den Nachweis der alkalischen Phosphatase (unter Verwendung einer neuen Einbettungsmethode) am unentkalkten Schnitt untersucht. Die Implantation von Knochengelatine bewirkte eine Osteoinduktion. Seine Kombination mit zwei calciumphosphathaltigen Verbindungen verstärkte diese Eigenschaft. Tricalciumphosphatkeramikpulver hatte in Verbindung mit Knochengelatine die intensivste osteoinduktive Wirkung.

Summary

The osteoinductive properties of different implant materials and their combinations (N = 17), all supposedly suitable for bone replacement, were studied in an animal model. After implantation for 21, 42, and 180 days results were examined by light microscopy, fluorescent microscopy, and the detection of the alkaline phosphatase activity in undecalcified sections. Only the implantation of bone gelatine induced osteoneogenesis. This effect was amplified by its combination with two different calcium phosphate compounds. Powdered ceramic tricalcium phosphatase was the most effective additive. For most intensive osteoneogenesis the osteoinductive property of bone gelatine has to be supported by the addition of a calcium phosphate liberating agent.

Literatur

1 Bulletin Synthes 4.82 Experimentelle Artikel zur Erprobung von Ceros 80 Granulat
2 GLOWACKI J, ALTOBELLI D, MULLIKEN JB (1981) Fate of mineralized and demineralized osseous implants in cranial defects. Calif Tissue Int 33: 71-76

3 NIZARD M (1981) Knochengewebsneubildung durch Collagen-Apatit-Implantation. Habilitationsschrift, Homburg/Saar
4 URIST MR, IWATA H, CECOTTI PL et al (1973) Bone morphogenesis in implants of insoluble bone gelatine. Proc Nat Acad Sci USA Vol 70, No 12 Part 1: 3511-3515
5 SIEBERT HR, RUEGER JM, PANNIKE A et al (1982) Histomorphologische Verlaufsbeobachtung der Einheilung eines neuartigen Knochenersatzmittels in Knochendefekten am Femur der Ratte. Langenbecks Arch Chir (Suppl) 147-150

Dr. J. Rueger, Unfallchirurgische Klinik der Johann-Wolfgang-Goethe-Universität, Theodor-Stern-Kai 7, D-6000 Frankfurt/Main

47. Der Einfluß des Faktor XIII auf die Knochenheilung

The Influence of Factor XIII on Bone Healing

L. Claes, C. Burri, H. Gerngroß und W. Mutschler

Abteilung für Unfallchirurgie, Hand-, Plastische und Wiederherstellungschirurgie der Universität Ulm (Ärztlicher Direktor: Prof. Dr. C. Burri)

Einleitung

Verringerungen des Faktor XIII-Gehaltes im Blutplasma als Folge von Traumen oder Operationen, können Wundheilungsstörungen hervorrufen (1). Experimentelle und klinische Untersuchungen deuten darauf hin, daß durch die Substitution des Faktor XIII-Mangels eine Verbesserung der Wundheilung erreicht werden kann (1, 2). Über die Wirkung auf die Frakturheilung liegen dagegen widersprüchliche Aussagen vor (2, 3), zu deren Klärung eigene Tierexperimente beitragen sollten.

Material und Methoden

Bei 22 Schafen wurde der rechte Metatarsus osteotomiert und mit einer 6-Loch-Platte stabilisiert. Die operierte Extremität wurde nicht immobilisiert. 11 Schafe erhielten 1250 IE Faktor XIII (Fibrogammin, Fa. Behring) präoperativ, unmittelbar postoperativ und am 1., 3., 5., 7. und 9. Tag postoperativ i.v. Die Schafe der Kontrollgruppe (n = 11) erhielten als Placebo Albumin zu den gleichen Zeitpunkten. Vor jeder Injektion erfolgte eine Blutentnahme zur Analyse des Faktor XIII-Gehaltes (F XIII-Schnelltest, Behring). Die Zuordnung der Faktor XIII- und Kontrolltiere zur Behandlung erfolgte randomisiert.

8 Wochen nach Versuchsbeginn wurden die Tiere getötet, die Metatarsen explantiert und Feinstrukturröntgenaufnahmen angefertigt (Faxitron, HP). Nach Entfernung der Implantate wurden Knochenproben für biomechanische Prüfungen aus dem Knochenheilungsbereich entnommen und unentkalkte Knochenlängs- und Querschnitte für histomorphologische Untersuchungen und Mikroradiographien hergestellt.

In einem Zugversuch (Zwick 1454) erfolgte die Messung des Kraft-Verformungsverhaltens der Knochenproben. Anhand der Meßdaten wurde danach die Reißfestigkeit und der Elastizitätsmodul der Knochenheilung berechnet. Die densitometrische Messung der Röntgendichte der Knochenproben erlaubte die indirekte Bestimmung der Hydroxylapatitdichte.

Chirurgisches Forum '84
f. experim. u. klinische Forschung
Hrsg.: L. Koslowski
© Springer, Berlin Heidelberg 1984

Ergebnisse

Ein Tier mußte wegen eines Infektes aus dem Versuch genommen werden, die anderen Tiere heilten komplikationsfrei. Postoperativ kam es bei den Schafen der Kontrollgruppe zu keinem Abfall des Faktor XIII im Plasma. Alle Werte lagen mit 120 - 140 % des Standard-Humanplasmas im Normbereich von Schafsplasmen. Die behandelten Tiere wiesen einen Anstieg des Faktor XIII-Gehaltes auf 240 - 280 % auf, der nach der letzten Behandlung innerhalb einer Woche wieder auf den Normwert abfiel (Abb. 1). Im Zugversuch brachen alle Knochenproben im ursprünglichen Osteotomiespalt. Die Knochenproben der mit Faktor XIII behandelten Tiere wiesen aber mit 19,5 $\pm$ 2 N/mm² signifikant (p < 0,01) höhere Festigkeiten auf als die Kontrollgruppe, die einen Mittelwert von 13,5 $\pm$ 1,9 N/mm² erreichte (Abb. 2). Während dieser Mittelwertsunterschied 44 % betrug, war die Hydroxylapatitdichte der behandelten Knochenproben nur 7,3 % höher (p < 0,05) als für die Kontrolltiere (Faktor XIII: 397 $\pm$ 20 mg/cm³, Kontrolle: 370 $\pm$ 21 mg/cm³).

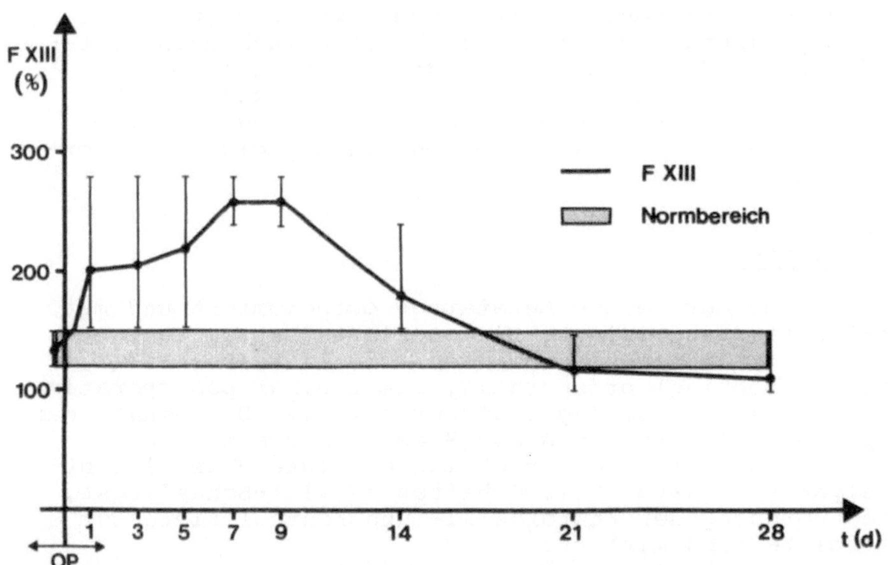

Abb. 1. Verlauf des Faktor XIII-Gehaltes im Plasma während der ersten 4 Versuchswochen

Die Auswertung der histologischen Schnitte der Zugproben ergab, daß die Festigkeit der Proben mit der Anzahl der den Osteotomiespalt kreuzenden Osteone zunahm. Die Proben mit der größeren Zugfestigkeit und der größten Anzahl von längsgerichteten Osteonen gehörten alle der Versuchsgruppe mit Faktor XIII-Behandlung an.

Diskussion

Die Ergebnisse zeigen signifikant, daß Faktor XIII-Injektionen in der frühen Frakturheilungsphase zu einer Beschleunigung der

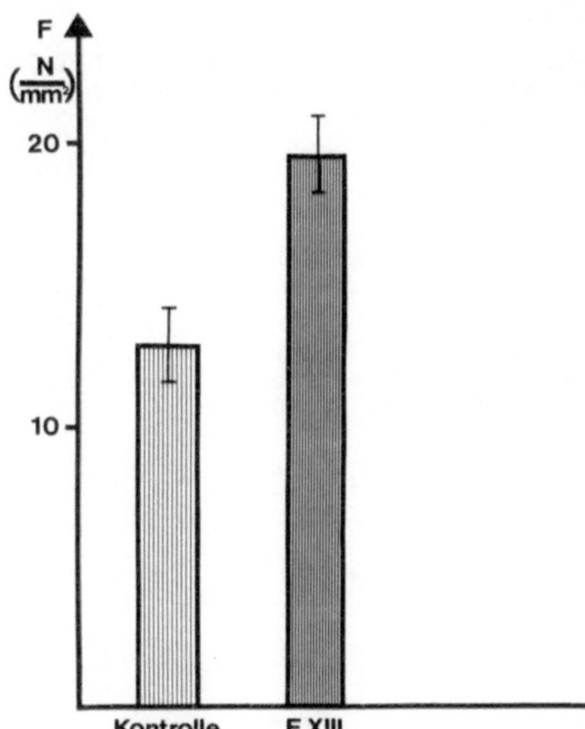

Abb. 2. Zugfestigkeit der
Osteotomieheilung (Mittelwerte
± Standardabweichungen)

Knochenheilung führen. Andere experimentelle Untersuchungen sprechen dafür, daß dieser Effekt mit zunehmender Heilungszeit verloren geht (2). Für eine normale Knochenheilung ist der beschleu-
nigende Effekt des Faktor XIII nicht erforderlich, eine denkbare
Anwendung könnte jedoch in der Behandlung von verzögerten Knochen-
heilungen liegen.

Zusammenfassung

Die frühe Phase der Knochenheilung beim Schaf wurde durch Faktor
XIII-Gaben beschleunigt. 8 Wochen p.o. wiesen die behandelten
Tiere signifikant höhere Festigkeiten, Hydroxylapatitdichten und
eine größere Anzahl den Frakturspalt kreuzenden Osteone auf als
die Kontrollgruppe.

Summary

Factor XIII treatment of sheep osteotomies led to faster bone
healing than in untreated animals. Eight weeks postoperatively
the factor XIII treated sheep had a significantly higher bone
strength and hydroxylapatite content and an increased number of
osteons spanning the fracture gap.

Literatur

1 Behring-Information: Faktor XIII und Wundheilung
2 BENFER J, STRUCK H (1977) Factor XIII and Fracture Healing.
  Europ Surg Press 9: 217
3 HELLERER O, BRÜCKNER WL, FREY KW, WESTERBURG KW, KLESSINGER U
  (1980) Fracture Healing Under Factor XIII Medication. Arch
  Orthop Traum Surg 97: 157

Priv.-Doz. Dr. L. Claes, Abteilung für Unfallchirurgie, Hand-,
Plastische und Wiederherstellungschirurgie der Universität Ulm,
Steinhövelstr. 9, D-7900 Ulm

48. Thromboxanfreisetzung während intramedullärer Nagelung von Femurschaftfrakturen bei Patienten*

Thromboxane Release During Intramedullary Nailing of Femoral Shaft Fractures in Man

W. Oettinger[1] und A. Bach[2]

[1]Department für Allgemeinchirurgie der Universität Ulm
[2]Department of Orthopedic Surgery, University of Washington, Seattle/USA

Einleitung

Die intramedulläre Nagelung von Femurschaftfrakturen gilt nicht nur als etablierte therapeutische Methode, sondern wird auch mit den möglichen Ursachen eines postoperativen Fettemboliesyndroms in Zusammenhang gebracht (1).

Die Incidenz der posttraumatischen Fettembolie erscheint mit 2 - 10 % zwar relativ niedrig, die Letalität des klinisch manifesten Fettemboliesyndromes mit bis zu 50 % (2) verdeutlicht jedoch die Notwendigkeit weiterer Untersuchung zu seiner Pathogenese. Dazu wird die intravasale Einschwemmung von mechanisch wirksamen Knochenmarkspartikeln ebenso diskutiert wie die primäre oder sekundäre Freisetzung von biologisch aktiven Mediatoren (6). Es ist daher das Ziel der vorliegenden Untersuchung, am Beispiel ausgewählter Arachidonsäurederivate ein Mediatorsystem zu analysieren, das sowohl biologisch dem Fettstoffwechsel wie auch pathogenetisch der Lunge als dem ersten Zielorgan des Fettemboliesyndromes nahesteht. Dies erfolgt an dem reproduzierbaren klinischen Modell der intramedullären Nagelung traumatischer Femurschaftfrakturen primär gesunder Erwachsener.

Patienten und Methoden

An der Untersuchung beteiligten sich 6 männliche Patienten im Durchschnittsalter von 27 Jahren, die infolge von Verkehrsunfällen eine isolierte Femurschaftfraktur im mittleren Drittel erlitten hatten. Diese wurde jeweils durch geschlossene Marknagelung versorgt.

---

*Mit Unterstützung der Deutschen Forschungsgemeinschaft (Projekt Oe 92/3-1)
Die Autoren danken Herrn Prof. Peskar, Ruhr-Universität Bochum, für die freundliche Überlassung von Prostaglandin-Antiseren

Chirurgisches Forum '84
f. experim. u. klinische Forschung
Hrsg.: L. Koslowski
© Springer, Berlin Heidelberg 1984

Alle Patienten erklärten sich mit dem folgenden, von einer unabhängigen Ethikkommission geprüften Untersuchungsplan durch
schriftliche Erklärung einverstanden.

Präoperativ wurde mittels Seldinger-Technik ein femoraler Venenkatheter an der verletzten Seite so implantiert, daß die intravenöse Katheteröffnung sicher in die Vena femoralis communis zu
liegen kam. Daraus wurden intraoperativ in folgenden Schritten
Blutproben entnommen: 1: 0-Wert vor Hautincision; 2-4: während
des Aufbohrens des Markraumes; 5-6: während endgültiger Nagelung;
7: Kontrolle 2 h postoperativ. Aus diesen Proben wurden radio-
immunologisch bestimmt: Thromboxan (TX) B_2, das spontane Degra-
dationsprodukt des kurzlebigen TXA_2; 6-keto-Prostaglandin (PG)
$F_{1\alpha}$, entsprechendes Derivat des Prostacyclin, sowie $PGF_{2\alpha}$ und
dessen enzymatisch inaktivierter Metabolit $KH_2PGF_{2\alpha}$ (=13,14-
dihydro-15-keto-$PGF_{2\alpha}$).

Ergebnisse

Die Ergebnisse sind als Mittelwerte + sem in pg/ml in Tabelle
1 wiedergegeben: Während intramedullärer Nagelung von Femurschaftfrakturen kommt es zu einer massiven Freisetzung von TXB_2 in die
venöse Strombahn der verletzten Extremität, mit Gipfelkonzentrationen bis 1310 pg/ml während des definitiven Einschlagens des Nagels. Dabei zeigen die übrigen gemessenen Marker einer Prostaglan-
dinaktivität, insbesondere $PGF_{2\alpha}$ und $KH_2PGF_{2\alpha}$, aber auch der na-
türliche Antagonist des Thromboxan, das Prostacyclin, gemessen an
6-keto-$PGF_{1\alpha}$, nur geringfügige Veränderungen gegenüber der Norm.

Tabelle 1. Plasmaprostaglandine in pg/ml

PG	1	2	3	4	5	6	7	Norm
TXB_2	120 + 41	640 +182	480 +121	850 + 98	1050 +286	1310 +223	210 + 83	< 70
$PGF_{2\alpha}$	180 + 64	220 + 72	120 + 53	190 + 58	120 + 60	160 + 39	170 + 68	< 70
$KH_2PGF_{2\alpha}$	360 + 44	410 + 51	400 + 38	370 + 72	400 +142	440 +164	450 +119	<400
6-k-$PGF_{1\alpha}$	100 + 28	210 + 92	120 + 61	200 + 98	150 +114	200 +120	220 + 48	< 70

Meßpunkte 1-7: s. Text

Es kommt also zu einer isolierten Freisetzung von TXB_2, das beim
Gesunden normalerweise oberhalb der Nachweisgrenze von 70 pg/ml
nicht im Plasma meßbar ist. 2 h nach der Operation sind für nahezu alle gemessenen Prostaglandine wieder Ausgangswerte erreicht.

Diskussion

Die Befunde aus dieser Untersuchung ergeben eindeutige Hinweise
für eine lokal-venöse Einschwemmung von Thromboxan während intramedullärer Nagelung; Maximalkonzentrationen werden während des
Einschlagens des Nagels erreicht, um danach rasch wieder abzu-
klingen. Dieser Zeitverlauf bestätigt indirekt experimentelle Erkenntnisse, wonach die intramedulläre Druckkomponente eine entscheidende pathogenetische Rolle spielt (3).

Thromboxan A_2 ist ein potenter Thrombocytenaggregator und pulmo-
naler Vasoconstrictor. Von besonderer Bedeutung ist deshalb die
isolierte Stimulation dieses Arachidonsäurederivates und damit
die fehlende Freisetzung seines physiologischen Gegenspielers,
des Prostacyclins. Es muß deshalb davon ausgegangen werden, daß
die Traumatisierung des Markraumes langer Röhrenknochen zur phy-
siologisch ungehemmten Freisetzung eines Mediators führen kann,
der für bestimmte Formen akuter cardio-pulmonaler Insuffizienz als
mitverantwortlich bereits erkannt wurde (4, 5). Unter der Prä-
misse der Übertragbarkeit dieses iatrogenen Modells auf das post-
traumatische Fettemboliesyndrom ergänzt dieser lokale Mediator-
nachweis den Mechanismus von der sekundären partikelinduzierten,
intrapulmonalen Mediatorfreisetzung beim Fettemboliesyndrom (6),
ohne ihn freilich zu widerlegen. Möglicherweise sind beide Mechanismen, insbesondere hinsichtlich des Prostaglandinsystems, zu
erwägen: Ein im Rahmen dieser Untersuchung beobachteter, aber
nicht miteinbezogener Patient entwickelte 6 h nach einer elektiven Umstellungsosteotomie am Femur ein klinisch und radiologisch
evidentes respiratorisches Distress-Syndrom. Er zeigte zu diesem
Zeitpunkt ebenfalls eine isolierte Thromboxan-Stimulation, darüberhinaus aber einen ausgeprägten "transpulmonalen Gradienten"
von 610 gemischtvenöser gegen 1425 pg/ml arterieller Plasmakon-
zentration.

Zusammenfassung

Bei 6 männlichen Patienten im Durchschnittsalter von 27 Jahren
wurde während geschlossener intramedullärer Femurschaftnagelung
in der venösen Ausstrombahn der verletzten Extremität eine massive Freisetzung von Thromboxan nachgewiesen. Während des Einschlagens des Nagels kommt es zu Gipfelkonzentrationen von 1310
pg/ml bei Normalwerten von unterhalb der Nachweisgrenze (70 pg/
ml). Da eine gleichsinnige Stimulation anderer Arachidonsäurederivate, insbesondere des zum Thromboxan antagonistisch wirkenden Prostacyclin, nicht festgestellt wurde, wird die isolierte
Freisetzung des Thromboxan als potentieller Faktor angesehen in
der Pathogenese cardio-pulmonaler Komplikationen, z.B. Fettembolie nach spontaner oder iatrogener Markraumtraumatisierung.

Summary

In six male patients with an average age of 27 years who underwent intramedullary nailing for femoral shaft fractures, a re-
markable release of thromboxane into the venous effluent of the
injured extremity was detected during the procedure. Peak plasma

concentrations up to 1310 pg/ml (normal: < 70 pg/ml) appeared during nail insertion. Data suggest a rather exclusive release of thromboxane, with the other arachidonate derivatives, such as $PGF_{2\alpha}$, $KH_2PGF_{2\alpha}$, and particularly prostacyclin, its natural antagonist, being almost unaffected. This isolated release of thromboxane is therefore regarded as a potential factor contributing to posttraumatic cardiopulmonary complications, such as fat embolism after spontaneous or iatrogenic medullary trauma.

Literatur

1 TALUCCI RC, MANNING J, LAMPARD S, BACH A, CARRICO CJ (1983) Eraly intramedullary nailing of femoral shaft fractures: A cause of fat embolism syndrome. Am J Surg 146 (1): 107–111
2 FISCHER H (1978) Fettembolie und Fettembolie-Syndrom. MMW 120: 1427–1432
3 MANNING JB, BACH AW, HERMAN DM, CARRICO CJ (1983) Fat release after femur nailing in the dog. J Trauma 23: 322–326
4 OETTINGER W, BEYER A, JENSEN U, ZUMTOBEL W (1981) Interrelation of endogenous prostaglandins - prostaglandin $F_{2\alpha}$, prostacyclin, thromboxane - with pulmonary and systemic vascular resistance in human septic shock. Crit Care Med 9: 213
5 HECHTMANN HB, HUVAL WV, MATHIESON MA, STEMP LI, VALERI CR, SHEPRO D (1983) Prostaglandin and thromboxane mediation of cardiopulmonary failure. Surg Clin N Amer 63 (2): 263–283
6 GOSSLING HR, PELLEGRINI VD (1982) Fat embolism syndrome. Clin Orthop 165: 68–82

Dr. W. Oettinger, Chirurgische Universitätsklinik Ulm, Steinhövelstr. 9, D-7900 Ulm/Donau

49. Die therapeutischen Möglichkeiten bei Immunsuppression nach schweren Verbrennungstraumen

New Therapeutic Possibilities in Burn-Induced Hypoimmunity

M. Maghsudi*, C. L. Miller[2], M. Nerlich[1], J. A. Sturm[1] und H.-J. Oestern[1]

[1]Unfallchirurgische Klinik der Medizinischen Hochschule Hannover
(Direktor: Prof. Dr. H. Tscherne)
[2]Department of Surgery, University of California, San Francisco
General Hospital

Einleitung

Die Bedeutung der Veränderungen des cellulären Immunsystems für
die Entwicklung einer Sepsis nach schwerem Trauma ist bekannt.
Eine Vermehrung von T-Suppressor-Lymphocyten und ein Anstieg des
inhibitorischen Monocytenproduktes Prostaglandin E2 (PGE2) wurde
nach schweren Traumen nachgewiesen und als Mitursache der verminderten Antikörperbildung und Immunabwehr angesehen (1, 2). Aus
diesen Erkenntnissen können sich therapeutische Ansatzpunkte ergeben. So ist es denkbar, durch irreversible Blockade der Pro-
staglandinsynthese mit Indomethacin, die durch inhibitorische Monocyten vermittelte Immunsuppression zu vermindern, oder durch Mo-
dulation der T-Lymphocyten-Differenzierung und -Funktion mit
Thymopentin (TP5), die durch T-Suppressor-Zellen verursachte
Immunabwehrschwäche zu verhindern (3).

Mit Hilfe des in-vitro Antibody-Forming-Cell-Assay (AFC-Assay)
können Störungen der an der Antikörpersynthese beteiligten immunkompetenten Zellen erfaßt und analysiert werden (4).

Ziel dieser Studie war es, mit dem AFC-Assay den therapeutischen
Effekt von Indomethacin und Thymopentin auf das Immunsystem nach
einem definierten Trauma zu untersuchen.

Material und Methodik

An insgesamt 85 Meerschweinchen des Inzuchtstammes (Strain) 13
bzw. 2 wurde 6 Tage vor dem Verbrennungstrauma durch subcutane
Injektion einer Emulsion aus 0,2 ml komplettem Freundschen Adju-
vans und einer 4% Schafserythrocytensuspension (1:1), eine primäre

---

*Mit freundlicher Unterstützung der Minna-James-Heinemann-Stiftung
Hannover

Chirurgisches Forum '84
f. experim. u. klinische Forschung
Hrsg.: L. Koslowski
© Springer, Berlin Heidelberg 1984

Immunreaktion induziert. Bei 68 Meerschweinchen wurde nach Anästhesie mit Ketamin (60 mg/kg KG) eine 2. bis 3.gradige Verbrennung von 20 bis 30% der Körperoberfläche durchgeführt. Die übrigen 17 Versuchstiere blieben unverletzt. Die Anzahl ihrer antikörperproduzierenden Zellen diente als Normwert zur Beurteilung
der Ergebnisse im AFC-Assay und wurde gleich 100% gesetzt.

4 bis 6 h, 24 h und 48 h nach der Verbrennung erfolgte die Behandlung. Es wurden folgende Gruppen gebildet:

Gruppe 1: 0,9% NaCl i.v. (unbeh. verletzte Kontrolltiere, n = 34)
Gruppe 2: 1 mg/kg TP5 intravenös (n = 6)
Gruppe 3: 3 mg/kg TP5 intravenös (n = 16)
Gruppe 4: 1,5 mg/kg Indomethacin intraperitoneal (n = 6)
Gruppe 5: 3 mg/kg TP5 i.v. + 1,5 mg/kg Indomethacin i.p. (n = 6)

Am 4. Tag nach der Verbrennung wurden die Meerschweinchen splenektomiert und die Zellen für 5 Tage in einer modifizierten
Mishell-Dutton-Kultur zusammen mit 50 µl einer 1% Schafserythrocytensuspension incubiert. Die Anzahl der antikörperproduzierenden Zellen gegen Schafserythrocyten, dem primären Testantigen,
wurde dann im modifizierten Hämolytic-Plaque-Assay (AFC-Assay)
quantitativ erfaßt und in Prozent des vom unverletzten Kontroll-
tier gewonnenen Normwertes angegeben.

Die statistische Auswertung erfolgte mit Hilfe des ungepaarten
Student-t-Test. Als signifikant wird ein $p < 0,05$ angenommen. Die
Ergebnisse der einzelnen Gruppen werden als Mittelwert $\pm$ Stan-
dardfehler angegeben.

Ergebnisse

Bei den verletzten, jedoch unbehandelten Tieren (Gruppe 1) führte
das Verbrennungstrauma zu einer starken Reduktion der spezifischen Antikörpersynthese im Mittel auf $6 \pm 0,8\%$ der Norm (Abb.
1).

Nach der i.v. Gabe von 1 mg/kg (Gruppe 2) bzw. 3 mg/kg (Gruppe
3) Thymopentin stieg die Antikörperproduktion auf $36 \pm 7,9\%$ (p
< 0,005) bzw. $26 \pm 5,2\%$ (p < 0,005) der Norm an (Abb. 1).

Bei der Behandlung mit 1,5 mg/kg Indomethacin (Gruppe 4) konnten
wir einen Anstieg auf $40 \pm 3,1\%$ (p < 0,005) der Norm feststellen
(Abb. 1).

Die kombinierte Gabe von Thymopentin und Indomethacin (Gruppe 5)
zeigte mit $47 \pm 6,7\%$ (p < 0,005) der normalen Antikörperproduktion
das beste Ergebnis in der Wiederherstellung der Immunabwehr nach
dem Verbrennungstrauma. Diese Kombination war signifikant besser
(p < 0,05) als die alleinige Gabe von Thymopentin (3 mg/kg).
Allerdings konnten wir keinen vollständig additiven Effekt feststellen.

Diskussion

Ergebnisse aus früheren Experimenten zeigten, daß posttraumatisch
die Funktion der T-Helfer-Lymphocyten und der facilitorischen Mo-

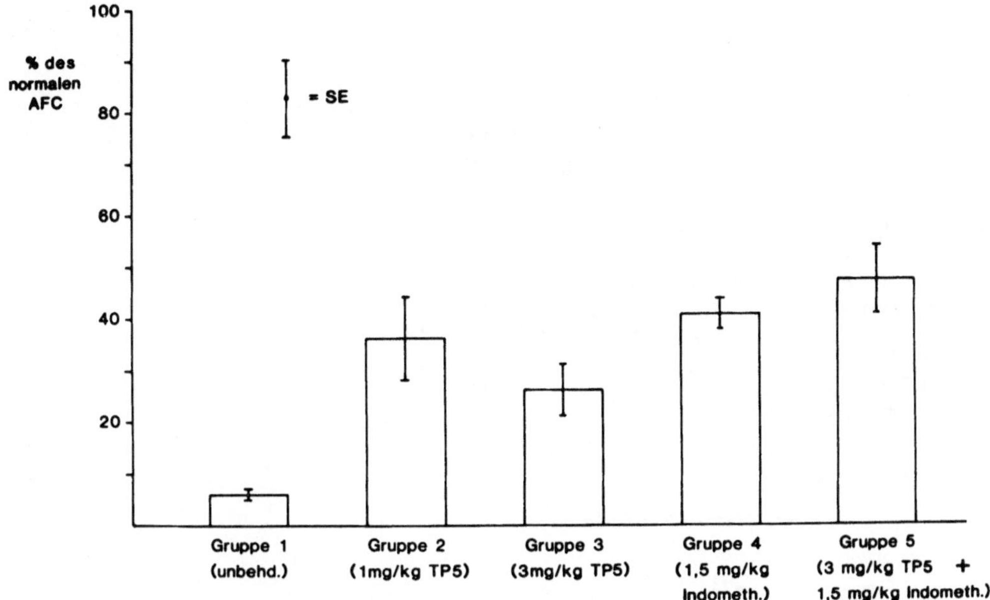

Abb. 1. Ergebnisse des AFC-Assay in Prozent der Normalwerte

nocyten eingeschränkt ist, während die Funktion der B-Lymphocyten
selbst kaum verändert ist (5). Mit der Gabe von Indomethacin wurde
die durch das inhibitorische Monocytenprodukt PGE2 verursachte
Hemmung der facilitorischen Monocyten und die gesteigerte Proliferation von T-Suppressor-Zellen blockiert. Auf diesem Wege
konnten die zur Antikörpersynthese notwendigen Zellinteraktionen
teilweise wiederhergestellt werden (Abb. 2).

Mit der in-vivo Gabe von Thymopentin (TP5) konnten wir ebenfalls
eine Verbesserung der Immunabwehr feststellen. Eine ähnliche
Immunaktivierung beschrieb ISHIZAWA (6) nach in-vitro Zusatz eines Thymusextraktes an T-Lymphocyten. Den nur teilweise additiven
Effekt nach kombinierter Behandlung mit TP5 und Indomethacin interpretieren wir so, daß Thymopentin und Indomethacin vermutlich
über die gleiche Effektorzelle innerhalb der komplexen Immunabwehr
wirken. Thymopentin stimuliert direkt die Differenzierung und
Funktion der T-Helfer-Zelle. Indomethacin verhindert die immunsup-
pressiven Effekte des Monokinin PGE2 auf die T-Helfer-Lymphocyten.

Aus diesen Ergebnissen ergeben sich therapeutische Ansatzpunkte
für die Verhinderung einer Sepsis nach Trauma infolge einer cellulären Abwehrschwäche. Da jedoch z.Zt. die möglichen Auswirkungen
auf andere Zellfunktionen noch nicht hinreichend bekannt sind,
werden vor einem klinischen Einsatz weitere Untersuchungen notwendig sein.

Zusammenfassung

Wir untersuchten an einem Meerschweinchenmodell (Strain 2 bzw.
13) nach einer 2. bis 3. gradigen Verbrennung von 20 bis 30% der

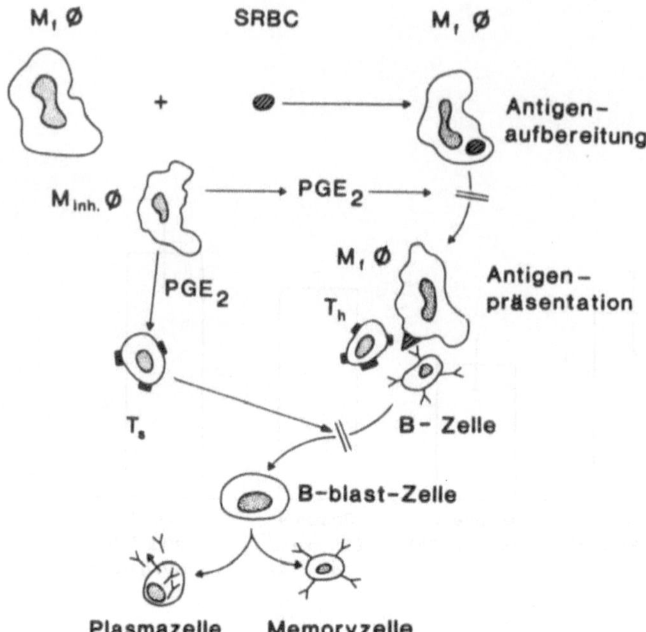

Abb. 2. Modellvorstellung zum Einfluß von PGE2 und T-Suppressor-Zellen in der posttraumatisch veränderten Immunabwehr. (M_fØ = facilitorischer Monocyt, SRBC = Schafserythrocyt, M_inhØ = inhibitorischer Monocyt, T_h = T-Helfer-Zelle, T_s = T-Suppressor-Zelle)

KOF den Effekt von Indomethacin und Thymopentin (TP5) auf das Immunsystem. Mit dem in vitro AFC-Assay wurde die Anzahl der in einer sekundären Immunabwehr gebildeten antikörperproduzierenden Zellen quantitativ bestimmt. Die mit TP5 und Indomethacin posttraumatisch behandelten Versuchstiere zeigten eine signifikante Verbesserung der Immunabwehr.

Summary

In this study, strain 2 and 13 guinea pigs received 20% - 30% TBSA scald burn and were subsequently injected with TP5, indomethacin, or a combination of both on the 3 following days. The ability of splenocytes to produce a secondary immune response to SRBC was measured with the in vitro AFC assay, and the animals receiving TP5 and indomethacin showed significant improvement in their ability to mount an immune response.

Literatur

1 WINCHURCH RA, MUNSTER AM (1980) Post-traumatic activation of suppressor T cells. J Reticul Soc 27: 83
2 MILLER CL (1981) Alteration in macrophage function following thermal injury. In: Ninnemann JL (ed) The Immune Consequences of Thermal Injury. Williams & Wilkins, Baltimore, p 49

3 BACH JF (1980) Use of the regulatory biological products. In:
  Fougerau M, Dausset J (eds) Fourth International Congress of
  Immunology, Immunology 80. Academic Press, London, p 1171
4 JERNE NK, NORDEN AA (1963) Plaque formation in agar by single
  producing cells. Science 140: 405
5 MILLER CL, CLAUDY BJ (1979) Suppressor T-cell activity induced
  as a result of thermal injury. Cell Immunol 44: 201
6 ISHIZAWA S et al (1978) Effect of thymosin on T-lymphocyte
  functions in patients with acute thermal burns. J Trauma 18: 48

Dr. M. Maghsudi, Unfallchirurgische Klinik, Medizinische Hochschule Hannover, Konstanty-Gutschow-Str. 8, D-3000 Hannover 61

50. Photochemotherapie xenotransplantierter menschlicher Tumoren mit Hämatoporphyrinderivat *

Photochemotherapy of Human Tumors Transplanted to Nude Mice

M. von Bülow[1], G. Klöppel[2] und H. Kern[3]

[1]Chirurgische Universitätsklinik Mainz,
[2]Pathologisches Institut Universität Hamburg,
[3]Institut für Zellbiologie Universität Marburg

Einleitung

Für die Photochemotherapie maligner Tumoren wird eine durch Licht aktivierbare Substanz (Hämatoporphyrinderivat) parenteral verabreicht und die Geschwulst nach einem bestimmten Zeitintervall mit Licht bestrahlt (1). Der tumorzerstörende Effekt dieser Behandlung scheint dadurch zu erfolgen, daß Hämatoporphyrinderivat als lichtaktivierbare Substanz länger im Gewebe maligner Tumoren als im angrenzenden normalen Gewebe kumuliert. Wird dann Hämatoporphyrinderivat mit Licht aktiviert, entsteht singulärer Sauerstoff, der als cytotoxische Substanz das umliegende Gewebe zerstört.

Bisher wurde die Wirksamkeit dieser Behandlungsmethode an einer Reihe von tierischen Tumoren, an xenotransplantierten Tumoren und auch an Hautmetastasen von menschlichen Tumoren nachgewiesen (1, 2, 3). Ziel der vorliegenden Untersuchung war es, die Effektivität der Photochemotherapie an zwei unterschiedlich differenzierten exokrinen Pankreascarcinomlinien, die auf der Nacktmaus etabliert worden waren, zu untersuchen.

Material und Methodik

Menschliches Pankreascarcinomgewebe wurde aus Resektionspräparaten gewonnen und nach Entnahme von repräsentativen Proben für Histologie und Zusatzuntersuchungen auf 15 bis 20 Tiere pro Tumor in Ätherkurznarkose in die rechte Flanke xenotransplantiert. Von den wachsenden Tumoren erfolgte die Bestimmung von Angehrate und Latenzzeit, sowie durch zweimal wöchentliche Größenmessung einer Aufzeichnung der Wachstumskurven. Als Tumorgröße korrelierte das Produkt zweier Tumorhauptdurchmesser, als Maß der Proliferation galt die Tumorverdopplungszeit in Tagen. Erreichten die Tumoren eine Größe von 1 cm Durchmesser, wurde die nächste Passage

*Mit Unterstützung der Deutschen Krebshilfe e.V.

Chirurgisches Forum '84
f. experim. u. klinische Forschung
Hrsg.: L. Koslowski
© Springer, Berlin Heidelberg 1984

angelegt. Von insgesamt 7 etablierten Pankreascarcinomtumorlinien
kamen 2 für die Versuche zur Anwendung. Tumorlinie I stammte von
einem mittelgradig differenzierten Adenocarcinom des Pankreaskopfes ab mit einer Verdopplungszeit von 14,5 Tagen in der 1.
Passage, Tumorlinie II von einem undifferenzierten Adenocarcinom
des Pankreaskopfes mit einer Verdopplungszeit von 8 Tagen in der
1. Passage. Für Photochemotherapieversuche kamen Tumoren ab der
5. Nacktmauspassage zur Anwendung.

Hämatoporphyrinderivat wurde nach der Methode von LIPSON et al.
(4) zubereitet und bei -20°C in Dunkelheit aufbewahrt. Die einmalige Gabe von Hämatoporphyrinderivat intraperitoneal erfolgte
bei einer Tumorgröße von 10 mm Durchmesser. Untersuchte Parameter:

1. Hämatoporphyrinderivat 1, 2, 4 mg/kg KG bei 200 W Lichtbestrahlung, 24 h nach Applikation.
2. Zeitintervall von 24, 36 und 48 h zwischen Applikation und
   Lichtbestrahlung bei 4 mg/kg KG Hämatoporphyrinderivat und
   200 W Lichtbestrahlung.
3. Folgende Lichtquellen wurden angewandt:

Lichtquelle	Distanz Tumor-Lichtquelle	Stärke der Bestrahlung	Temperatur im Tumor
Weißes Licht 1000 W, Halogen	150 cm	60 mW/cm²	32,7°C
Weißes Licht 200 W, appliziert durch Fiberglas	1 cm	30 mW/cm²	32,0°C
Rotlichtlaser 15 mW (= 633 nm)	0,5 cm	50 mW/cm²	32,3°C

Versuchsgruppen

A - 15 Tiere pro Lichtquelle; Bestrahlung 24 h nach Gabe von
    4 mg/kg KG Hämatoporphyrinderivat i.p.
B - Je 15 Tiere für 1, 2, 4 mg/kg KG Hämatoporphyrinderivat bei
    200 W Lichtbestrahlung nach 24 h.
C - Je 15 Tiere 4 mg/kg KG Hämatoporphyrinderivat und 200 W Licht-
    bestrahlung nach 24, 36 und 48 h.
D - 15 Tiere unbehandelte Kontrollgruppe.
E - 10 Tiere allein lichtbestrahlt mit 200 W.
F - 10 Tiere allein behandelt mit 4 mg/kg KG Hämatoporphyrin-
    derivat.
(Tumoren der Gruppe A - F entstammen der Tumorlinie II)
G - 15 Tiere der Tumorlinie I, 4 mg/kg KG Hämatoporphyrinderivat;
    24 h später Lichtbestrahlung mit 200 W.
H - 15 Tiere Tumorlinie I, unbehandelte Kontrolle.

Die Effektivität der Photochemotherapie wurde durch Wachstumsverzögerung gegenüber den entsprechenden Kontrollgruppen nachgewiesen, sowie durch histologische Untersuchung der Tumordestruktion am 7. und 14. Tage nach Behandlung dokumentiert.

Ergebnisse

Bei beiden Tumorlinien zeigte sich eine deutliche Wachstumsverzögerung, hervorgerufen durch Lichtbestrahlung nach vorheriger Sensibilisierung mit Hämatoporphyrinderivat. Bei der Versuchsgruppe A (unterschiedliche Art der Lichtquellen) fand sich eine Abhängigkeit der Wachstumsverzögerung von der Lichtleistung, gemessen an der Tumoroberfläche. Weißes Halogenlicht 1000 W mit einer Lichtleistung von 60 mW/cm² wies eine Wachstumsverzögerung von 7 Tagen auf, weißes Halogenlicht 200 W, appliziert durch ein Fiberglasendoskop mit einer Lichtleistung von 30 mW/cm² an der Tumoroberfläche, bewirkte eine Wachstumsverzögerung von 4,5 Tagen. Ein punktförmiger Rotlichtlaser (λ 633 nm) mit einer Lichtleistung von 50 mW/cm² zeigte eine Wachstumsverzögerung von 1,5 Tagen. Temperaturmessungen innerhalb des bestrahlten Tumors ließen keine Temperaturerhöhung gegenüber den nicht bestrahlten Kontrolltieren erkennen. Lichtbestrahlte Tiere zeigten keine Wachstumsverzögerung, ebenso die Gruppe mit alleiniger Hämatoporphyrinapplikation.

Es konnte eine Abhängigkeit der Wachstumsverzögerung von der vorgegebenen Hämatoporphyrinkonzentration nachgewiesen werden. 4 mg Hämatoporphyrinderivat zeigte im Versuch B die längste Wachstumsverzögerung von 4,5 Tagen, 1 mg die geringste von 2,5 Tagen.

Auch das Zeitintervall von Hämatoporphyrinderivatgabe und anschließender Lichtbestrahlung beeinflußte die Wachstumsverzögerung. Bei gleicher Vorgabe von 4 mg Hämatoporphyrinderivat/kg KG und 200 W Lichtbestrahlung zeigte sich bei einem Intervall von 24 h eine längere Wachstumsverzögerung von 4,5 Tagen, gegenüber 3 Tagen bei dem 36-Stunden-Intervall und 2 Tagen bei dem 48-Stunden-Intervall.

Histologisch fand sich bei 4 mg Hämatoporphyrinderivat/kg KG und 24 h später Lichtbestrahlung mit 1000 W Halogen die ausgeprägteste Tumordestruktion. Die Tumorzellen waren in weiten Bereichen zerstört, das angrenzende mitbestrahlte Gewebe zeigte dagegen kaum Nekrosen. Im Randbereich des bestrahlten Tumors fand sich bei allen Bestrahlungsarten auffallend vermehrt Mitosen der Tumorzellen. Eine totale Tumorzerstörung konnte bei einmaliger Sensibilisierung mit anschließender Bestrahlung nicht erreicht werden.

Zusammenfassung

An zwei unterschiedlich differenzierten Pankreascarcinomtumorlinien auf der Nacktmaus konnte die wachstumsverzögernde Wirkung von lichtsensibilisiertem Hämatoporphyrinderivat nachgewiesen werden. Die Stärke der Wachstumsverzögerung war abhängig von der Konzentration und vom Zeitintervall zwischen Sensibilisierung und Bestrahlung, sowie von der Strahlungsintensität. Kontrollgruppen, die nur mit Lichtbestrahlung oder Hämatoporphyrinderivat allein behandelt wurden, zeigten keine Wachstumsverzögerung.

Summary

Our study showed definite sensitivity of human exocrine pancreatic carcinomas xenografted to nude mice to light irradiation after treatment with hematoporphyrin derivate. Tumor growth inhibition was dependent on irradiation intensity and hematoporphyrin derivate dose and the interval between hematoporphyrin derivate application and radiation. Controls receiving only hematoporphyrin derivate or irradiation showed no inhibition of tumor growth.

Literatur

1 DOUGHERTY TH J, KAUFMANN JE, GOLDFARB A, WEISHAUPT R, BOYLE D, MITTLEMAN A (1978) Photoradiation therapy for the treatment of malignant tumors. Cancer Res 38: 2628-2635
2 BENEDICT WF, LINGUA RW, DOIRON DR, DAWSON JA, MURPHREE AL (1980) Tumor regression of human retinoblastoma in the nude mouse following photoradiation therapy: A preliminary report. Med Ped Oncol 8: 397-401
3 MOAN J, STEEN HB, FEREN K, CHRISTENSEN T (1981) Uptake of hematoporphyrinderivate and sensitized photoinactivation of C3 H cells with different oncogenic potential. Cancer Lett 14: 291-296
4 LIPSON A, BALDES E, OLSEN A (1961) The use of a derivative of hematoporphyrin in tumor detection. J Anatl Cancer Inst 26: 1-8

Priv.-Doz. Dr. med. M. von Bülow, Chirurgische Universitätsklinik, Langenbeckstr. 1, D-6500 Mainz

51. Besteht eine Beziehung zwischen Proliferationsparametern und der in vitro-Cytostatica-Sensitivität von malignen Tumoren?

Is There Any Relationship Between Proliferation Parameters and In Vitro Chemosensitivity of Malignant Tumors?

D. Flentje[1], G. E. Feichter[2], K. L. Krämer[1], K. Goerttler[2] und P. Schlag[1]

[1]Sektion chirurgische Onkologie der Abteilung für allgemeine Chirurgie und
[2]Institut für Vergleichende und Experimentelle Pathologie der Universität Heidelberg

Zielsetzung

Das Scheitern lokal-chirurgischer Maßnahmen in der Tumortherapie am Auftreten von Fernmetastasen hat zum Einsatz adjuvanter Behandlungsverfahren geführt. Die Aggressivität der Chemotherapie und das begrenzte Ansprechen läßt eine bessere Selektion der von dieser Behandlung profitierenden Patienten wünschenswert erscheinen. Insbesondere die biologische Charakterisierung des Tumors scheint neben dem histologischen Staging und Grading vielversprechend. In der vorliegenden Untersuchung wurde die Korrelation zwischen den über Durchfluß-Cytophotometrie ermittelten Proliferationsparametern und den unter standardisierten in vitro-Bedingungen gewonnenen Daten zur Cytostatica-Sensitivität im Human-Tumor-Colony-Assay untersucht. Dabei sollte die Hypothese, daß die proliferative Aktivität eines Tumors, gemessen an DNS-Synthese und Aneuploidie, eine Empfindlichkeit auf Chemotherapie voraussagt, überprüft werden (3).

Material und Methoden

Proben aus identischen Anteilen von 65 soliden Tumoren und Metastasen wurden simultan untersucht. Nach mechanischer Disaggregation wurde die gewonnene Einzelzellsuspension bezüglich in vitro-Wachstum und Cytostatica-Sensitivität mittels des Human-Tumor-Colony-Assay (HTCA) getestet (4). Folgende Cytostaticakonzentrationen wurden für eine einstündige Incubation bei 37° eingesetzt:
Adriamycin 0,04 µg/ml, 5-FU 60 µg/ml, Mitomycin C 0,2 µg/ml, Cis-Platin 0,2 µg/ml, Vincristin 0,1 µg/ml.

Eine 70%ige Hemmung des Koloniewachstums im Vergleich zur unbehandelten Kontrolle wurde als Sensitivität definiert (5). Die impulscytophotometrische Analyse des Tumormaterials erfolgte

Chirurgisches Forum '84
f. experim. u. klinische Forschung
Hrsg.: L. Koslowski
© Springer, Berlin Heidelberg 1984

analog der Methodik beschrieben bei FEICHTER et al. (1). Die
Berechnung der Zellcyclusphasen wurde graphisch anhand des Inte-
grals der DNS-Histogramme durchgeführt (2).

Ergebnisse

65 menschliche solide Tumorproben (31 colorectale Carcinome, 7
Magencarcinome, 2 Ösophaguscarcinome, 5 Mammacarcinome, 7 Weich-
teilsarkome, 7 Melanome, 6 diverse), davon 33 Metastasen, wurden
auf in vitro-Kolonienbildung und Cytostaticaempfindlichkeit im
HTCA untersucht und mit den durchflußcytophotometrisch bestimmten
Proliferationsparametern verglichen.

Es zeigte sich, daß eine Stammlinienabweichung vom normalen diploiden DNS-Gehalt die Fähigkeit zum in vitro-Kolonienwachstum
beeinflußt. Von 26 Tumoren mit einem diploiden Haupt-G_1-Gipfel
zeigten 11 kein Wachstum im Stammzell-Assay (43%). Demgegenüber
fand sich nur bei 9 von 39 aneuploiden Tumoren kein in vitro-
Wachstum (23%). Eine Beziehung ohne sichere Linearität zwischen
dem Kolonienwachstum in vitro und dem S-Phasen-Anteil der untersuchten Tumoren wurde beobachtet (Abb. 1). Der durchschnittliche
S-Phasen-Anteil war mit 10,1% (+ 6,4 SD) bei den in vitro-wach-
senden Tumoren (44 von 65) gegenüber 6,1% (+ 5,0 SD) bei den nicht
wachsenden Tumoren (21 von 65) erhöht. Die großen Standardabweichungen werden erklärt durch das besondere Verhalten von Tumoren

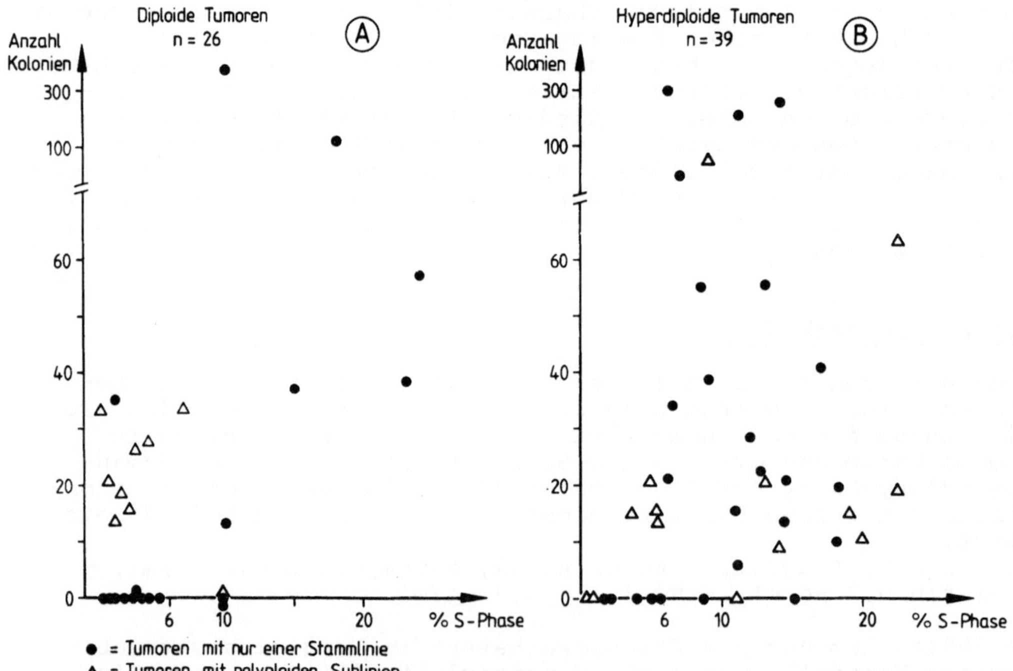

Abb. 1. Beziehung zwischen % S-Phase und Kolonienwachstum

mit zusätzlichen polyploiden Sublinien (25 von 65). Diese zeigten
auch bei diploidem G_1-Hauptgipfel oder niedrigem S-Phasenanteil in
vitro-Kolonienbildung in 20 von 25 Fällen.

In unserem Untersuchungsgut fand sich keine Korrelation zwischen
den impulscytophotometrisch bestimmten Proliferationsparametern
und der in vitro-Sensitivitätstestung gegenüber den 5 in den gewählten Dosisbereichen getesteten Cytostatica (Adriamycin, 5-FU,
Mitomycin, Cisplatin, Vincristin). Abbildung 2 zeigt die prozentuale Hemmung des Kolonienwachstums durch das jeweilige Cytostatikum in Abhängigkeit vom S-Phasen-Anteil der untersuchten
Tumoren. Eine höhere Cytostatica-Sensitivität in vitro bei Tumoren mit hohem S-Phasen-Gehalt konnte somit nicht nachgewiesen
werden. Ebenso bestand keine Beziehung zwischen dem DNS-Index
und der in vitro-Empfindlichkeit. In diesem Zusammenhang ist jedoch interessant, daß bisher die Tumoren mit polyploiden Sublinien
in 6 von 16 Fällen ausgeprägte in vitro-Sensitivität gegenüber
mindestens einem der getesteten Cytostatica zeigten, im Vergleich
zu 13 von 23 Tumoren mit nur einer einzigen Stammlinie ohne zusätzliche Polyploidien.

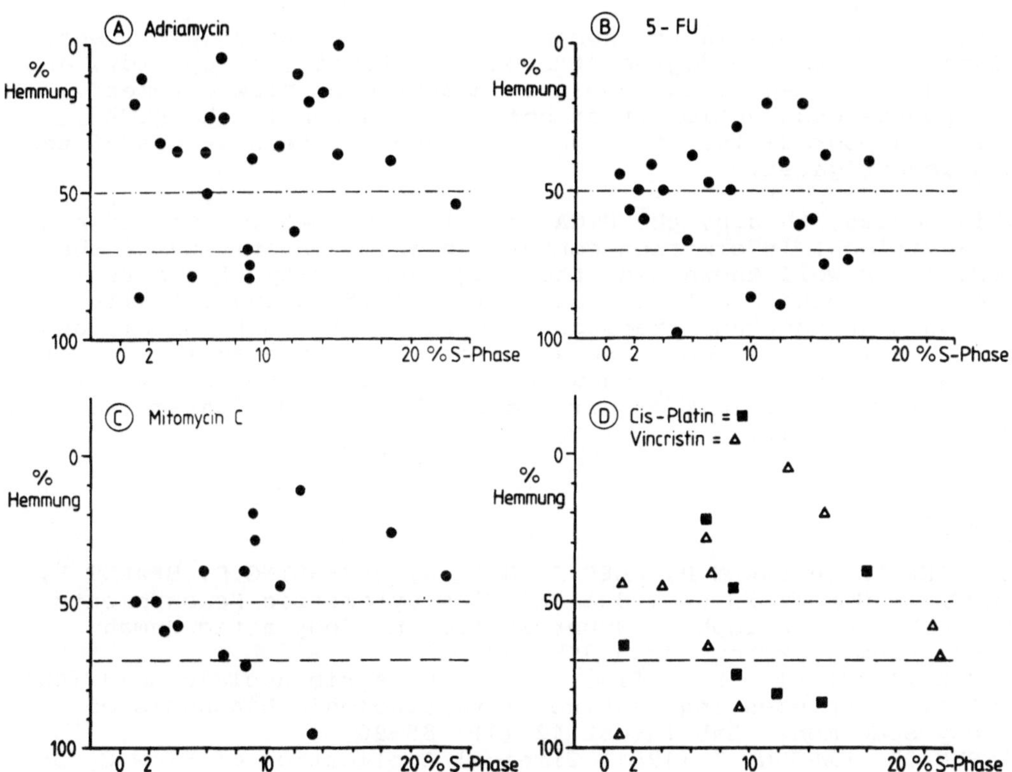

Abb. 2. Beziehung zwischen Cytostatica-Sensitivität und % S-Phase

Diskussion und Zusammenfassung

Das Wachstum von menschlichen soliden Tumoren im HTCA zeigt eine
Beziehung zum Grad der S-Phasen-Aktivität Aneuploidie und Poly-
ploidie. Dies unterstützt Beobachtungen, wonach Kolonienbildung
im HTCA ein Hinweis auf eine starke Entdifferenzierung und Aggressivität sein kann.

Hinsichtlich der Cytostaticaempfindlichkeit der Tumoren konnten
in den vorliegenden Untersuchungen keine weiterführenden Aussagen
durch die Gegenüberstellung mit den erhobenen Proliferationsparametern gewonnen werden. Dies ist andererseits nicht verwunder-
lich, da bekannt ist, daß die Cytostatica-Sensitivität von Tumoren, außer von deren Proliferationsverhalten, auch von anderen
Faktoren wie Membrantransport, intracellulärem Stoffwechsel und
Reparaturmechanismen beeinflußt wird. Diese Überlegung macht ver-
ständlich, daß selbst aneuploide Tumoren mit hohem S-Phasen-Anteil Resistenz in vitro und in vivo aufweisen und könnte die
fehlende Korrelation zwischen DNS-Parametern und in vitro-Sensitivität erklären.

Summary

The growth of tumors in the human tumor colony assay (HTCA) shows
a relationship to the degree of S-phase activity, aneuploidy, and
polyploidy of human solid neoplasms measured by flow cytometry.
This supports observations that colony formation in the HTCA
points to a poor differentiation and higher aggressiveness of the
tumors investigated.

In this series, though, the HTCA and flow cytometry data did not
yield additional information concerning chemosensitivity of the
tumors. It is well known that the drug sensitivity of tumors is
influenced by other factors than their proliferative activity
alone, such as membrane transport, intracellular metabolism, and
repair capacity. This could be a reason why even aneuploid tumors
with high S-phase activity show resistance in vitro and in vivo
and may explain the lack of correlation between DNA parameters and
in vitro sensitivity.

Literatur

1 FEICHTER GE, HÖFFKEN H, HEEP J, HAAG D, HEBERLING D, BRANDT H,
  RUMMEL H, GOERTTLER K (1982) DNS-Flow-Cytometric Measurements
  of the Normal, Atrophic, Hyperplastic and Neoplastic Human
  Endometrium. Virchows Arch 398: 53-65
2 HAAG D (1980) Flow Microfluorimetric Deoxyribonucleic Acid (DNA)
  Analysis Supplementing Routine Histopathologic Diagnosis of
  Biopsy Specimens. Lab Invest 42 (1): 85-90
3 LAERUM OD, FARSUND T (1981) Clinical Application of Flow Cyto-
  metry: A Review. Cytometry 2 (1): 1-13
4 SCHLAG P, WOLFRUM J, VERGANI G, SCHREML W, HERFARTH Ch (1982)
  Wachstum von Tumorzellkolonien bei menschlichen soliden Tumoren.
  Dtsch Med Wschr 107: 1173-1177

5 VON HOFF DD, COWAN J, HARRIS G, REISDORF G (1981) Human Tumor
  Cloning: Feasibility and Clinical Correlations. Cancer Chemo-
  ther Pharmacol 6: 265-271

Dr. D. Flentje, Sektion Chirurgische Onkologie, Department Chirurgie, Im Neuenheimer Feld 110, D-6900 Heidelberg

52. Tierexperimentelle Untersuchungen zur Wertigkeit einer perioperativen cytostatischen Chemotherapie

Evaluation of Perioperative Cytostatic Chemotherapy: An Animal Experimental Study

R. Bartkowski[1], J. Aguiar[1], K. Buhl[1], D. Schmähl[2] und P. Schlag[1]

[1]Chirurgische Universitätsklinik Heidelberg, Sektion Chirurgische Onkologie
[2]Deutsches Krebsforschungszentrum Heidelberg, Institut für Toxikologie und Chemotherapie

Zielsetzung

Bei der operativen Behandlung maligner Tumoren ist eine lokale oder hämatogene Tumorzellverschleppung, die zur Ausbildung von lokalen Rezidiven oder Fernmetastasen führen kann, auch bei sorgfältiger Operationstechnik nicht sicher vermeidbar. Unter der Vorstellung, die Tumorzellverschleppung durch eine Cytostatika-applikation zum Zeitpunkt der Operation zu beeinflussen, wurde das Konzept der perioperativen Chemotherapie propagiert (3). In der vorliegenden Arbeit soll ein Tiermodell zur Stimulation einer intraoperativen hämatogenen Tumorzellaussaat vorgestellt und die Wirkung einer perioperativen Chemotherapie an diesem Modell untersucht werden.

Methodik

216 männliche Sprague-Dawley-Ratten (360 + 40 g Körpergewicht) wurden randomisiert 9 Gruppen zugeteilt. Als Tumormodell wurde das Yoshida-Sarkom gewählt, dessen Wachstumsverhalten, Metastasierungsmuster und Chemosensibilität bereits intensiv untersucht worden ist (1, 2). Die verwendete Tumorzell-Linie wurde von der Tumorbank des Deutschen Krebsforschungszentrums, Heidelberg, zur Verfügung gestellt und in Ascitesform in Passage gehalten. Die Tumorzellen liegen in dem Ascites bereits als Einzelzellen vor, so daß der Ascites ohne weitere Aufarbeitung den Versuchstieren intravenös oder subcutan injiziert werden kann. Um subcutane Primärtumoren zu erzeugen, wurden den Tieren der Gruppe 1-8 jeweils 60 x 10^6 Tumorzellen in die rechte Flanke transplantiert. Nach 6 Tagen wurden in Äthernarkose bei den Gruppen 1-4 die herangewachsenen soliden Tumoren exstirpiert. Um eine intraoperative hämatogene Tumorzellaussaat zu simulieren, wurden den Tieren der Gruppen 3 und 4 unmittelbar nach der Tumorexstirpation 60 x 10^6 Yoshida-Zellen in eine Schwanzvene injiziert. Zur Kontrolle wurde den nicht operierten tumortragenden Tieren der Gruppen 7 und 8 sowie unbehandelten gesunden Tieren (Gruppe 9) ebenfalls Tumorzellen intravenös verimpft (Tabelle 1).

Chirurgisches Forum '84
f. experim. u. klinische Forschung
Hrsg.: L. Koslowski
© Springer, Berlin Heidelberg 1984

Tabelle 1. Darstellung der Versuchsergebnisse. Es sind jeweils die Gruppen ohne (-) und mit (+) Chemotherapie gegenübergestellt. n ist die Anzahl der Tiere jeder Gruppe, bei denen es zum Angang der Primärtumoren gekommen war, Tiere ohne Tumorangang wurden bei der Auswertung nicht berücksichtigt

Behandlung	Operation des Primärtumors		Operation des Primärtumors und Tumorzellaussaat		keine Operation des Primärtumors		keine Operation des Primärtumors, aber Tumorzellaussaat		kein Primärtumor transplantiert, nur Tumorzellaussaat
Gruppe	1	2	3	4	5	6	7	8	9
Chemotherapie	-	+	-	+	-	+	-	+	-
gestorben	0	0	3	0	0	0	5	0	24
lokale Rezidive	4	0	10	1	-	-	-	-	-
Organmetastasen	0	0	5	0	0	0	5	0	24
Lymphknoten-metastasen	4	0	12	0	3	0	10	0	24
tumorfrei nach 30 Tagen	17	24	8	23	0	12	0	6	0
n	23	24	23	24	20	20	24	16	24

Eine perioperative Chemotherapie wurde bei den Gruppen 2 und 4
durchgeführt. Zur Kontrolle wurden außerdem nicht operierte
tumortragende Tiere (Gruppe 6) sowie Tiere, die eine zusätzliche
intravenöse Tumorzellinjektion erhalten haben, systemisch thera-
piert (Gruppe 8). Als Cytostatikum wurde Cyclophosphamid verwendet, dessen Wirksamkeit beim Yoshida-Sarkom bekannt ist (2). Es
wurde eine Dosierung gewählt, die für eine sicher kurative Behandlung nicht ausreichend ist. Die Tiere erhielten unmittelbar
nach der Tumorexstirpation eine einmalige intraperitoneale Injektion von 15 mg pro kg Körpergewicht Cyclophosphamid in einer iso-
tonischen Kochsalzlösung, die gut vertragen wurde und bei keinem
Tier systemisch-toxische Erscheinungen auftreten ließ. Am 30.
Versuchstag wurden die überlebenden Tiere getötet. Alle Tiere wurden sorgfältig seziert und die Organe und Lymphknoten pathohisto-
morphologisch untersucht.

Ergebnisse

Die Angangsrate der subcutan implantierten Tumorzellen betrug
92%. Nach 6 Tagen hatten die Tumoren ein Durchschnittsgewicht
von 1,6 g erreicht. Tiere ohne gesicherten subcutanen Primärtumor
wurden bei der Versuchsauswertung nicht berücksichtigt. Die Ergebnisse im einzelnen sind in der Tabelle 1 für alle Gruppen zu-
sammengestellt. Zur Charakterisierung des subcutanen Tumorwachs-
tums, der spontanen Metastasierung und der Wirkung der alleinigen
Chemotherapie dienten die Kontrollgruppen 5 und 6. Während des
Beobachtungszeitraumes von 30 Tagen überlebten in diesen Gruppen
alle Tiere. Sämtliche unbehandelten Tiere (Gruppe 5) hatten zum
Teil monströse, zum Teil exulcerierte subcutane Tumoren. Lymphknotenmetastasen waren bei 3 von 20 Tieren aufgetreten. Organmetastasen wurden nicht gefunden. In der Therapiegruppe (Gruppe 6)
kam es bei 12 von 20 Tieren zu einem völligen Verschwinden des
Primärtumors, Lymphknoten- oder Organmetastasen waren bei keinem
Tier der Gruppe nachweisbar.

Nach alleiniger Operation der subcutanen Tumoren (Gruppe 1) kam
es bei 4 Tieren zu einem lokalen Rezidiv im Operationsgebiet.
Außerdem waren bei 4 Tieren regionäre Lymphknotenstationen tumorös
befallen. Im Beobachtungszeitraum von 30 Tagen starb jedoch kein
Tier. In der Vergleichsgruppe 2, die zusätzlich eine perioperative Chemotherapie erhalten hatte, überlebten ebenfalls sämtliche
Tiere 30 Tage. Alle Tiere waren tumorfrei und es ließen sich auch
histologisch keine lokalen Rezidive, Lymphknoten- oder Organmetastasen nachweisen. In der Gruppe 3 wurde eine intraoperative
Tumorzellaussaat durch intravenöse Tumorzellinjektion simuliert.
Danach fand sich im Vergleich zur Gruppe 1 eine deutliche Zunahme
des Auftretend lokaler Rezidive sowie von Organ- und Lymphknotenmetastasen. Nur 8 Tiere blieben tumorfrei, 3 Tiere starben innerhalb der Versuchsdauer. Bei den Tieren der Gruppe 4, bei denen
zusätzlich noch eine perioperative Chemotherapie durchgeführt wurde, trat lediglich bei einem Tier ein lokales Rezidiv auf, Lymph-
knoten- oder Organmetastasen wurden bei keinem Tier gefunden, alle
Tiere überlebten den Beobachtungszeitraum.

Bei den Gruppen 7 und 8 wurde eine Tumorzellverschleppung simuliert, jedoch keine Operation des Primärtumors durchgeführt. Ohne

gleichzeitige Chemotherapie kam es bei 5 Tieren zum Auftreten von
Organmetastasen sowie von Lymphknotenmetastasen bei insgesamt 10
Tieren. 5 Tiere verstarben innerhalb von 30 Tagen. Bei der Chemo-
therapiegruppe 8 wurden dagegen wiederum keine Lymphknoten- oder
Organmetastasen gefunden. Bei 6 Tieren war auch der Primärtumor
nicht mehr nachweisbar.

Als Kontrolle wurde schließlich noch die alleinige intravenöse
Tumorzellinjektion durchgeführt. Diese führte bei allen Tieren
nach durchschnittlich 13 Tagen zum Tode. Bei allen Tieren kam es
zum Auftreten von Organmetastasen, insbesondere waren Lungen, Ne-
bennieren, Nieren und Herzmuskel befallen. Regelmäßig fanden sich
die paravertebralen Lymphknoten tumorös verändert und häufig auch
die Thoraxwand und das Zwerchfell infiltriert.

Schlußfolgerung

In der durchgeführten Studie konnte die Wirksamkeit einer perioperativen Chemotherapie an einem Tiermodell gezeigt werden. Sowohl im Falle potentieller Tumorzellverschleppung bei der Exstirpation der subcutanen Tumoren (Gruppe 1 und 2) als auch bei einer
zusätzlichen intravenösen Tumorzellinjektion zum Zeitpunkt der
Operation, durch die eine hämatogene Tumorzellaussaat simuliert
werden sollte (Gruppe 3 und 4), ließ sich das Auftreten von lokalen Rezidiven, Lymphknoten- und Organmetastasen durch die perioperative Chemotherapie signifikant vermindern (Fischer's exakter
Test, $p < 0,05$).

Während die gewählte Cytostatikadosierung nur bei einem Teil der
Tiere der Gruppe 6 ausreichte, das Wachstum der soliden subcutanen
Tumoren zu beeinflussen, wurden zirkulierende Tumorzellen oder bei
der Operation verbliebene Tumorreste derart alteriert, daß es bei
den chemotherapierten Tieren (Gruppe 2, 3, 6 und 8) nicht zur
Manifestation von Lymphknoten- oder Organmetastasen und nur in
einem Falle zu einem lokalen Rezidiv gekommen war. Die in dieser
Untersuchung gewonnenen Ergebnisse stützen somit bei Cytostatika-
Sensibilität des Tumors das Konzept einer perioperativen Chemotherapie in seiner Wirksamkeit hinsichtlich Reduzierung des Auftretens von Tumorrezidiven bzw. manifester Fernmetastasierung.

Zusammenfassung

Die Wirkung einer perioperativen Chemotherapie auf Rezidivent-
wicklung und Metastasierung wurde in einem Tiermodell untersucht.
Männlichen Sprague-Dawley-Ratten wurde das Yoshida-Sarkom subcutan transplantiert und die gewachsenen Tumoren nach 6 Tagen exstirpiert. Gleichzeitig wurden einem Teil der Tiere Yoshida-Zellen
intravenös injiziert, um eine hämatogene Tumorzellverschleppung
zu simulieren. In beiden Gruppen, alleinige Exstirpation oder
Kombination mit der Simulation einer Tumorzellverschleppung, hatte
die perioperative Chemotherapie mit Cyclophosphamid eine signifikante Verringerung des Auftretens von lokalen Rezidiven und Metastasen im Vergleich zu den nicht cytostatisch behandelten Tieren zur Folge.

Summary

The effect of perioperative chemotherapy on development of local
recurrence or metastatic tumor growth was investigated in an animal model. Six days after subcutaneous transplantation of Yoshida
sarcoma in male Sprague-Dawley rats the growing nodules were surgically removed. At the same time some of these animals received
an intravenous injection of Yoshida cells to simulate hematogenic
tumor cell spread. In both groups, surgical removal alone and combined with a simulation of tumor cell spread, perioperative anticancer treatment with cyclophosphamide resulted in a significant
decrease in the occurrence of local and metastatic tumor growth.

Literatur

1 SCHMÄHL D, OSSWALD H, THOMAS C (1965) Experimentelle Untersuchungen über die Metastasierung des Yoshida-Sarkoms. Z Krebsforsch 67: 141-145
2 HOLST E, SIEVERS U, SCHMÄHL D (1971) Experimentelle Untersuchungen zur Chemosensibilität von Impftumoren bei unterschiedlicher Transplantationslokalisation. Z Krebsforsch 76: 325-329
3 SCHABEL FM, Rational of perioperative anticancer treatment. In:
  Metzger U (ed) Recent Results in Cancer Research. Springer, Berlin Heidelberg New York Tokyo (in Vorbereitung)

Dr. R. Bartkowski, Chirurgische Universitätsklinik Heidelberg,
Sektion Chirurgische Onkologie, Im Neuenheimer Feld 110, D-6900
Heidelberg

53. Besteht eine Autoregulation des Wachstums von Mammacarcinomzellen in vitro?

Is There Any Autoregulation of Growth of Breast Cancer Cells In Vitro?

R. Jakesz[1] und M. E. Lippman[2]

[1] I. Chirurgische Universitätsklinik Wien
[2] NCI, Medical Branch, Bethesda, Maryland

Eigene Untersuchungen haben gezeigt, daß die Proliferationsgeschwindigkeit von menschlichen Mammacarcinomzellen in vitro von der Zelldichte in Kultur drastisch beeinflußt wird (2). Unter optimalen Kulturbedingungen zeigen Zellen, kultiviert in geringer Dichte ($1,8 \times 10^3$ Zellen/cm²), eine mit 46 h etwa mehr als zweimal so lange Verdopplungszeit als Zellen in hoher Dichte (36×10^3 Zellen/cm²) mit 20 h. Die rasch proliferierenden Zellen weisen gegenüber langsamer wachsenden einen signifikanten Verlust an Östrogenreceptorgehalt (ER) auf. Diese Ergebnisse sind in erster Linie damit zu erklären, daß Mammacarcinomzellen in vitro ihr eigenes Kulturmedium konditionieren, indem sie (eine) Substanz(en) sezernieren, um so ihr eigenes Wachstum zu stimulieren. Ziel der vorliegenden Experimente war es, systematisch Kulturmedium von konfluenten MCF-7 Zellen (4) im Hinblick auf ihre Auswirkungen auf Proliferationsgeschwindigkeit, Proteinsynthese und ER-Gehalt zu untersuchen.

Methodik

MCF-7 Zellen wurden als Monolayer, wie früher beschrieben (2), kultiviert. Sobald die Zellen Konfluenz zeigten, wurden sie mittels Trypsinlösung (0,05% Trypsin, 0,02% EDTA wt/vol) suspendiert und in speziellen Kulturgefäßen mit 28 cm² Oberfläche (Linbro, McLean, Va.) in verschiedener Dichte weiter kultiviert. Zur Messung des Einbaus von radioaktivem Thymidin und Leucin erfolgte eine ein- oder zweistündige Incubation mit 1 µCi/ml. Die Radioaktivität wurde im TCA fällbaren Material an 0.45 Milliporefiltern bestimmt. Die Messung der Zellanzahl erfolgte in einem Elzone Zellzähler (Particle Data Inc. Elmhurst Il.).

Kultivierung in isoleucinfreiem Medium (3): 18×10^3 Zellen/cm² wurden in 7 ml IMEM für 48 h kultiviert und dann für 30 h in isoleucinfreiem IMEM, angereichert mit 5%igem dialysierten Kalbsserum kultiviert. Danach wurde das Medium gewechselt und die Zellen in normalem IMEM weiter kultiviert. Eigene Untersuchungen haben gezeigt, daß diese 30stündige Exposition zu einem Wachstumsstillstand und zu einem völligen Verlust an ER führt (2).

Chirurgisches Forum '84
f. experim. u. klinische Forschung
Hrsg.: L. Koslowski
© Springer, Berlin Heidelberg 1984

Konditioniertes Medium (KM): 20 x 10^3 Zellen/cm² wurden in Kulturgefäßen mit 150 cm² Oberfläche für 5 Tage kultiviert, bis sie
konfluent waren. Danach wurde das Medium gewonnen, zentrifugiert
und für maximal 7 Tage bei 0°C aufbewahrt. Knapp vor Weiterverwen-
dung des KM wurde es mit normalem frisch präpariertem IMEM entsprechend verdünnt.

Bestimmung des ER-Gehaltes: Die Konzentration an intercellulärem
ER wurde mittels eines Ganzzell-Assays gemessen (5). Die Zellen
wurden mit 5 Konzentrationen von radioaktiv markiertem 17-ß
Östradiol (E_2) (0,1 - 3,0 nM) bei 37°C für eine Stunde incubiert,
wobei die unspezifische Bindung mit Parallelincubationen mit
200fachem Überschuß an unmarkiertem E_2 gemessen wurde. Jeweils 2
x 500 µl wurden direkt der Bestimmung der Radioaktivität zugeführt, wobei diese für die jeweils gemessene Zellzahl korrigiert
wurde. Die Ergebnisse wurden mittels Scatchard-Analysen ausgedrückt und als spezifische Bindungsstellen pro Zelle mittels eines
Computermodells wiedergegeben (1).

DNA-Histogramme: Von repräsentativen Proben wurden die Zellen ge-
erntet, mit 95%igem kaltem Äthanol fixiert und mit Mithramycin
gefärbt. Die nucleäre Fluorescenz wurde in einem Los Alamos Zell-
sorter gemessen. Der DNA-Gehalt wurde pro Probe an mindestens
50.000 Zellen bestimmt und die Histogramme wie folgt ausgedrückt:
G1: Kanal 50-70, S: 71-99, G2 M: 100-140.

Ergebnisse

Wie aus Abbildung 1A hervorgeht, führt eine Exposition gegenüber
KM für 48 h zu einer deutlichen dosisabhängigen Zellprolifera-
tionssteigerung. Eine Verdünnung von 1:2 führt in mehreren Experimenten zu einer Steigerung der Zellzahl um mehr als 130%, mit zunehmender Verdünnung sinkt dieser potenzierende Effekt ab. Diese
Ergebnisse wurden durch Messung des Thymidineinbaus (Abb. 1B)
unterstützt. Die Proliferationssteigerung führt simultan zu einer
Verminderung des Receptorgehaltes von 110.000 zu etwa 40.000
Bindungsstellen pro Zelle (1C). Die Dissoziationskonstante als
Ausdruck der Affinität von E_2 zum Receptor unterscheidet sich
zwischen behandelten und unbehandelten Zellen nicht. In Ergebnissen, die nicht im Detail gezeigt werden, konnten wir nachweisen, daß ein identer Effekt auch nach 72-stündiger Exposition
gegen KM besteht. Zusätzlich konnten wir zeigen, daß auch Medium,
das von einer receptornegativen Zellinie (MDA-MB 231) konditio-
niert wurde, zu einer identen Proliferationssteigerung mit si-
multanem ER-Verlust an MCF-7 Zellen führt.

Wie bereits angeführt, führt eine 30stündige Kultivierung von
rasch proliferierenden Zellen in isoleucinfreiem Medium zur Bildung "ruhender" Zellen (2). Der Thymidineinbau sinkt dabei auf
0, und die Zellen kommen zu einem Wachstumsstillstand. Wie in
Abb. 2A angeführt, erholen sich die Zellen im Hinblick auf ihre
Proliferation nur langsam und beginnen erst etwa 60 h nach Beendigung des Isoleucinblockes mit einem exponentiellen Wachstum.
Die Zugabe von KM in einer Verdünnung von 1:2 oder von 1 nM E_2
nach Beendigung des Isoleucinblockes führt zu einem deutlich
früheren Beginn des exponentiellen Wachstums, was wesentlich kla-

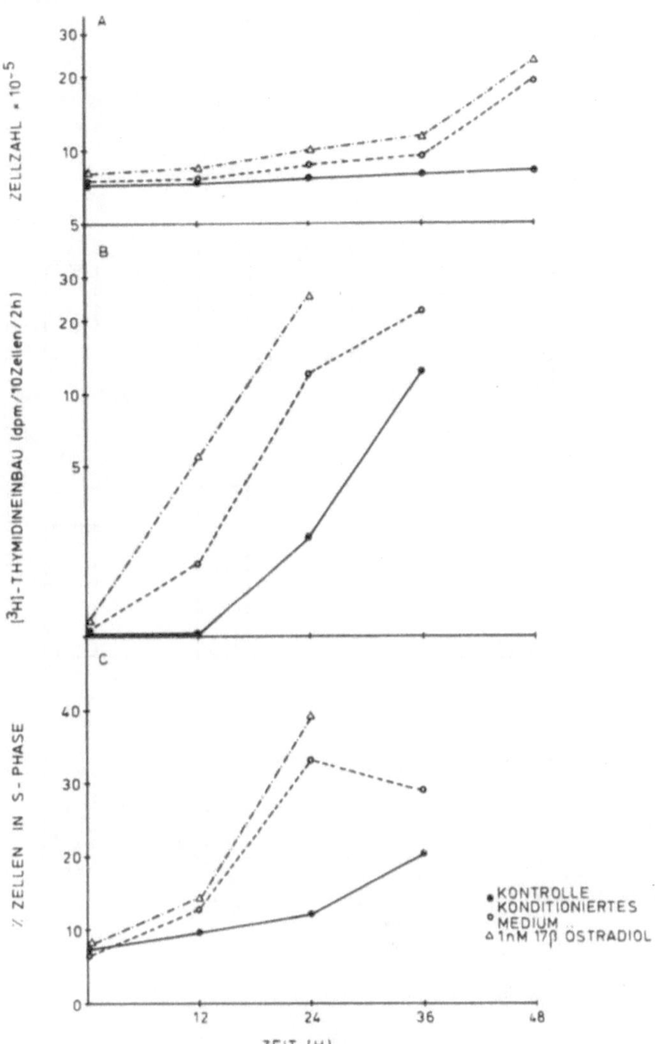

Abb. 1. Einfluß von konditioniertem Medium in 3 Verdünnungen auf die Zellproliferation und den Östrogenreceptorgehalt von langsam wachsenden MCF-7 Zellen

rer als durch die Wachstumskurve mittels des Thymidineinbaus ausgedrückt wird (Abb. 2B). So erreichten Zellen unter KM etwa 12 h vor den Kontrollzellen Normalwerte, Zellen unter E_2 18 h davor. KM führte ebenso wie E_2 24 h nach Beendigung des Isoleucinblockes zu einer zweieinhalb bis dreifachen Steigerung der Anzahl der Zellen in S-Phase (Abb. 2C), was die vorhin genannten Ergebnisse stützt.

Was nun die Regenerationsfähigkeit des ER nach Aufhebung des Isoleucinblockes betrifft, zeigt sich, daß Kontrollwerte etwa 24 h nach erneuter Kultivierung in Normalmedium erreicht werden, einem Zeitpunkt, bei dem die Zellen noch keine wesentliche Proliferationstendenz zeigen. Daraus folgt eine kalkulierte Halbwertszeit der Neusynthese von ER von 5 h. Die Kultivierung von Zellen nach Isoleucinblock in Anwesenheit von KM führt erneut zu einem drastischen ER-Verlust, der etwa 50% gegenüber Kontrollwerten nach 24 und 36 h ausmacht (Tabelle 1).

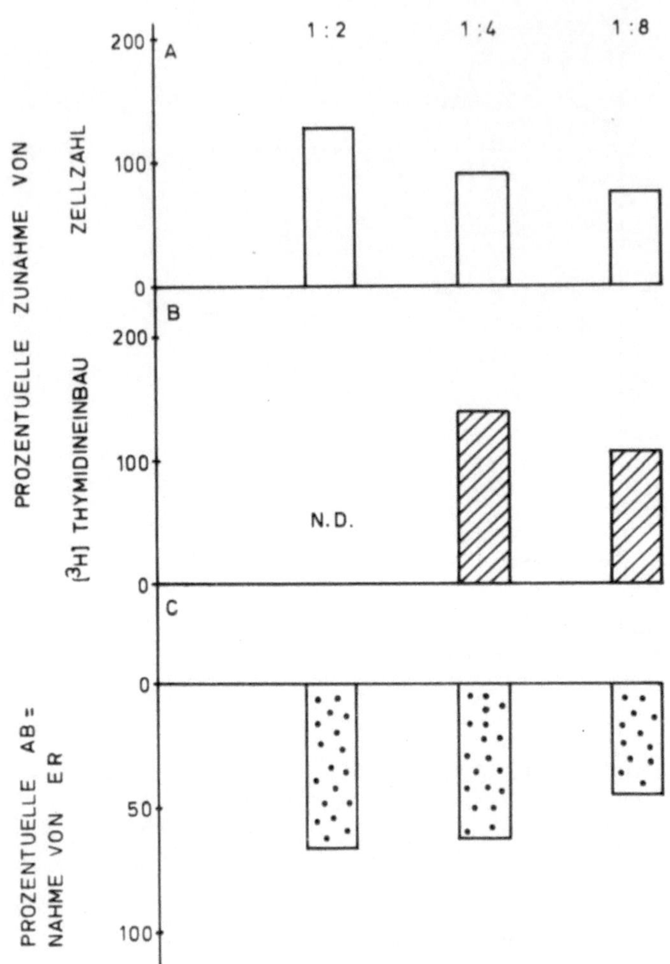

Abb. 2A–C. Auswirkung von konditioniertem Medium und Östradiol auf die Zellproliferationsstimulation von ruhenden MCF-7 Zellen

Tabelle 1. Einfluß von konditioniertem Medium (KM) auf den Östrogenreceptorgehalt (ER) von MCF-7 Zellen nach Aufhebung eines Isoleucinblockes

	Zeit (h) nach Beendigung des Isoleucinblockes				
	0	12	24	36	48
ER (Kontrolle)	0	19	95	112	73
ER (KM) Bindungsstellen x 10^{-3}/Zelle	0	23	41	66	26

Diskussion

Unsere Ergebnisse zeigen, daß normal proliferierende MCF-7 Zellen in Kultur das eigene Kulturmedium in einer solchen Weise verändern, daß der Zusatz dieses Mediums zu langsam proliferierenden oder ruhenden Zellen zu einer drastischen Proliferationsstimulierung führen. Dies läßt sich sowohl in Wachstumskurven, als mittels DNA-Syntheserate sowie der Anzahl der Zellen in S-Phase nachweisen. Verbunden mit dieser Wachstumssteigerung kommt es zu einem simultanen Verlust an ER ohne wesentliche Beeinträchtigung der Gesamtproteinsynthese. Die aus der Neusyntheserate kalkulierte Halbwertszeit des ER von etwa 5 h zeigt, daß er damit zu den eher kurzlebigen Proteinen zählt. Klar geht aus diesen Untersuchungen hervor, daß der ER auch in Kultur keine absolute Größe darstellt, sondern sehr wohl deutlich von der Zellproliferation abhängt. Eine gute Korrelation besteht somit zu klinischen Ergebnissen, die zeigen, daß undifferenzierte, rasch proliferierende Mammacarcinome häufig ER-negativ sind.

Zusammenfassung

An zwei unterschiedlichen Modellen wird gezeigt, daß Mammacarcinomzellen in vitro Wachstumsfaktoren in das Kulturmedium sezernieren, die ihr eigenes Wachstum stimulieren. Dieser positive Effekt von konditioniertem Medium zeigt sich an langsam proliferierenden Zellen als auch an solchen, die in eine Ruhephase versetzt wurden. Mit der Proliferationssteigerung ist ein Verlust an Östrogenreceptor verbunden. Die Exposition von Zellen gegenüber isoleucinfreies Medium erweist sich als ausgezeichnetes Modell, um eine Proliferationsstimulierung zu untersuchen. Der Östrogenreceptor hat eine Halbwertszeit in der Neusynthese von 5 Stunden.

Summary

Breast cancer cells in vitro secrete certain factors in the culture medium which stimulate their own growth. Conditioned medium derived from MCF-7 cells exhibits its growth stimulatory effect in slowly proliferating and resting cells. This stimulation of growth is combined with a profound decrease in ER levels. Culturing of cells in isoleucine-free medium provides an excellent model for producing resting cells and investigating growth stimulatory agents. ER has a $t_{1/2}$ of 5 h.

Literatur

1 AITKEN S, LIPPMAN M (1977) J Steroid Biochem 8: 77-94
2 JAKESZ R, SMITH CA, AITKEN S, HUFF K, SCHUETTE W, SHACKNEY S, LIPPMAN M (in press) Cancer Res
3 LEY KS, TOBEY RA (1970) J Cell Biol 97: 453-459
4 SOULE HD, VASQUEZ J, LONG A, ALBERT S, BRENNAN M (1973) J Natl Cancer Inst 51: 1409-1416
5 STROBL JS, KASID A, HUFF KK, LIPPMAN M (in press) Cancer Res

Dr. R. Jakesz, I. Chirurgische Universitätsklinik Wien, Alser Straße 4, A-1090 Wien

54. Fluktuationen von immunkompetenten Zellen in Mäusemilzen unter Tumorwachstum – in vivo Monitoring durch Feinnadelaspirationscytologie

Fluctuations of Spelnic Immune Cells in Mice During Tumor Growth: In Vivo Monitoring by Fine Needle Aspiration Cytology

C. Lersch, C. Hammer, M. Thiel und W. Brendel

Institut für Chirurgische Forschung der Universität München, Klinikum Großhadern

Zur Kooperation bei Immunantworten wandern B- und T-Lymphocyten und Makrophagen in die Milz (1). Deshalb konnten in Mäusen mit progredientem Tumorwachstum u.a. zeitabhängige Zu- bzw. Abnahmen der T- und B-Zellzahlen in der Milz beobachtet werden (2).

Bisher mußten für die Studien solcher Zellverschiebungen die Tiere splenektomiert werden. Dabei wurden die in einem Gesamtkollektiv von Versuchstieren gesammelten Daten als repräsentativ für die spezifischen immunologischen Vorgänge in den Milzen individueller Tiere angesehen. Durch subcutane (s.c.) Verlagerung von Milzen in Mäusen und anschließende tägliche Feinnadelaspirationsbiopsien (FNAB) war es nunmehr erstmals möglich, individuelle Veränderungen der prozentualen Verhältnisse der Milzzellpopulationen in vivo zu verfolgen. Dadurch konnten außerdem 300 Versuchstiere, die bisher für die Gewinnung des gleichen Datenmaterials getötet werden mußten, eingespart werden.

Material und Methodik

NRMJ-Mäuse (n = 12) wurden laparotomiert, deren Milzen mobilisiert und zwischen Abdominalmusculatur und Subcutis fixiert. Nach 4 Wochen waren die Operationswunden verheilt. FNAB wurden in nahezu täglichen Abständen durchgeführt. Spinalnadeln (B-D, 90-7,226 3 1/2) wurden in den oberen oder unteren Milzpol eingestochen. Die Milz wurde mit Daumen und Zeigefinger der linken Hand festgehalten. Nach Entfernen des Mandrins aus der Kanüle wurde eine mit 1 ml Hanks Lösung gefüllte 5 ml Plastikspritze auf der Nadel befestigt. Durch Sog wurden Milzzellen aspiriert. Ein Teil der Zellen wurde mittels einer Cytozentrifuge "Cytospin 2" (Shandon, England) auf Objektträger ausgebreitet, und mit May-Grünwald-Giemsa-Lösung gefärbt. Der Rest der aspirierten Zellen wurde auf 2 Röhrchen verteilt und mit fluoresceinkonjugierten Anti-mouse-gamma-globulin (Behring Institut, Marburg/Lahn) oder mit anti-mouse-IgG-antibody (Tago inc., Burlingame Ca., USA) für 30 min incubiert, gewaschen und unter dem Fluorescenzmikroskop ausgewertet.

Chirurgisches Forum '84
f. experim. u. klinische Forschung
Hrsg.: L. Koslowski
© Springer, Berlin Heidelberg 1984

Nach 10 Tagen - in dieser Zeit wurden 7 Kontroll-FNAB durchgeführt - wurden den Mäusen 7 x 10^9 Lewis-Lung Tumorzellen subcutan inoculiert. Die tumortragenden Mäuse wurden bis zum Tod in
2-tägigen Abständen biopsiert.

Für die statistische Auswertung der Ergebnisse wurde der Wilcoxon Test angewendet.

Ergebnisse

In Tabelle 1 sind die Ergebnisse zusammengefaßt. Im Blut (PB)
wurden vor der Tumorinoculation 88,4 $\pm$ 4,9% Lymphocyten (Ly) und
11,4 $\pm$ 4,9% Polimorphkernige (PMN) gezählt. In den Milzen waren
die prozentualen Anteile der PMN und Ly gegenüber denen im PB
niedriger, da in diesen zusätzlich erythropoetische und granulo-
poetische Zellen und Milzparenchymzellen gefunden wurden. Ab dem
2. - 5. Tag nach Tumorinoculation stieg die Zahl der PMN in der
Milz und kurz darauf auch im PB signifikant an. Die Zahl der Ly
nahm entsprechend ab.

Tabelle 1. Lymphocyten (Ly), Polymorphkernige (PMN), Ig- und
IgG-positive Zellen (Ig+, IgG+) in Milzen von Mäusen (n = 9) vor
und nach Tumorinoculation (Tu)

	Ly (%)	PMN (%)	Ig+ (%)	IgG+ (%)	
prae Tu	28,5$\pm$8,4	9,1$\pm$5,2	49,2$\pm$5,8	37,8$\pm$5,8	p < 0,001
28d post Tu	20,4$\pm$5,7	65,6$\pm$9,1	29,4$\pm$9,3	15,8$\pm$7,9	

4 - 5 Tage vor dem Tod der Mäuse - 24 - 42 Tage nach Tumorinoculation - waren 10,6 $\pm$ 3,5% Ly und 89,4 $\pm$ 3,5% PMN im PB. In den
Milzen befanden sich zu dieser Zeit noch etwa doppelt so viel Ly
und entsprechend weniger PMN und PMN-Vorstufen.

Von 3 Mäusen wurden die inoculierten Tumoren vom 7. Tag an abgestoßen. Die bis dahin für Tumortiere typischen Veränderungen der
Zellzahlen normalisierten sich wieder bis zum 20. Tag nach Tumorinoculation.

Diskussion

Durch s.c. Milzverlagerung und FNAB war es erstmals möglich, an
nur 12 Mäusen hoch signifikante Werte für die Veränderungen der
Anteile von immunkompetenten Zellen in Milzen unter Tumorwachs-
tum zu erhalten. Besonders auffällig war die schon 2 Tage nach
Tumorinoculation beobachtete Steigerung der Granulopoese in den
Milzen. DELMONTE (3) hatte diese für Mäuse mit fortgeschrittenen
Mammatumoren früher beschrieben. Kürzlich berichteten TSUNAWAKI
et al. (4) über spezifische antikörperabhängige Cytolysen von
Tumorzellen durch PMN.

Die Abnahme der Ig- und IgG-positiven Zellen in Milzen unter Tumorwachstum hatten LEE et al. (2) in ähnlicher Weise bei Mäusen mit Mammatumoren gesehen.

In weiteren Untersuchungen sollen nun die funktionellen Eigenschaften der aspirierten Milzzellen - insbesondere der Granulocyten - in vitro untersucht werden.

Zusammenfassung

Durch subcutane Verlagerung von Milzen in 12 NRMJ-Mäusen und anschließende Feinnadelaspirationsbiopsien (FNAB) war es erstmals möglich, individuelle Verschiebungen von Milzzellpopulationen unter Tumorwachstum in vivo zu verfolgen. Nach subcutaner Injektion von 7 x 10^9 Lewis Lung Tumorzellen am Tag 0 kam es 2 Tage später zu einem signifikanten Anstieg der Granulocyten und einem Abfall der Lymphocyten in den Milzen. In 3 Mäusen wurde der Tumor am Tag 7 abgestoßen. Hier normalisierten sich die prozentualen Zellanteile bis zum 20. Tag.

Summary

Following subcutaneous transposition of spleens and fine-needle aspiration biopsies (FNAB) taken at short intervals, it was possible for the first time to monitor spleen cell traffic in individual Lewis lung tumor-bearing mice over a period of 4 weeks. Two days after the subcutaneous inoculation of 7 x 10^9 tumor cells, a significant increase of splenic PMN and a corresponding decrease of lymphocytes was observed. Twenty days after tumor inoculation, percentages of PMB and lymphocytes became normal in three mice rejecting the tumors.

Literatur

1 BARGMANN W (1977) Histologie und mikroskopische Anatomie des Menschen. 4.5. Milz. Thieme, Stuttgart, p 225-265
2 LEE MY, ROSSE C (1982) Depletion of Lymphocyte Subpopulations in Primary and Secondary Lymphoid Organs of Mice by a Transplanted Granulocytosis - Inducing Mammary Carcinoma. Cancer Res 42: 1255-1260
3 DELMONTE L, LIEBELT AG, LIEBELT RA (1966) Granulopoiesis and Thrombopoiesis in Mice Bearing Transplanted Mammary Cancer. Cancer Res 26: 149-159
4 TSUNAWAKI S, IKENAMI M, MIZUNO D, YAMAZAKI M (1983) Mechanisms of Lectin- and Antibody-Dependent Polymorphonuclear Leukocyte-Mediated Cytolysis. Gann 74: 258-272

Dr. C. Lersch, Institut für Chirurgische Forschung der Universität München, Klinikum Großhadern, Marchioninistr. 15, D-8000 München 70

55. Stimulation der Immunabwehr bei Patienten mit Rectumcarcinom durch Kryochirurgie

Stimulation of the Immune Response by Crysosurgery in Patients with Rectum Carcinoma

C. Ganghoff, C. Lersch, N. Demmel und C. Hammer

Institut für Chirurgische Forschung und Chirurgische Klinik der Universität München

Kryochirurgische Therapie bietet sich als Monotherapie in allen Fällen von oberflächlichen benignen, prämalignen und malignen Zellveränderungen an (1). Sie ist bei Patienten aller Alters- und Morbiditätsstufen anwendbar. Beim inoperablen Rectumcarcinom des älteren Menschen führt die Vereisung intraluminär wachsender Tumorknoten zum Nachlassen der subjektiven Beschwerden (2) und zu teilweise kompletten Tumoremissionen. Diese Beobachtung ließ vermuten, daß durch Kryochirurgie eine gegen den Tumor gerichtete Immunantwort induziert wird. Sowohl humorale als auch zellgebundene Immunreaktionen sind beschrieben worden (1).

36 Patienten mit Rectumcarcinom wurden deshalb vor und nach Kryotherapie auf humorale spezifische Tumorantikörper untersucht.

Patienten und Methode

In den letzten 3 Jahren wurden 18 Frauen und 18 Männer (Durchschnittsalter: $75,3 \pm 8,9$ Jahre) mit inoperablen Rectumcarcinomen kryochirurgisch behandelt. Mittels einer mit flüssigem Stickstoff gekühlten Sonde (Erbokryo PS, Erbe Elektromedizin GmbH, Tübingen) wurden die Tumoren bei $-160°C$ mehrfach vereist. Knipsbiopsien aus dem Tumor und Entnahmen von peripherem Blut erfolgten vor der Therapie und in 2-4 wöchigen Abständen danach. Das entnommene Biopsiematerial wurde durch Zerreiben über ein Drahtgitter zu Einzelzellsuspensionen verarbeitet. Diese wurden mit dem aus peripheren Blut gewonnenem Serum 30 min bei Zimmertemperatur incubiert. Nach zweimaligem Waschen folgte die Incubation der Zellen mit FJTC-markierten anti-Human IgA-, IgM- oder IgG-Antikörpern (Behring Institut, Marburg/Lahn). Nach weiterem Waschen wurden die Zellen unter dem Fluorescenzmikroskop ausgezählt.

Ergebnisse

In Tabelle 1 sind die Ergebnisse zusammengefaßt. Bei 76 % der 36 Patienten konnten an Tumorzellen gebundene IgM-Antikörper nach

Chirurgisches Forum '84
f. experim. u. klinische Forschung
Hrsg.: L. Koslowski
© Springer, Berlin Heidelberg 1984

Tabelle 1. Verteilung der immunfluorescenzpositiven (IgM) Patienten nach Tumorstaging und Differenzierungsgrad ( ) = n ausgewertet

CS	Meta.		G1	G2	G3	Ges.n.	%
II	+	n=	-(-)	-(-)	-(-)	-(-)	0
II	-	n=	-(-)	-(1)	-(-)	-(1)	0
III	+	n=	-(-)	4(5)	-(-)	4(5)	80
III	-	n=	2(4)	10(15)	1(1)	13(20)	65
IV	+	n=	-(-)	1(2)	2(2)	3(4)	75
IV	-	n=	-(-)	5(5)	1(1)	6(6)	100
	Ges.	n=	2(4)	20(28)	4(4)	26(36)	72
		%	50	71	100	72	

Kryotherapie nachgewiesen werden. Bei 8 % war der Befund fraglich positiv. Vor Kryotherapie wurden bei keinem der Patienten gegen Tumorzellen gerichtete Antikörper gefunden. Patienten mit Metastasen hatten etwas häufiger IgM-Antikörper (78 %) als diejenigen ohne Metastasen (70 %). Die IgM-Antikörper traten zu verschiedenen Zeiten nach Kryotherapie auf, im Mittel nach 14 - 21 Tagen. Antikörper der IgG- und IgA-Klasse waren nur sporadisch auf Tumorzellen von wenigen Patienten.

Die auf Tumorzellen nachweisbaren IgM-Antikörper traten unabhängig von der Höhe des IgM-Spiegels im Blut der Patienten auf.

Diskussion

Nach Kryoläsionen an Geweben des Magendarmtraktes kommt es u.a. zu einer ausgeprägten Proliferation der B-unabhängigen, perifollikulär lokalisierten Lymphocyten (1). Kryotherapie von Prostatacarcinomen ruft einen Anstieg der Antikörper des IgM-Types hervor (3). Ein Anstieg der IgM-Antikörper im Serum konnte bei den Patienten mit Rectumcarcinomen nur selten nachgewiesen werden. Dagegen nahm die Intensität der Fluorescenz auf den Tumorzellen nach mehrmaliger Kryotherapie zu, was auf eine dichtere Besetzung der Zelloberfläche mit IgM-Antikörpern hinweist.

Für die Entstehung der beobachteten humoralen Immunantwort werden zwei mögliche Mechanismen diskutiert (1):

1. Durch die Gefrierung von Geweben werden sequestrierte, intracelluläre Antigene freigesetzt, die vorher keinen Kontakt mit dem Immunsystem hatten.
2. Oberflächenantigene werden durch Denaturierung der Proteine oder Polypeptide modifiziert und im Sinne der Immunsurveillance als fremd erkannt.

Im weiteren soll nun die mögliche Cytotoxizität der IgM-Antikörper geprüft werden. Das die Immunantwort auslösende Antigen kann möglicherweise mit Hilfe von histologischen Schnitten von gefrorenem Gewebe und mit der PAP-Methode lokalisiert werden.

Zusammenfassung

In den letzten 3 Jahren wurden 36 Patienten (Durchschnittsalter: 75,3 ± 8,9 Jahre) mit inoperablen Rectumcarcinomen vor und nach Kryotherapie auf humorale Immunreaktionen untersucht. Knipsbiopsien und Blutproben wurden vor und nach der Vereisung der Tumoren auf -160°C entnommen. Nach Kryotherapie konnten mittels der Immunfluorescenztechnik bei 78 % der Patienten mit Metastasen und bei 70 % derer ohne Metastasen tumorspezifische IgM-Antikörper nachgewiesen werden. IgG- und IgA-Antikörper wurden nur sporadisch auf Tumorzellen nach Vereisung gefunden.

Summary

Humoral immune responses were monitored in 36 patients (mean age 75.3 ± 8.9 years) suffering from rectum carcinoma before and after cryosurgical therapy. Tumor biopsies and blood samples were taken before and after freezing tumors to -160°C, and 78% of the patients with metastasizing tumors and 70% of those without metastases had IgM antibodies as detected by immunofluorescence. IgG and IgA antibodies were found in only a few patients.

Literatur

1 HELPAP B (1980) Der kryochirurgische Eingriff und seine Folgen. Thieme, Stuttgart
2 WALZEL C (1978) Der heutige Stand der Kryochirurgie. Chirurg 49: 202-208
3 ABLIN RJ, GUINAN PD (1979) Immunologic Phenomena Induced by Cryosurgery. Immunodiagnosis and Immunotherapy of Malignant Tumors. Springer, Berlin Heidelberg New York, p 282-304

Dr. O. Ganghoff, Institut für Chirurgische Forschung der Universität München, Klinikum Großhadern, Marchioninistr. 15, D-8000 München 70

56. Serum- und Gewebespiegelmessungen nach intraarterieller Cytostatikainfusion bzw. Chemoembolisation und deren klinische Bedeutung

Serum and Tissue Levels After Intraarterial Cytostatic Infusion and Chemoembolization: Clinical Significance

K. H. Schultheis[1], H. G. Schiefer[2], R. Pust[3], Ch. Stambolis[4], K. H. Wille[5] und H. Harbach[1*]

Aus dem [1]Zentrum für Chirurgie der Justus-Liebig-Universität Gießen, [2]Institut für medizinische Mikrobiologie, [3]Zentrum für Urologie, [4]Zentrum für Pathologie, [5]Institut für Veterinäranatomie der Justus-Liebig-Universität Gießen

Bei inoperablen Tumoren und Metastasen bieten sich die regionale Cytostatikainfusion (5) und die Embolisation (1) als konkurrierende Therapiemaßnahmen an. Eine Kombination aus lokaler Cytostase und Embolisation stellt die Chemoembolisation dar (3). Zu diesem Zweck wird die capilläre Embolisationssubstanz Ethibloc mit dem jeweilig notwendigen Cytostatikum gemischt. Nach Embolisation diffundiert dann das Cytostatikum im Tumorcapillarbett aus (3). Zielsetzung dieser Untersuchung war es, den Unterschied zwischen intraarterieller Infusion und Chemoembolisation aufzuzeigen.

Material und Methodik

Für sämtliche Versuche wurde Mitomycin** als Cytostatikum und die alkoholische Prolaminlösung Ethibloc*** als Embolisationssubstanz verwandt.

Serie I: Bei je 14 Kaninchen ($\bar{x}$ 3,58 $\pm$ 0,39 kg) wurden agiographisch die Nierenarterie mit 10 mg Mitomycin C gelöst in 10 ml Kochsalz infundiert (Gruppe 1) bzw. die Arterie mit 1 ml Ethibloc gemischt mit 10 mg Mitomycin C chemoembolisiert (Gruppe 2). Nach 10, 20, 30, 60, 120, 210, 300 min, 7, 11 und 24 h wurde die Mitomycinkonzentration im Serum mit Hilfe des Agar-Diffusionstestes – Teststamm B subtilis bzw. E. coli ATCC 11303 – bestimmt. 24 h nach Therapiebeginn wurde die Mitomycin-Konzentration im Nierengewebe nach Abtöten der Tiere wie oben ermittelt. Zu diesem Zweck

---

*Diese Arbeit enthält wesentliche Teile der Dissertation von Heinz Harbach
 **Fa. Medac, Hamburg
***Firma Ethicon, Hamburg-Norderstedt

Chirurgisches Forum '84
f. experim. u. klinische Forschung
Hrsg.: L. Koslowski
© Springer, Berlin Heidelberg 1984

wurden aus verschiedenen Abschnitten der Niere 6 x 0,5 cm Durch-
messer - 0,1 g schwere Stanzzylinder entnommen und in die Agar-
Platte eingelegt. Nur embolisierte Kaninchennieren dienten als
Kontrolle.

Serie II: Bei 17 Bastardhunden ($\bar{x}$ = 10,32 $\pm$ 0,99 kg) wurde je
10 mg Mitomycin C, gelöst in 10 ml Kochsalz, intravenös infundiert (n = 2), in die A. renalis intraarteriell infundiert (n = 6)
bzw. mit je 1 ml Ethibloc plus 10 mg Mitomycin C chemoembolisiert (n = 9). Die Mitomycinclearance konnte anhand der Serum-
und Urinkonzentrationen 10, 20, 30, 60, 120, 210 und 300 min nach
Therapiebeginn berechnet werden. Nach 1, 2, 3 Tagen wurden die
Gewebekonzentrationen der Nieren wie in Serie I bei den intraarteriell infundierten (n = 2, 2, 2) und chemoembolisierten Tieren (n = 2, 3, 3) bestimmt. Ein chemoembolisiertes Tier lebt als
Langzeitkontrolle.

Serie III: Bei je 6 Göttinger Minischweinen ($\bar{x}$ = 26,08 $\pm$ 1,7 kg)
wurden je 10 mg Mitomycin C gelöst in 10 ml Kochsalzlösung i.v.
infundiert (n = 2), die A. hepatica sinistra nach Laparotomie
intraarteriell infundiert (n = 2) bzw. mit je 1 ml Ethibloc +
10 mg Mitomycin chemoembolisiert (n = 2). Die Mitomycinserumkon-
zentrationen wurden nach 5, 10, 20, 30, 40, 50, 60, 120 min,
4, 8, 16, 32 h bestimmt. 20 min nach Operationsbeginn sowie am
3. Tag nach Abtöten der Tiere fand die Konzentrationsbestimmung
von Mitomycin C im Lebergewebe statt.

Ergebnisse

Serie I: Nach intraarterieller Infusion waren die Mitomycinserum-
spiegel initial nach 10 min signifikant (p = 0,01) höher als nach
Chemoembolisation. 2 h nach intraarterieller Infusion war das
Mitomycin im Serum nicht mehr nachweisbar, wogegen nach Chemoembolisation nach 11 h Mitomycin in einer Konzentration von 0,16 $\pm$
0,08 mcg/ml im Serum nachweisbar war (Abb. 1). Die Gewebespiegel-
messungen nach 24 h ergaben nach Chemoembolisation eine Konzentration von 9,28 mcg/g $\pm$ 4,180 mcg/g gegenüber 2,216 $\pm$ 0,526
mcg/g (p = 0,01) nach intraarterieller Infusion.

Serie II: Die Mitomycinclearance beim Hund zeigte nach Chemoembolisation ebenfalls niedrigere Werte als nach systemischer
und nach intraarterieller Infusion (Abb. 2). Bei den Mitomycin-
gewebespiegeln fand sich nach 1 und 2 Tagen kein signifikanter
Unterschied, was mit der Rückresorption dieser Substanz in der
Niere begründet ist (4). Ein signifikanter Unterschied war erst
am 3. Tag meßbar (1,627 $\pm$ 0,003 mcg/g nach intraarterieller Infusion, 3,516 $\pm$ 0,596 mcg/g nach Chemoembolisation, p = 0,05).

Serie III: Nach intravenöser Mitomycininfusion waren die Serum-
spiegel deutlich höher als nach intraarterieller Infusion bzw.
Chemoembolisation (Abb. 3). Im Lebergewebe konnte nach 20 min und
3 Tagen weder nach intravenöser, intraarterieller noch nach
Chemoembolisation Mitomycin C nachgewiesen werden. Dies ist jedoch durch die schnelle Inaktivierung des Mitomycins im Lebergewebe zu erklären, wie es auch von anderen Autoren beschrieben
wird.

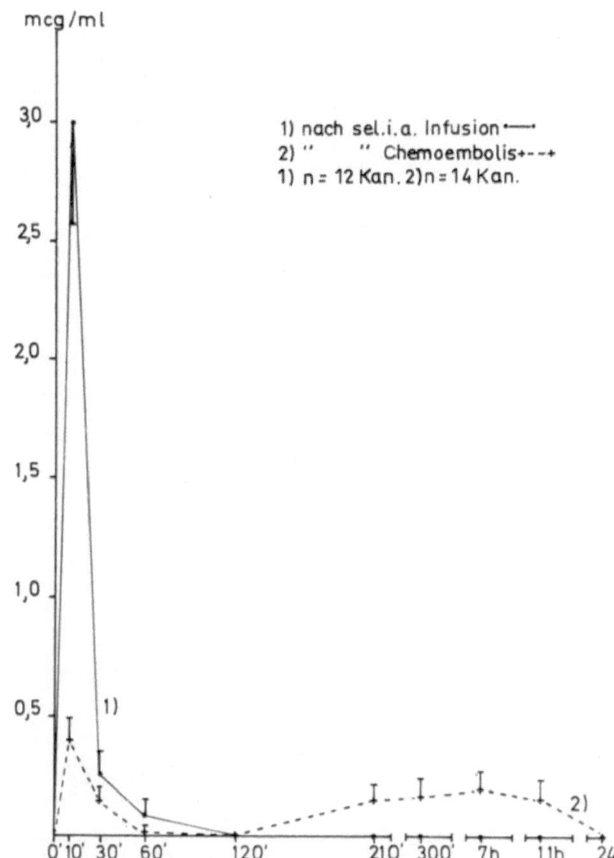

*Abb. 1. Mitomycin C-Serum-
konzentration beim Kanin-
chen*

Diskussion

Die vorliegenden Untersuchungen zeigen, daß nach Chemoembolisation das Cytostatikum protrahiert aus der Embolisationssubstanz
abgegeben wird und somit systemisch eine geringere Belastung des
Organismus eintritt als nach intraarterieller oder intravenöser
Therapie. Gleichzeitig konnte eine signifikant längere und
höhere Wirksamkeit des Cytostatikums am gesunden Nierenorgan aufgezeigt werden. Für die Leber ist dieser Beweis nicht möglich,
da eine extrem schnelle Inaktivierung des cytostatisch wirksamen
Antibioticums im Organ stattfindet (4). Klinisch bietet sich somit die Chemoembolisation als zwei konkurrierende Therapiemaßnahmen vereinigende palliative Therapieform bei inoperablen Tumoren
und Metastasen an, zumal für alkylierende Substanzen in vitro
schon eine Wirkungsverstärkung durch Hypoxie beschrieben worden
ist. Wir haben das Verfahren der Chemoembolisation bei bisher 9
Patienten an unserer Klinik therapeutisch eingesetzt, wobei unterschiedliche Cytostatika zum Einsatz kamen.

Summary

After chemoembolization the cytostatic agent is released slowly
from the embolus over a long period, causing less systemic

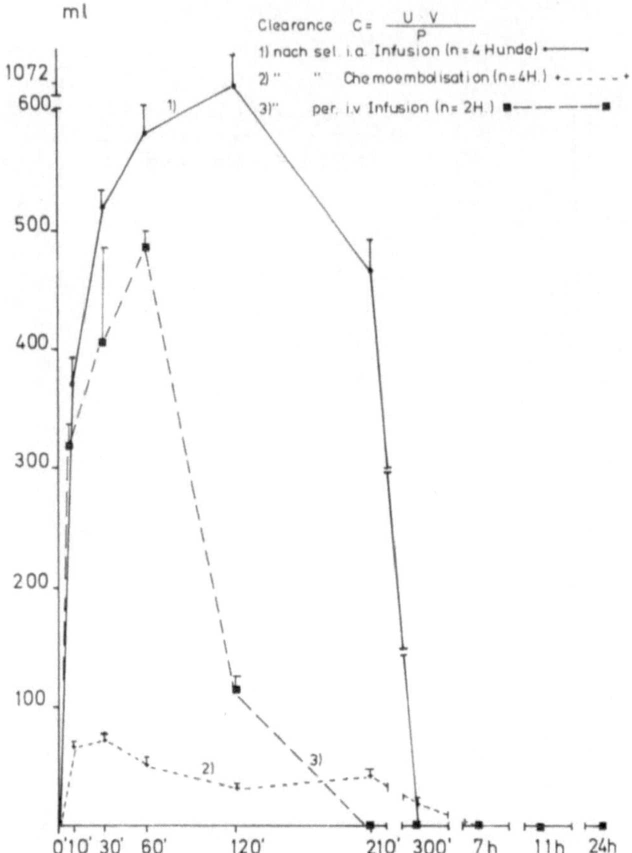

Abb. 2. Mitomycin C-Clearance beim Hund

1. 10 mg Mitomycin C i.v. ■ (n = 2)
2. 10 mg Mitomycin C i.a. ● (a. hepatica sinistra) n = 2
3. 10 mg Mitomycin + 1 ml Ethibloc® = Chemoembolisation ▲ (n = 2)

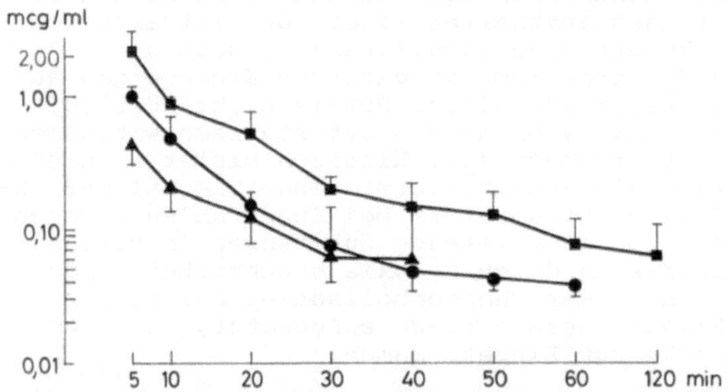

Abb. 3. Mitomycin C-Konzentration im Serum nach systemischer, intraarterieller Infusion und Chemoembolisation

distress to the organism than after intraarterial or intravenous therapy. In addition, the cytostatic agent showed a significantly longer and greater effectiveness in the healthy kidney. This cannot be shown in the liver, as this organ inactivates the cytostatic antibiotic very quickly (4). Clinically, chemoembolization is a palliative therapy which combines two concurrent treatment measures in the management of inoperable tumors and metastases, especially as a reinforcement of effectiveness through hypoxia has been described for alkylating substances. We have used various cytostatic agents in therapeutic chemoembolization in nine patients so far in our clinic.

<u>Literatur</u>

1 CHUANG VP, WALLACE S (1980) Current Status of Transcatheter Management of Neoplasms. Cardiovasc Intervent Radiol 3: 256-267
2 KENNEDY KA, ROCKWELL S, SARTORELLI AC (1980) Preferential Activation of Mitomycin C to Cytotoxic. Cancer Res 40: 2356-2360
3 SCHULTHEIS KH, HENNEKING K, REHM KE, ECKE H, SCHIEFER HG, BREITHAUPT H (1982) Untersuchungen über die Freisetzungskinetik verschiedener Chemotherapeutika aus einer viskösen, im feuchten Milieu schnell aushärtenden Aminosäurelösung und ihre mögliche klinische Anwendung. Chir Forum 1982 für experim. und klinische Forschung, Weller S (Hrsg). Springer, Berlin Heidelberg New York, p 199-205
4 SCHWARTZ HS, PHILIPS FS (1961) Pharmacology of Mitomycin C. II. Renal Excretion and Metabolism by Tissue Homogenates. Pharmacol Exp Ther 133: 355-342
5 SCHWEMMLE K, AIGNER K (1983) Vascular Perfusion in Cancer Therapy. Recent Results in Cancer Research. Springer, Berlin Heidelberg New York Tokyo

Dr. K.H. Schultheis, Zentrum für Chirurgie der Justus-Liebig-Universität Gießen, Klinikstr. 29, D-6300 Gießen

57. Einfluß lokaler Hyperthermie auf die Capillarperfusion des amelanotischen Melanoms A-Mel-3

Capillary Perfusion of the Amelanotic Melanoma A-Mel-3 in the Hamster After Local Hyperthermia

J. Voges, A. Lehmann und B. Endrich

Abteilung für Experimentelle Chirurgie, Chirurgisches Zentrum
der Universität Heidelberg

Maligne Tumoren weisen in vivo eine gegenüber gesundem Gewebe
gesteigerte Thermosensibilität auf (5). Als Ursache werden hyper-
thermiespezifische Effekte auf die weitgehend durch Neovascula-
risation entstandene, chaotische Mikrozirkulation von Malignomen
diskutiert.
Ziele dieser Untersuchungen waren:

1. die Messung der Durchblutung in der Mikrozirkulation eines
   malignen Melanoms nach lokaler Erwärmung,
2. die Zuordnung der mikrohämodynamischen Veränderungen zu einzelnen Segmenten der terminalen Tumorstrombahn.

Methodik

22 syrischen Goldhamstern wurde eine transparente Kammer in die
Rückenhaut und zwei Dauerkatheter in a. carotis und v. jugularis
implantiert (1). Nach 48 h erfolgte bei 17 Tieren die Transplantation von 4 $\bar{x}$ 10^4 Zellen des amelanotischen Hamstermelanoms
A-Mel-3 auf das in der Kammer befindliche Subcutangewebe. 5 Tage
später, bei einem mittleren Tumordurchmesser von 3 mm, wurde am
wachen Tier die Tumormikrozirkulation unter dem Vitalmikroskop
beobachtet sowie die capilläre Durchblutung (Fernsehbildanalyse)
(2) und der lokale Gewebe-pO$_2$ (MDO) (4) bestimmt. Messungen erfolgten bei 30°C sowie 15 min nach Erreichen einer Tumortemperatur
von 35°C, 40°C und 42,5°C.

Lokale Hyperthermie wurde mit einem unter der Hautkammer fixier-
ten und von H$_2$O perfundierten Wärmeaustauscher induziert. Zusätzlich wurde der Tumor mit physiologischer Ringerlösung, die auf
den jeweils vorgegebenen Temperaturwert erwärmt war, superfun-
diert. Zur Temperaturkontrolle befand sich eine Temperatursonde
im Tumor. Eine Rectalsonde diente zur Registrierung der Körper-
temperatur des Versuchstieres.

Chirurgisches Forum '84
f. experim. u. klinische Forschung
Hrsg.: L. Koslowski
© Springer, Berlin Heidelberg 1984

Ergebnisse

Bei Erwärmung der Hautkammer bestand nach 15 min maximale Kapillarperfusion im Tumor. Die capilläre Durchblutung (volume flow) war im amelanotischen Melanom signifikant von 1,7 $\pm$ 0,17 auf 3,1 $\pm$ 0,31 ml/min x 10^{-5} (p < 0,001) (n = 69) (Abb. 1), der mittlere lokale Gewebe-pO$_2$ von 8,8 mm Hg auf 18,5 mm Hg angestiegen (Abb. 2).

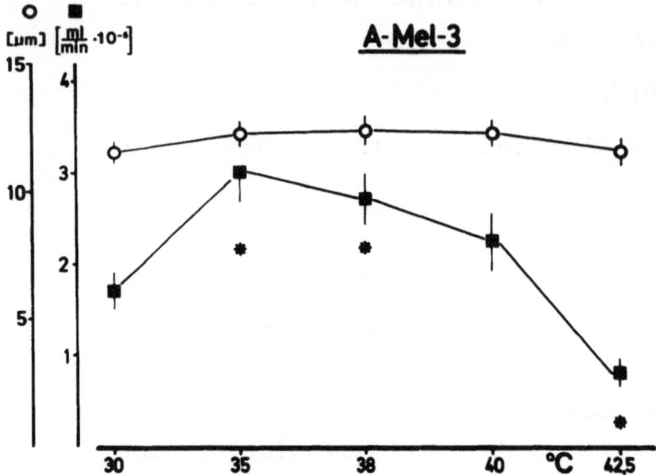

*Abb. 1. Capillardurchmesser (O) sowie Durchblutung der Capillaren (Volumenfluß (■)) des amelanotischen Melanoms bei Steigerung der Tumortemperatur von 30°C bis 42,5°C durch lokale Erwärmung (x $\pm$ SEM, * p < 0,001, Student's t-test für verbundene Stichproben)*

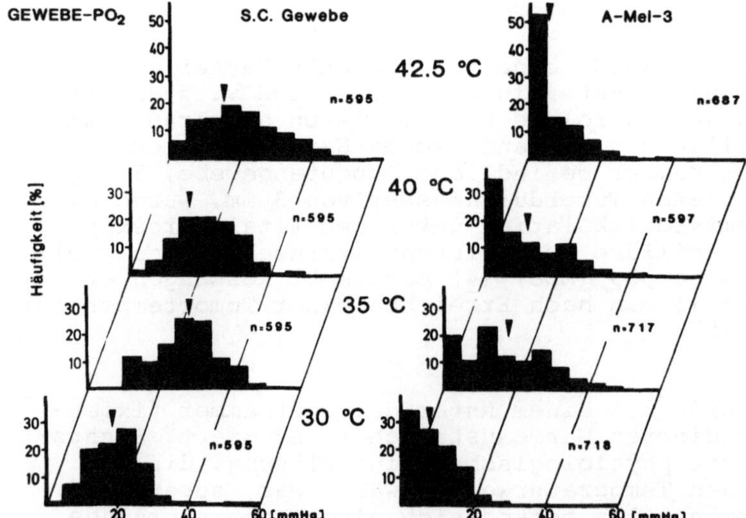

Abb. 2. Häufigkeitsverteilung des lokalen pO$_2$ im s.c.-Gewebe der Hautkammer sowie auf der Oberfläche des amelanotischen Melanoms A-Mel-3 bei verschiedenen Temperaturen (Daten von je 5 Versuchstieren, n = Anzahl der Einzelmessungen, ▼ = arithmetischer Mittelwert)

Bei weiterer Erwärmung wurde bei einer Tumortemperatur von 40,6 - 41,3°C ein Absinken der capillären Blutzellgeschwindigkeit beobachtet. 15 min nach Erreichen von 42,5°C sank die capilläre Durchblutung auf 0,83 $\pm$ 0,13 ml/min x 10^{-5} (n = 69). Im Zentrum des Tumors betrug die Blutzellgeschwindigkeit in 50% der Capillaren weniger als 0,1 mm/sec. Gleichzeitig war der mittlere Gewebe-pO_2 auf 6,1 mm Hg reduziert. Dabei fand sich die Mehrzahl (52,5%) aller registrierten Werte zwischen 0 und 5 mm Hg.

Mit Auftreten dieser ausgeprägten Perfusionsstörungen bildete sich ein interstitielles Ödem aus, es kam besonders im Tumorzentrum zu multiplen petechialen Blutungen.

Im Gegensatz dazu fand sich in den tumorfreien Kontrollpräparationen (n = 5) erst bei 45°C Gewebetemperatur eine deutliche Verschlechterung der Gewebeoxygenierung mit einem mittleren lokalen Gewebe-pO_2 von 9,7 mm Hg (n = 588) (Tabelle 1).

Tabelle 1. Veränderungen von arteriellem Mitteldruck, zentralvenösem Druck, Herzfrequenz, rectaler Temperatur sowie der Erythrocytenfließgeschwindigkeit in Arteriolen und Venolen bei lokaler Hyperthermie (Mittelwert $\pm$ SEM, n = Anzahl der Einzelbestimmungen)

	30°C	35°C	42,5°C
arterieller Mitteldruck (mm Hg)	115,5 $\pm$ 3,3 (n = 17)	107,0 $\pm$ 7,2 (n = 17)	110,8 $\pm$ 6,7 (n = 17)
zentral-venöser Druck (mm Hg)	1,2 $\pm$ 1,0 (n = 17)	1,5 $\pm$ 0,9 (n = 17)	2,5 $\pm$ 0,7 (n = 17)
Herzfrequenz (sec^{-1})	400 $\pm$ 18 (n = 17)	389 $\pm$ 13 (n + 17)	377 $\pm$ 12 (n = 17)
Temperatur rectal (°C)	34,6 $\pm$ 0,4 (n = 22)	35,1 $\pm$ 0,4 (n = 22)	35,8 $\pm$ 3,1[b] (n = 22)
Erythrocytenfließgeschwindigkeit (mm sec^{-1}) Arteriolen n = 10	1,0 $\pm$ 0,07	1,71 $\pm$ 1,12[c]	0,28 $\pm$ 0,07[c]
Venolen n = 11	0,24 $\pm$ 0,03	0,37 $\pm$ 0,03[a]	0,09 $\pm$ 0,02[b]

[a] p < 0,05
[b] p < 0,01 } Student's t-Test für verbundene Stichproben
[c] p < 0,001

Diskussion

Durch Erwärmung des amelanotischen Melanoms von 30°C auf 35°C
wird die capilläre Durchblutung gegenüber dem Ausgangswert um
100% gesteigert, während 15-minütige Erwärmung auf mehr als 40,5
°C zur signifikanten Reduktion der Capillarperfusion vor allem im
Tumorzentrum führt. Da Capillaren im Tumor als ein Netzwerk star-
rer Röhren betrachtet werden müssen, kann die Perfusionserhöhung
nur durch eine Vasodilatation der Wirtsgefäße erklärt werden. Im
Gegensatz dazu wird bei 41°C ein zuerst in Postcapillaren und
Sammelvenolen lokalisiertes Strömungshindernis (Erythrocyten-
aggregation) sowie eine Verlangsamung der Durchblutung im Tumor,
nicht aber im den Tumor ungebenden, nicht maligne entarteten Gewebe beobachtet.

Das bedeutet, daß durch lokale Hyperthermie eine selektive Blok-
kade von Drainagegefäßen ausgelöst werden könnte. Besteht die
postcapilläre und venoläre Stase für mehr als ca. 10 min, kon-
stringieren, wahrscheinlich infolge einer myogenen Reaktion (ar-
terioläre Constriction bei Widerstandserhöhung in Drainagegefäßen
um 50%) (3), alle den Tumor versorgenden Gefäße.

Da Revascularisierung und damit Reperfusion der durch Hyperthermie zerstörten Anteile der Tumormikrozirkulation frühestens nach
48 h beobachtet wurde, ist anzunehmen, daß große Teile des Tumors
für diesen Zeitraum von der Perfusion durch den Systemkreislauf
ausgeschlossen sind. Dies bedeutet, daß Pharmaka für den Zeitraum
von mindestens 48 h Tumorzellen nicht erreichen. Andererseits
müßten bei Kombination von Hyperthermie mit Bestrahlung entweder
beide Therapieformen gleichzeitig (zum Zeitpunkt der maximalen
Gewebeoxygenierung bzw. maximalen capillären Durchblutung (35°C))
oder aber Hyperthermie nach Abschluß der Strahlentherapie angewandt werden.

Zusammenfassung

Die Mikrozirkulation des in einer transparenten Rückenhautkammer
gewachsenen Hamstermelanoms A-Mel-3 wurde während lokaler Hyperthermie vitalmikroskopisch beobachtet, hämodynamische Veränderungen in der Tumormikrozirkulation wurden quantitativ analysiert
(Fernsehbildtechnik). Die 15-minütige Erwärmung auf 42,5°C führte
besonders im Tumorzentrum zur deutlichen Reduktion der capillären
Durchblutung und des Gewebe-pO_2.

Summary

The amelanotic melanoma A-Mel-3, implanted in a dorsal skin flap
chamber, was treated with local hyperthermia. The microcirculation
of the tumor was studied using intravital microscopy, television
technique, and a platinum multiwire electrode. Severe alterations
of microcirculation were seen 15 min after a temperature of 42,5
°C was established; these changes were accompanied by a rapid decrease of capillary blood flow and local pO_2.

Literatur

1 ENDRICH B, ASAISHI K, GÖTZ A, MESSMER K (1980) Technical Report
  - A new chamber technique for microvascular studies in unanesthetized hamsters. Res Exp Med 177: 125-134
2 INTAGLIETTA M, SILVERMAN NR, TOMPKINS WR (1975) Capillary flow
  velocity measurements in vivo and in situ by television method.
  Microvasc Res 10: 165-179
3 JOHNSON PC (1978) Principles of peripheral circulatory control.
  In: Johnson PC (ed) Peripheral Circulation. John Wiley Sons,
  New York Chichester Brisbane Toronto, p 111-139
4 KESSLER M, GRUNEWALD WA (1969) Possibilities of measuring
  oxygen pressure fields in tissue by multiwire platinum electro-
  des. Prog Respir Res 3: 147-152
5 SONG CW (1983) Blood flow in tumors and normal tissue in hyperthermia. In: Storm FK, Hall GK (eds) Hyperthermia in Cancer
  Therapy. Medical Publishers, Boston, p 187-206

cand. med. J. Voges, Abteilung für Experimentelle Chirurgie,
Chirurgisches Zentrum der Universität Heidelberg, Im Neuenheimer
Feld 347, D-6900 Heidelberg

58. Auswirkung der Splenektomie auf den Immunstatus von Patienten mit Magencarcinom

Effect of Splenectomy on Immune Status of Patients with Gastric Cancer

H. Höpp[1], C. Lersch[2], C. Hammer[2], J. Schreiner[2], W. Brendel[2] und L. Lauterjung[1]

[1]Chirurgische Klinik und Poliklinik
[2]Institut für Chirurgische Forschung der Universität München, Klinikum Großhadern

Die Wirkung der mit einer Splenektomie (Sx) kombinierten Gastrektomie (Gx) auf die Überlebenszeit von Patienten mit Magencarcinom ist trotz mehrerer Studien ungeklärt. Nach den Ergebnissen von ORITA et al. (1) und MIWA et al. (2) überlebten Patienten nach Gx und Sx länger als solche nach Gx allein. SUGIMACHI et al. (3) und KOGA et al. (4) beobachteten dagegen eine verkürzte mittlere Überlebenszeit der splenektomierten Patienten.

Um mögliche Immunmechanismen, die diese Veränderungen der Überlebenszeiten erklären könnten, zu finden, wurden Milzzellen und Blutproben von Patienten mit Magencarcinom hinsichtlich der immunologisch relevanten Zellpopulationen in einer randomisierten Studie untersucht.

Patienten und Methode

Es wurden 11 Männer und 16 Frauen (durchschnittliches Alter: 62 Jahre) mit unterschiedlichen Stadien eines Magencarcinoms in die Studie aufgenommen. Den Patienten wurden präoperativ und in 2-tägigen Abständen 14 Tage lang postoperativ 10 ml heparinisiertes Blut abgenommen. Nach Leukocytenzählung (WBC) und dem Anfertigen eines Ausstriches wurden die mononucleären Zellen über einen Ficoll-Hypaque-Gradienten aus dem Blut isoliert; ein Teil der Zellen wurde mittels einer Cytozentrifuge auf Objektträger geschleudert und anschließend nach der Pappenheimmethode gefärbt. Der Rest der Zellen wurde mit monoklonalen Antikörpern (OKT 3, OKT 4, OKT 8) markiert. Die mononucleären Zellen aus einer Milzzellensuspension der splenektomierten Patienten wurden ebenfalls gefärbt. Als Kontrolle diente die Milz splenektomierter Unfallpatienten.

Chirurgisches Forum '84
f. experim. u. klinische Forschung
Hrsg.: L. Koslowski
© Springer, Berlin Heidelberg 1984

Ergebnisse

In der Milz von Patienten mit Magen-Ca war der prozentuale Anteil OKT 8-positiver Zellen doppelt so hoch wie in der Milz splenektomierter Unfallpatienten (Tabelle 1).

Tabelle 1. OKT 4- bzw. OKT 8-positive Lymphocyten in der Milz von Pat. mit Carcinomen (n = 10) oder nach Polytrauma (n = 6) in %

	OKT 4	OKT 8
Magen-Ca	24,2 $\pm$ 12,8	22,3 $\pm$ 8,6
Polytrauma	20,5 $\pm$ 16,6	13,3 $\pm$ 5,8

3 Tage nach Gx und Sx nahm die absolute Lymphocytenzahl im peripheren Blut (PB) ab, während die Gesamtleukocytenzahl und die Zahl der PMN und Monocyten deutlich gegenüber der nur gastrektomierten Gruppe zunahm (Tabelle 2). Der prozentuale Anteil der OKT 8-positiven Zellen war im PB von Patienten 14 Tage nach Gx und Sx auf 20 - 40% des Ausgangswertes abgefallen. Bei den nur gastrektomierten Patienten war dieser Anteil auf 150 - 200% des präoperativen Wertes angestiegen. Die Zahl der OKT 4-positiven Zellen fiel bei den zusätzlich splenektomierten Patienten auf 20 - 80% des Ausgangswertes ab; bei den nur gastrektomierten war die Zahl dieser Zellen in 50% über und in 50% unter dem präoperativen Wert.

Tabelle 2. Absolutzahlen (Zellen/µl) von WBC, Polymorphkernigen (PMN), Lymphocyten (Ly) und Monocyten (Mo) im Blut von Patienten 14 Tage nach Gx + Sx (n = 13) oder nach Gx allein (n = 14)

Gruppe	WBC/µl	PMN/µl	Ly/µl	Mo/µl
Gx + Sx	12700 $\pm$ 470	9967 $\pm$ 3922	1277 $\pm$ 755	987 $\pm$ 532
Gx	7860 $\pm$ 2100	5155 $\pm$ 1992	1766 $\pm$ 987	491 $\pm$ 426

Diskussion

Die nach Splenektomie deutlich erniedrigte Lymphocytenzahl im PB, insbesondere der OKT 8-positiven T-Zellsubpopulationen, läßt sich durch die Funktion der Milz als Lymphocytenpool deuten. Der in der Milz von Magencarcinompatienten gefundene Anteil an OKT 8-positiven Zellen war gegenüber dem in der Milz von splenektomierten Unfallpatienten nahezu um das Doppelte erhöht. Mit der vorliegenden Studie konnte gezeigt werden, daß durch Splenektomie im Rahmen der Gastrektomie bei Magen-Ca ein deutlicher Einfluß auf die Population immunologisch kompetenter Zellen ausgeübt wird. Ob die Entfernung des Pools an Suppressor-/Cytotoxischen-T-Zellen eine Veränderung der Überlebenszeit gegenüber der nur gastrektomierten Patientengruppe hervorruft, kann an Hand der vorliegenden Ergebnisse noch nicht entschieden werden.

Der mögliche Einfluß, den die nach Splenektomie im PB erhöhte
Zahl der PMN und Monocyten auf die Prognose des Magencarcinoms
hat, kann erst nach Korrelation der vorliegenden Ergebnisse mit
dem klinischen Verlauf der Patienten beantwortet werden.

Zusammenfassung

In einer randomisierten Studie wurden Milzzellen und Blutproben
von Magencarcinompatienten (n = 27) vor und nach Gastrektomie
(Gx) mit oder ohne Splenektomie (Sx) untersucht. 14 Tage nach
Sx und Gx waren die Zahlen der Gesamtleukocyten (WBC) um das
1,6fache, die der Polymorphkernigen (PMN) um das 1,9fache und die
der Monocyten (Mo) um das 2,0fache derer, die im PB von Patienten
nach ausschließlicher Gx gefunden wurden, erhöht. Die Zahl der
Lymphocyten war um 30% erniedrigt.

Insbesondere der prozentuale Anteil der OKT 8-positiven Suppres-
sor-/Cytotoxischen-T-Lymphocyten fiel deutlich auf 20 - 40% des
Ausgangswertes nach Sx ab. In der Milz von Patienten mit Magen-
Ca war der prozentuale Anteil dieser OKT 8-positiven Zellen doppelt so hoch wie in der Milz splenektomierter Unfallpatienten.

Summary

Spleen and blood cell subpopulations of stomach cancer patients
(n = 27) were monitored before and after gastrectomy alone (Gx)
or gastrectomy combined with splenectomy (Gx + Sx) in a randomized
group of patients. After 14 days the number of white blood cells
was 1.6 times higher, the number of polymorphs 1.9 times higher,
and the number of monocytes 2.0 times higher in Gx + Sx patients
than in Gx patients. The number of lymphocytes was 0.7 times
lower in Gx + SX patients. The percentage of OKT 8-positive cells
(suppressor/cytotoxic T-cells) decreased to 20% - 40% of the preoperative value. There were twice as many OKT 8-positive cells in
spleens of cancer patients than in those of traumatized patients.

Literatur

1 ORITA K, KONAGA E, OKADA T, KUNISADA K, YMURA M, TANAKA S (1977)
  Effects of splenectomy in tumor-bearing mice and gastric cancer
  patients. Gann 68: 731-736
2 MIWA H, ORITA K (1983) Splenectomy combined with gastrectomy
  and immunotherapy for advanced gastric cancer. Acta Med Okayama
  37: 251-258
3 SUGIMACHI K, KODAMA Y, KUMASHIRO R, KANEMATSU T, NODA S,
  INOKUCHI K (1980) Critical Evaluation of Prophylactic Splenectomy in Total Gastrectomy for the Stomach Cancer. Gann 71:
  704-709
4 KOGA S, KAIBARA N, KIMURA O, NISHIDO H, KISHIMOTO H (1981)
  Prognostic Significance of Combined Splenectomy or Pancreatico-
  splenectomy in Total and Proximal Gastrectomy for Gastric Cancer. Am J Surg 142: 546-550

Dr. H. Höpp, Chirurgische Klinik und Poliklinik der Universität
München, Klinikum Großhadern, Marchioninistr. 15, D-8000 München
70

59. Biochemische Marker in gastrointestinalen und bronchialen Tumoren – Eine Multiparameterstudie

Biochemical Markers in Gastroentestinal and Bronchial Tumors: A Multiparametric Study

R. Hesterberg[1], F. Dati[2], G. Lüben[2], C. D. Stahlknecht[1], J. Sattler[3] und H. Bohn[2]

[1]Zentrum für Operative Medizin I, Chirurgische Universitätsklinik Marburg
[2]Forschungslaboratorien der Behringwerke, Marburg
[3]Zentrum für Operative Medizin I, Abteilung für Theoretische Chirurgie der Universität Marburg

Zahlreiche biochemische Parameter sind bisher auf ihre Eignung als Tumormarker (1, 2, 3, 4) untersucht worden, ohne daß ein für Screening-Untersuchungen geeigneter Marker gefunden werden konnte. Die einzelnen Parameter waren entweder zu unempfindlich und reagierten erst bei fortgeschrittenem Tumorwachstum oder sie waren zu unspezifisch und zeigten auch bei nicht malignen Erkrankungen eine Erhöhung. Ziel unserer Arbeit war die Untersuchung verschiedenster biochemischer Parameter hinsichtlich ihrer Eigenschaft als Tumormarker. Insbesondere sollte untersucht werden, ob durch Kombination mehrerer Parameter eine höhere Sensitivität bei ausreichender Spezifität in der Erkennung von malignen Tumoren möglich ist.

Material und Methodik

Im Serum bzw. Plasma von 87 Patienten der Chirurgischen Universitätsklinik Marburg mit benignen und malignen chirurgischen Erkrankungen wurden in einer prospektiven klinischen Studie vor Beginn einer speziellen Therapie (OP, Cytostatika, Bestrahlung) verschiedene biochemische Marker in den Forschungslaboratorien der Behringwerke bestimmt.

Patienten

Die Patienten unterteilen sich wie folgt:

1. Kontrollgruppe: 38 Patienten (23 männlich, 15 weiblich), Alter ($\bar{x}$, Spannweite): 55 J. (20 – 74 J.) mit benignen Erkrankungen des Abdomens (n = 29), z.B. Ulcus duodeni, Cholelithiasis, inaktive Colitis ulcerosa, der Lunge (n = 3) und Struma (n = 6). Patienten mit akuten Entzündungen, z.B. akuter Pankreatitis, akuter Cholecystitis, Pneumonie, wurden nicht in die Studie aufgenommen.

Chirurgisches Forum '84
f. experim. u. klinische Forschung
Hrsg.: L. Koslowski
© Springer, Berlin Heidelberg 1984

2. Tumorgruppe: 49 Patienten (35 männlich, 14 weiblich), Alter ($\tilde{x}$, Spannweite): 67 J. (41 - 79 J.) mit Colon- und Rectumcarcinomen (n = 21), Magencarcinomen (n = 13), Bronchialcarcinomen (n = 6), Pankreascarcinomen (n = 2), Ösophaguscarcinom (n = 1), Gallenblasencarcinom (n = 1), cervicaler bzw. mediastinaler Metastase bei unbekanntem Primärtumor (n = 3), folliculärem Schilddrüsencarcinom (n = 1).

Biochemische Marker

Retinolbindendes Protein, C-reaktives Protein, α1-Antichymotrypsin und Präalbumin wurden mittels einfacher radialer Immundiffusion (Parigenplatten der Behringwerke) bestimmt. Saures α1-Glykoprotein, α1-Antitrypsin, Albumin, Transferrin, C3c, IgG und Immunkomplexe wurden mittels Laser-Nephelometrie gemessen. Für die Bestimmung von PHI wurde der Enzymtest der Behringwerke verwendet. CEA wurde mit dem CEA-EIA Test der Firma Abbott, Alphafoetoprotein und die Schwangerschaftsproteine SP_1 und SP_3 mit dem Enzygnost-Test (Behringwerke) und die Placentaproteine PP5, PP9, PP10, PP11, PP12 mit einem Forschungsradioimmunassay der Behringwerke bestimmt.

Die Referenzwerte entstammen größeren Untersuchungsserien der Behringwerke an gesunden Probanden.

Statistik

Bei der Auswertung wurde nur die Tatsache einer Erhöhung (bei Transferrin, Albumin und Präalbumin Erniedrigung) nicht jedoch der absolute Wert des Markers berücksichtigt. Signifikanzberechnungen (p < 0,05) wurden mit dem χ^2-Test durchgeführt.

Ergebnisse

Albumin, IgG, Immunkomplexe, Alphafoetoprotein und die Placentaproteine ließen in unserer Untersuchungsreihe schon so frühzeitig eine fehlende Markereigenschaft in der Tumorgruppe erkennen, daß sie nur bei den ersten 50 Patienten bestimmt wurden. Sie sind in der Tabelle 1, die das Verhalten der übrigen biochemischen Parameter in der Kontrollgruppe und den verschiedenen Tumorgruppen zeigt, nicht aufgeführt. Die in der Tabelle angegebene gesamte Tumorgruppe enthält neben den Magen-, Colon- und Bronchialcarcinomen auch die 9 malignen Tumoren anderer Organe, die wegen der jeweils geringen Fallzahl nicht als Extragruppe geführt wurden (s. Material und Methodik).

In der Kontrollgruppe wiesen die einzelnen Untergruppen keine signifikanten Unterschiede auf, so daß die Signifikanzberechnungen im Vergleich zur Tumorgruppe mit der gesamten Kontrollgruppe durchgeführt wurden.

Nur die akute Phase Proteine α1-Antitrypsin und saures α1-Glykoprotein sowie das CEA zeigten in den Tumoruntergruppen oder der gesamten Tumorgruppe signifikante Unterschiede zur Kontrollgruppe.

Tabelle 1. Verhalten der untersuchten biochemischen Marker in der Kontrollgruppe und den verschiedenen Tumorgruppen. Es ist die Zahl der jeweils erhöhten (bei Transferrin und Präalbumin erniedrigten) Werte in Prozent angegeben. Die im Vergleich zur Kontrollgruppe signifikant erhöhten Zahlen in den Tumorgruppen sind unterstrichen

Untersuchte Parameter	Referenzwerte	Kontroll-Gruppe (n = 38) (%)	Tumor-Gruppe gesamt (n = 49) (%)	Colon-Carcinom (n = 21) (%)	Magen-Carcinom (n = 13) (%)	Bronchial-Carcinom (n = 6) (%)
C3c	55-120 mg/dl	32	30	19	31	67
Transferrin	210-392 mg/dl	16	27	29	15	33
saures α1 Glykoprot.	60-142 mg/dl	13	37	24	31	83
α1 Anti-trypsin	200-370 mg/dl	11	38	24	54	50
Retinol-bindendes Protein	3-6 mg/dl	13	10	10	8	0
C-reaktives Protein	< 1,2 mg/dl	27	44	33	67	33
Präalbumin	10-40 mg/dl	0	10	14	8	17
α1 Anti-chymotrypsin	26-63 mg/dl	34	60	52	70	83
PHI	16-78 U/l	34	48	52	46	67
SP3	< 25 mg/l♀ < 10 mg/l♂	30	33	29	23	67
SP1	< 1 µg/l	0	8	10	8	0
CEA	< 5 µg/l	11	39	52	23	67
C 1-Inakti-vator	22-40 mg/dl	37	53	43	54	83
Lysozym	3-10 mg/dl	37	35	48	8	33

Die Sensitivität der einzelnen Marker lag dabei abgesehen von
der mit einer Fallzahl von 6 sicher nicht repräsentativen Gruppe
der Bronchialcarcinome nur um oder deutlich unter 50%. Durch
Kombination dieser drei Marker konnte die Sensitivität auf über
60% gesteigert werden mit einem nur geringen Verlust der Spezifität, die immerhin noch 83% betrug (ein "positiver" Befund wurde
angenommen, wenn mindestens einer der drei Marker erhöht war)
(Tabelle 2).

Tabelle 2. Sensitivität und Spezifität der biochemischen Marker
mit signifikantem Unterschied zur Kontrollgruppe, einzeln und in
Kombination

Parameter	Spezifität (%)	Sensitivität (%)			
		Tumor-Gruppe Gesamt N = 49	Colon-Carcinom N = 21	Magen-Carcinom N = 13	Bronchial-Carcinom N = 6
Saures α1 Glykoprot.	87	37	24	31	83
α1 Antitrypsin	89	38	24	54	50
CEA	89	39	52	23	67
Kombination von 1 - 3	83	65	62	62	100

Schlußfolgerungen

Wenn biochemische Marker bei Screeninguntersuchungen überhaupt
eingesetzt werden sollen, scheint durch die Kombination der akuten Phase Protein α1-Antitrypsin und saures α1-Glykoprotein mit
dem klassischen Tumormarker CEA zumindest bei gastrointestinalen
und bronchialen Carcinomen eine deutliche Steigerung der Sensitivität bei guter Spezifität möglich.

Im Hinblick auf die Nachsorge erscheint uns jedoch darüber hinaus
die präoperative Bestimmung einer ganzen Palette von biochemischen Markern sinnvoll, da in der postoperativen Überwachung bei
individueller Verwendung der "positiven" Marker eventuell Rezidive oder Metastasen früher erkannt werden können.

Zusammenfassung

Bei 49 Patienten mit gastrointestinalen und bronchialen Tumoren
sowie bei 38 Patienten mit benignen chirurgischen Erkrankungen
als Kontrollgruppe wurden vor Beginn einer speziellen Therapie
folgende biochemische Parameter im Serum bzw. Plasma bestimmt:
saures α1-Glykoprotein, α1-Antitrypsin, α1-Antichymotrypsin, C-
reaktives Protein, Albumin, Transferrin, Präalbumin, retinolbindendes Protein, CEA, AFP, Placenta- und Schwangerschaftsproteine,

C3c, IgG, Immunkomplexe und PHI. Eine im Vergleich zur Kontrollgruppe signifikante Zahl an Erhöhungen bzw. Erniedrigungen in
der Tumorgruppe fand sich nur beim CEA und den akuten Phase Proteinen α1-Antitrypsin und saures α1-Glykoprotein. Durch Kombination dieser drei Parameter konnte die Sensitivität der Einzelpa-
rameter von teilweise deutlich unter 50% auf über 60% gesteigert
werden bei einer Spezifität von 83%.

Summary

Before starting therapy, the following biochemical markers were
investigated in the serum or plasma of 49 patients with gastrointestinal and bronchial tumors and 38 patients with nonmalignant
surgical diseases as control group: acid α1 glycoprotein, α1
antichymotrypsin, c-reactive protein, α1 antitrypsin, albumin,
transferrin, prealbumin, retinol-binding protein, placental and
pregnancy proteins, C3c, IgG, immune complexes , and PHI.

Only for CEA, α1 antitrypsin, and acid α1 glycoprotein was a
significant change found in the tumor group compared to the control group. Combining these three parameters, the sensitivity,
which was less than 50% for each of them, increased to more than
60% with a specifity of 83%.

Literatur

1 BLAKE HE, DALBOW MH, CONCANNON JP (1982) Clinical significance
  of preoperative plasma CEA levels in patients with carcinoma
  of the large bowel. Dis Colon Rectum 25: 24-31
2 COOPER EH, STONE J (1979) Acute phase reactant protein in
  cancer. Adv Cancer Res 30: 1
3 MELLO JD, STRUTHERS L, TURNER R, COOPER EH, GILES GR (1983)
  Multivariate analysis as aids diagnosis and assessment of
  prognosis in gastrointestinal cancer. Brit J Cancer 48: 341-348
4 VON KLEIST S (1981) Weitere Tumormarker, Einführung und Übersicht. In: Uhlenbruch u. Wintzer (Hrsg) CEA und andere Tumormarker, Symposiumsband. Tumor Diagnostik Verlag

Dr. R. Hesterberg, Chirurgische Universitätsklinik, Robert-Koch-
Str. 8, D-3550 Marburg/Lahn

60. Erste Ergebnisse der Therapie multipler Lebermetastasen durch passagere Leberdearterialisation und intraarterielle Chemotherapie

Treatment of Multiple Hepatic Metastases by Temporary Liver Dearterilization and Intraarterial Chemotherapy: First Results

H. Hansen

Chirurgische Universitätsklinik Bonn (Direktor: Prof. Dr. Dr. F. Stelzner)

Im Gegensatz zum gesunden Lebergewebe werden Lebertumore fast ausschließlich arteriell versorgt. Diese pathomorphologische Besonderheit bietet die Voraussetzung, bei nicht operablem, multiplem Tumorbefall, durch regionale Therapieverfahren das Tumorgewebe vorübergehend oder bleibend zu zerstören. Intraarterielle Cytostatikaapplikation und Unterbrechung der arteriellen Perfusion sind dabei, nach bisherigen Berichten, wirksame therapeutische Möglichkeiten (3, 4). Durch Kombination beider Maßnahmen haben wir in den vergangenen drei Jahren Patienten mit Lebermetastasen behandelt. Anzahl der Patienten und Beobachtungszeitraum erlauben inzwischen eine erste Auswertung der Behandlungsergebnisse.

Patienten und Methode

Bei 24 Patienten mit multiplen Lebermetastasen (16 männl., 8 weibl., Alter: 35-71, Durchschnittsalter: 53,2 J.; Primärtumor: s. Tabelle 1) wurde nach Durchtrennung sämtlicher akzessorischer Arterien und Collateralen der Leber i.a. über die Gastroduodenalarterie ein Siliconkatheter in die A. hepatica propria kurzstreckig eingeführt. Am 4., 5. und 6. postoperativen Tag wurde die Leberarterie mit Hilfe intraoperativ eingelegter Gummitourniquets passager (4 h/8 h/8 h) gedrosselt. Bis Ende 1982 wurde anschlies-

Tabelle 1. Primärtumor von 24 behandelten Patienten mit multiplen Lebermetastasen

Colon-, Rectumcarcinom	13
unbekannter Primärtumor	4
Gallenblasencarcinom	2
Carcinoid	2
Hypernephrom	2
Magencarcinom	1

Chirurgisches Forum '84
f. experim. u. klinische Forschung
Hrsg.: L. Koslowski
© Springer, Berlin Heidelberg 1984

send intraarteriell 5-Fluorouracil (10 - 20 mg/kg KG) über 3 - 4
Wochen perfundiert. Seit Anfang 1983 wird die kontinuierliche
Cytostatikaperfusion vom 15. bis 19. postoperativen Tag durch Injektion einer Mischsuspension von Stärkemikrosphären und 5-Fluo-
rouracil (900 mg Spherex + 250 mg 5-FU, 2 - 3x/die) ersetzt. Die
45 μm großen Mikrosphären bestehen aus einem dreidimensional ver-
netzten Glucosepolymer, das die capillare Endstrombahn verlegt
und nach 30 - 40 min abgebaut wird. Diese viertägige Injektions-
behandlung wurde wiederholt, wenn Tumorregredienz ausblieb oder
sistierte, i.a. nach 4, 5 und 12 Wochen. Keine Cytostatika erhielten Patienten mit einem Hypernephrom oder einem Carcinoid.

Der therapeutische Effekt wurde durch Sonographie, Computertomo-
graphie und histologische Untersuchung von Leberpunktaten verfolgt.

Ergebnisse

Den operativen Eingriff und die anschließende Behandlung haben
alle Patienten gut vertragen. Septische Komplikationen beobachteten wir nicht. Sechsmal kam es zu einer irreversiblen arteriellen
Thrombose im Bereich der Katheterspitze. Ein Patient verstarb
postoperativ an den Folgen einer nicht diagnostizierten Hirnme-
tastasierung, noch vor Drosselung der Leberarterie.

Von 23 Patienten, bei denen die Leberarterie gedrosselt wurde,
bildeten sich postoperativ sichtbare Nekrosen in 19 Fällen aus.
Unter der regionalen Chemotherapie wurde in 17 Fällen eine deutlich sichtbare Tumorregression von 50 - 75% innerhalb von 4 - 8
Wochen beobachtet. Die Tumorrückbildung war nach Injektion der
Stärkemikrospheren am ausgeprägtesten. Bei drei Patienten konnte
kein Tumorgewebe über 6 - 8 Monate nachgewiesen werden. Ein Patient wurde vor 2 Jahren wegen eines mäßig differenzierten Adeno-
carcinoms des Rectums und multipler Lebermetastasen operiert.
Nachdem ein einzelner, verbliebener Metastasenknoten vor einem
Jahr reseziert wurde, sind keine tumorösen Veränderungen der Leber mehr aufgetreten.

11 von 13 Patienten mit Metastasen eines colorectalen Carcinoms
konnten vollständig behandelt werden. Davon hatten 6 ein mäßig,
5 ein wenig differenziertes Adenocarcinom. Die mittlere Überlebenszeit dieser Patientengruppe betrug 18,4 Monate. 5 Patienten,
die ausschließlich mit 5-FU behandelt wurden, sind nach einer
durchschnittlichen Überlebenszeit von 15,8 Monaten verstorben. Die
mittlere Überlebenszeit dieser Patienten war 13,5 Monate. Patienten, die mit den Stärkemikrospheren und 5-FU behandelt wurden,
leben alle noch. Nach derzeitiger Berechnung beträgt ihre mittlere
Überlebenszeit 21,0 Monate. Die Daten dieser Patienten wurden
verglichen mit der Überlebenszeit von 21 Patienten aus dem früheren Krankengut, bei denen Lebermetastasen eines colorectalen
Carcinoms nicht behandelt wurden. Die mittlere Überlebenszeit dieser unbehandelten Patientengruppe betrug 3,13 Monate und die
durchschnittliche Lebenserwartung 5,7 Monate.

Nach der Lee-Desu-Statistik bewirkt die passagere Leberdearterialisation und die anschließende intraarterielle Cytostase eine
signifikante Lebensverlängerung (p-Wert: 0,0006; s. Abb. 1).

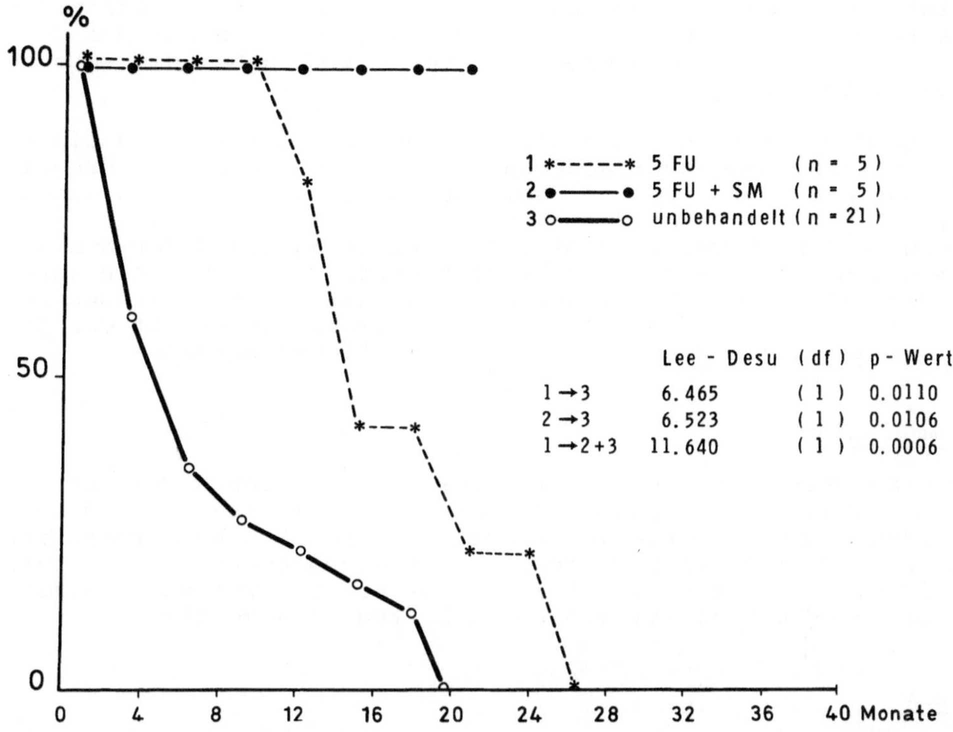

Abb. 1. Überlebenskurven von Patienten mit Lebermetastasen eines colorectalen Primärtumors; 1 Leberdearterialisation, intraarterielle 5 FU-Perfusion, 2 Leberdearterialisation, intraarterielle Injektion von 5 FU u. Stärkemikrospheren, 3 keine Behandlung

Kein signifikanter Unterschied besteht z.Zt. noch zwischen alleiniger Cytostatikaperfusion und der Injektion von Stärkemikrospheren mit 5-FU.

Bei Metastasen eines Gallenblasencarcinoms oder eines unbekannten Primärtumors beträgt die Überlebenszeit, trotz anfänglicher Tumorregredienz, nur 6 Monate und weniger. Hypernephrom- und Carcinoidmetastasen haben eine Sonderstellung, die hier nicht berücksichtigt werden soll.

Diskussion

Seit mehr als einem Jahrzehnt liegen angelsächsische und skandinavische Studien vor, die über einen positiven Einfluß regionaler Therapiemaßnahmen bei Lebermetastasen berichten (3, 4). Die intraarterielle Zufuhr eines Cytostatikums wird bislang am häufigsten praktiziert (2). Trotz positiver Berichte ist die passagere Leberdearterialisation und anschließende intraarterielle Cytostase wenig verbreitet. Im Vergleich zu anderen praktizierten Methoden ist es jedoch ein risikoarmes Behandlungsverfahren, das wenig Kosten verursacht. Die Anwendung von Stärkemikrospheren scheint die Behandlungsergebnisse noch verbessern zu können. Erneute passagere Tumorischämie und verlängerter Kontakt des Cytostatikums mit dem Tumorgewebe sind vermutlich dabei die entscheidenden Faktoren.

Vorwiegend bei Metastasen eines colorectalen Carcinoms gelingt eine deutliche Lebensverlängerung und Verbesserung des körperlichen Wohlbefindens. Trotz erheblicher Bedenken (1) gegen einen Vergleich mit den Daten des historischen Krankenguts erscheint uns eine prospektive, randomisierte Studie aufgrund der nun vorliegenden Ergebnisse nicht mehr vertretbar. Da inzwischen verschiedene wirksame Behandlungsverfahren der Lebermetastasen bekannt sind, sollte allenfalls der therapeutische Effekt der jeweiligen Maßnahmen oder Medikamente verglichen werden.

Zusammenfassung

Über einen Zeitraum von 3 Jahren wurden 23 Patienten mit multiplen Lebermetastasen durch passagere Leberdearterialisation und anschließende intraarterielle Cytostase (5-FU, Stärkemikrospheren) behandelt. Eine deutliche Lebensverlängerung konnte bei 11 Patienten mit einem colorectalen Primärkrebs erzielt werden; die mittlere Überlebenszeit dieser Patienten betrug 18,4 Monate.

Summary

During a period of 3 years, 23 patients with hepatic metastases have been treated by transient hepatic dearterialization and subsequent intraarterial cytostasis (5-FU, degradable starch microspheres). Distinct prolongation of life was obtained for 11 patients with a primary colorectal carcinoma; their median survival was 18.4 months.

Literatur

1 BADEN H, ANDERSEN B (1975) Survival of patients with untreated liver metastases. Scand J Gastroenterol 10: 221-223
2 BARONE RM, BYFIELD JE, GOLDFARB PB, FRANKL S, GINN C, GREER S (1982) Intra-arterial chemotherapy using an implantable infusion pump and liver irradiation for the treatment of hepatic metastases. Cancer 50: 850-862
3 DAHL EP, FRELUND PE, TYLEN U, BENGMARK S (1981) Transient hepatic dearterialization followed by regional intra-arterial 5-Fluorouracil infusion as treatment for liver tumors. Ann Surg 193: 82-88
4 WATKINS E, KHAZEI AM, NAHRA KS (1970) Surgical basis for arterial infusion chemotherapy of disseminated carcinoma of the liver. Surg Gynecol Obstet 130: 581-605

Prof. Dr. H. Hansen. Chirurgische Universitätsklinik Bonn, D-5300 Bonn-Venusberg

Chirurgisches Forum 1985

München, (102. Kongreß), 10. bis 13. April 1985

Vortragsanmeldungen

Die Sitzungen des FORUM *für experimentelle und klinische Forschung* sind ein fester Bestandteil im Gesamtkongreßprogramm. Sie bestehen aus 7-Minuten-Vorträgen mit ausreichender Diskussionszeit über Ergebnisse aus der *experimentellen* und *klinischen Forschung*. Zur Beteiligung sind bevorzugt der chirurgische Nachwuchs, aber auch junge Forscher aus anderen medizinischen Fachgebieten zur Pflege interdisziplinärer Kontakte aufgefordert. Verhandlungssprachen sind Deutsch und Englisch.

Als Leitthemen der einzelnen Sitzungen sind vorgesehen: Trauma; Schock; Herz, Lunge und Gefäßsysteme; Transplantation; Onkologie; Magen–Darm, Leber–Galle–Pankreas, perioperative Pathophysiologie–Intensivmedizin; Organersatz–Biomechanische Unterstützung.

Die Auswahl der Sitzungstitel für das endgültige Programm richtet sich nach dem zahlenmäßigen Überwiegen der eingereichten Beiträge zu den verschiedenen Themenkreisen auf der Basis der Qualitätsbewertung (siehe 9).

Bedingungen für die Anmeldung

1. Für die Anmeldung ist eine *Kurzfassung in sechsfacher Ausfertigung* bis spätestens **30. September** des Vorjahres vor dem Kongreßjahr an den FORUM-Ausschuß der Deutschen Gesellschaft für Chirurgie einzusenden:

   Sekretariat „Chirurgisches FORUM"
   Chirurgische Universitätsklinik
   D-6900 Heidelberg

   Bereits veröffentlichte Arbeiten dürfen nicht eingesandt werden!

2. Grundsätzlich ist die Anmeldung mehrerer verschiedener Beiträge möglich. Die Auswahl durch den wissenschaftlichen Beirat orientiert sich dahingehend, daß der *Erstautor* im endgültigen Programm *nur einmal* genannt werden kann.

3. Die Anmeldung eines Beitrags zum FORUM schließt die Anmeldung eines Vortrages mit dem gleichen Grundthema für eine andere Kongreßsitzung aus.

Kurzfassung

4. Die *Kurzfassung* soll in klarer Gliederung ausschließlich objektive Fakten über die Zahl der Untersuchungen oder Experimente, die angewandten Methoden und endgültigen Ergebnisse enthalten. Ausführliche Einleitungen, historische Daten und Literaturübersichten sind zu vermeiden. Nur Mitteilungen von *wesentlichem Informationswert* ermöglichen eine sachliche Beurteilung durch die Mitglieder des wissenschaftlichen Beirats.

5. Auf dem Formblatt (Beilage in den MITTEILUNGEN, ansonsten über Deutsche Gesellschaft für Chirurgie oder Sekretariat „Chirurgisches FORUM") sind die Namen der Autoren, beginnend mit dem Vortragenden, mit akademischem Grad sowie Anschrift von Klinik oder Institut und der Arbeitstitel einzutragen.

6. Da sich die Deutsche Gesellschaft für Chirurgie einer *„Empfehlung über die Begrenzung der Autorenzahl"* angeschlossen hat (siehe MITTEILUNGEN Heft 4/1975, Seite 140), können einschließlich des Vortragenden nur 4 Autoren genannt werden. Lediglich bei interdisziplinären Arbeiten sind insgesamt 6 Autorennamen möglich.

7. Dem *Text der Kurzfassung* wird nur der Arbeitstitel ohne Autorennamen vorangestellt, damit eine anonyme Weiterbearbeitung gesichert ist (siehe 9). Der Umfang darf das angegebene Feld nicht

überschreiten. Die Einsendung hat per Einschreiben zu erfolgen. Die eigene Klinik (Institut) darf im Text nicht erwähnt oder zitiert werden.

8. Jeder Beitrag soll von dem Autor durch einen Vermerk für eines der oben angegebenen Leitthemen vorgeschlagen werden.

Anonyme Bearbeitung

9. Vor der Sitzung des FORUM-Ausschusses werden die Beiträge anonym (ohne Nennung der Autoren und der Herkunft) zur Beurteilung an die Mitglieder des wissenschaftlichen Beirats versandt. (Bestimmungen für den FORUM-Ausschuß siehe MITTEILUNGEN Heft 3/1973 Seite 70).

10. Die Autoren der angenommenen Beiträge werden bis Mitte November des Vorjahres vor dem Kongreß verständigt.

Manuskript

11. Das *Manuskript* ist in doppelter Ausfertigung mit klarer Gliederung (Zielsetzung, Methodik, Ergebnisse), *englischem Untertitel* und Zusammenfassungen auf Deutsch und Englisch einzureichen.

    Wenn **keine Bilder oder Tabellen** eingereicht werden, darf das Manuskript einschließlich deutscher und englischer Zusammenfassung und Literaturangaben **maximal 5 Schreibmaschinenseiten** haben (bei 4 cm Rand und $1^1/_2$ zeiligem Abstand).

    Bei Verkürzung des Schreibmaschinentextes auf 3 Seiten (4 cm Rand, $1^1/_2$zeilig) ist die *Wiedergabe von 2 Schwarzweiß-Abbildungen* (schematische Strichabbildungen) und *2 Tabellen* möglich. Es werden Positivabzüge (tiefschwarz) in Endgröße erbeten. Für jede Abbildung oder Tabelle ist eine kurze prägnante Legende auf besonderem Blatt erforderlich.

    Halbtonbilder, Fotos und Röntgenbilder werden nicht angenommen.
    Die *Bibliographie* soll 5 Zitate nicht überschreiten.

12. Die redaktionellen Vorschriften sind sorgfältig zu beachten. Gelegentlich trotzdem erforderlich werdende redaktionelle Änderungen im Rahmen der gegebenen Vorschriften behält sich die Schriftleitung vor.

13. Die *endgültige Fassung* wird in einem zitierfähigen FORUM-Band als Supplement von Langenbecks Archiv vor dem nächsten Kongreß gedruckt vorliegen.

Einsendeschluß

14. Manuskripte, die bis zum **7. 1. 1985** nicht eingegangen sind, können im FORUM-Band nicht berücksichtigt werden und schließen eine Aufnahme in das endgültige Kongreßprogramm aus.

15. Lieferung von *Sonderdrucken* nur bei sofortiger Bestellung nach Aufforderung durch den Verlag und gegen Berechnung.

Wissenschaftlicher Beirat im FORUM-Ausschuß der Deutschen Gesellschaft für Chirurgie

Ch. HERFARTH – Heidelberg
Vorsitzender des Beirats

U. B. BRÜCKNER – Heidelberg
P. MERKLE – Heidelberg
Für das FORUM-Sekretariat

Chirurgie im Wandel der Zeit 1945 – 1983

Herausgeber: **H.-W. Schreiber, G. Carstensen**
Unter Mitarbeit zahlreicher Fachwissenschaftler
1983. 48 Abbildungen. XVIII, 419 Seiten
Gebunden DM 128,–
ISBN 3-540-12186-2

Das Buch beschäftigt sich mit der Frage, welche Entwicklung die Chirurgie und die aus ihr hervorgegangenen Gebiete seit Ende des letzten Weltkrieges geprägt hat, was erreicht worden ist und welche Probleme noch einer Lösung harren. Hierüber wird in umfassender Weise Auskunft gegeben. Die einzelnen Beiträge sind von Chirurgen verfaßt worden, die das Geschehen von 1945–1983 nicht nur miterlebt, sondern auch gestaltet haben. Entstanden ist ein lebendiges Geschichtsbuch, ein Buch zum Nachschlagen, das den heutigen Stand der Chirurgie aufzeigt und in die Zukunft weist. Das Werk erläutert, wie mühevoll für die Deutsche Chirurgie nach dem Krieg der Weg zum internationalen Anschluß gewesen ist, welch ungeahnte Ausweitung die Chirurgie erfahren hat und welchen Leistungsstand sie heute besitzt. Somit vermittelt das Buch der heutigen und der kommenden Chirurgen-Generation eine Übersicht und hält die wesentlichen Schritte der jüngeren Vergangenheit in ihren historischen Zusammenhängen fest.

Intra- und postoperative Komplikationen

Herausgeber: **G. Carstensen**
1983. 35 Abbildungen. VIII, 162 Seiten
Gebunden DM 64,–
ISBN 3-540-12205-2

Intra- und postoperative Komplikationen begegnen dem Chirurgen in seiner Praxis täglich. Wer diese unerwünschten Zwischenfälle vermeiden will, muß sie kennen. Eine konzentrierte Darstellung dieser Problematik in einem Band fehlte bisher im deutschsprachigen Schrifttum. Hervorragende Fachwissenschaftler behandeln in diesem Buch die intra- und postoperativen Komplikationen in der Allgemein-, Abdominal-, Gefäß- und Unfallchirurgie. Außerdem wird aus dem Grenzgebiet zwischen Chirurgie und Recht das wichtige Thema der intraoperativen Entscheidungsfreiheit des Chirurgen besprochen. Damit erhält der praktisch tätige Chirurg erstmalig einen umfassenden Ratgeber zur Vermeidung von Fehlern und zur Abwendung von Gefahren zum Wohle seiner Patienten.

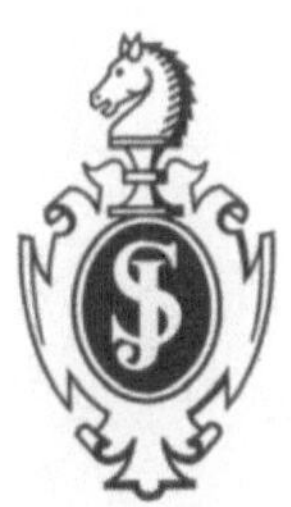

Springer-Verlag
Berlin
Heidelberg
New York
Tokyo

Chirurgisches Forum '83

für experimentelle und klinische Forschung

100. Kongreß der Deutschen Gesellschaft für Chirurgie,
Berlin, 6. bis 9. April 1983
Wissenschaftlicher Beirat: C. Herfath (Vorsitzender),
W. Brendel, H. Ecke et al.
Schriftleitung: C. Herfarth, U. B. Brückner, P. Merkle
Herausgeber: **H.-W. Schreiber**

1983. 70 Abbildungen. XXI, 289 Seiten
(Langenbecks Archiv für Chirurgie, Supplement 1982)
DM 55,–
ISBN 3-540-12264-8

Chirurgisches Forum '82

für experimentelle und klinische Forschung

99. Kongreß der Deutschen Gesellschaft für Chirurgie,
München, 14. bis 17. April 1982
Wissenschaftlicher Beirat: C. Herfarth (Vorsitzender),
W. Brendel, H. Ecke et. al.
Schriftleitung: C. Herfarth, U. B. Brüchner, H.-D. Röher
Herausgeber: **S. Weller**

1982. 75 Abbildungen. XXIII, 316 Seiten
(Langenbecks Archiv für Chirurgie, Supplement 1982)
DM 48,–
ISBN 3-540-11418-1

Chirurgisches Forum '81

für experimentelle und klinische Forschung

98. Kongreß der Deutschen Gesellschaft für Chirurgie,
München, 22. bis 25. April 1981
Wissenschaftlicher Beirat: F. Linder (Vorsitzender),
W. Brendel, H. Ecke et al.
Schriftleitung: F. Linder, H.-D. Röher, U. Mittmann
Herausgeber: **H. Junghanns**

1981. 78 Abbildungen. XXI, 296 Seiten
(Langenbecks Archiv für Chirurgie, Supplement 1981)
DM 44,–
ISBN 3-540-10668-5

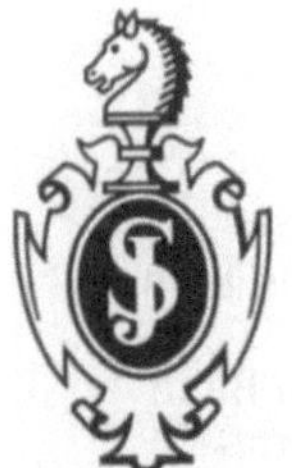

Springer-Verlag
Berlin
Heidelberg
New York
Tokyo